Markus Berger

KETAMIN

Ein psychoaktives Arzneimittel

NACHTSCHATTEN VERLAG

IMPRESSUM

Markus Berger
Ketamin – Ein psychoaktives Arzneimittel

Nachtschatten Verlag AG
Kronengasse 11
CH-4500 Solothurn
Tel: 0041 32 621 89 49
Fax: 0041 32 621 89 47
info@nachtschatten.ch
www.nachtschatten.ch

Der Nachtschatten Verlag wird vom Bundesamt für Kultur mit einem Strukturbeitrag für die Jahre 2021 bis 2024 unterstützt.

Lektorat: Agnes Karl
Korrektorat: Jutta Berger
Layout: Stoned Design / Nina Seiler
Umschlaggestaltung: Nina Seiler, Zürich

Druck: Steinmeier Verlag und Druck, Deinigen
ISBN: 978-3-03788-497-3

Markus Berger

KETAMIN

Ein psychoaktives Arzneimittel

INHALT

Vorwort ... 9

Kapitel 1 **Die Substanz Ketamin** ... 15
Porträt des Moleküls ... 15
Geschichte ... 20
Ein vielfältiges Pharmakon ... 24
Ketamin – ein Naturstoff! ... 26

Kapitel 2 **Konventionelle medizinische Verwendung** ... 29
Präklinische Nutzung ... 29
Klinische Nutzung ... 32
Veterinärmedizinische Nutzung ... 44

Kapitel 3 **Wirkungen** ... 47
Pharmakologie ... 47
Die psychoaktive Wirkung ... 53
Ketamin in subanästhetischer Dosierung:
Die Studienlage ... 56
Nahtoderfahrungen ... 59
Auswirkungen auf Gedächtnis und Kognition ... 65
Risiken und Nebenwirkungen ... 72
Toxizität ... 75
Kontraindikationen ... 76
Abhängigkeit und Langzeitfolgen ... 77

Kapitel 4 **Ketamin in Psychiatrie, Psychotherapie und Psycholyse** ... 81
Zur Einführung ... 81
Ketamin-gestützte Psychotherapie (KAP) ... 101
Psychedelische Ketamintherapie (KPT/KPP) ... 104
Ketamin-verstärkte Psychotherapie (KEP) ... 108
Im Fokus: Ketamin bei Depressionen ... 110

KAPITEL 5 **Ketamin-Psychonautik** 137
Ist Ketamin ein Psychedelikum? 137
Rekreatives Ketamin 139
Dosierung und Einnahmeformen 142
Safer Use 148
Keta-Kultur 151
Erfahrungsberichte 170
Ketamin im Mischkonsum 183

KAPITEL 6 **Ketamin-Forscher** 191
Der Ketanaut John C. Lilly 191
Ausflüge in die leuchtende Welt: Marcia Moore 201
Karl Jansen: Ketamin-Forscher aus Leidenschaft 204
Der Fall D.M. Turner 207
Stanislav Grofs Ketamin-Reisen 208

KAPITEL 7 **Anhang** 217
Verwandte Moleküle 217
Vorschriften und Gesetzeslage 226
Illegales Ketamin: Schmuggel und Herstellung 228
Drogenscreening 230
Literatur 233
Bildnachweis 268
Zum Autor 269

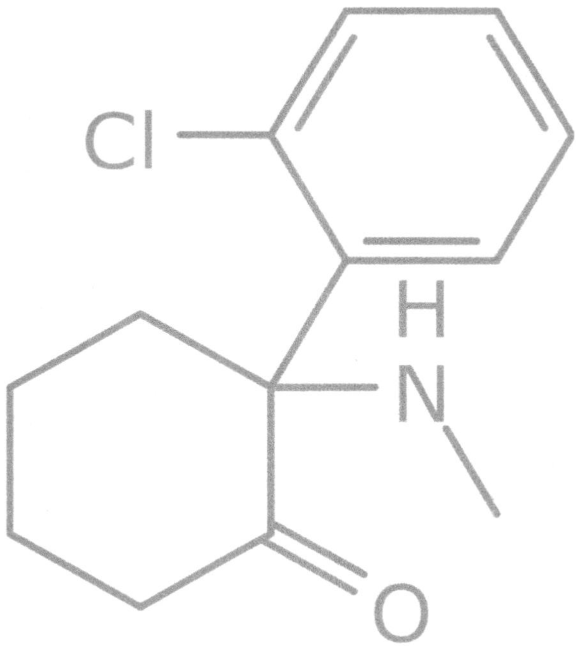
Cl
H
N
O

Vorwort

Dieses Buch bietet einen konzisen Einstieg ins umfassende Thema rund um das psychotrope Pharmakon Ketamin. Es richtet sich potenziell an alle am Sujet und an der Substanz interessierten Leser und erhellt die aktuellen wie auch historischen Anwendungen dieses interessanten Psychoaktivums in klinischer/präklinischer Medizin, Psychotherapie und Psychonautik.

Ein Werk vorlegen zu wollen, das auch nur annähernd sämtliche Forschung über Ketamin zusammenträgt, kann nur als hehres Ziel verworfen werden. Die Studienlage ist derart ausschweifend, dass es geradezu unmöglich wäre, alle Informationen zu dieser Substanz in einem Buchwerk abzubilden. Allein die Datenbank *PubMed* verzeichnet 24 530 Papers zu den Stichworten «Ketamine» und «Ketamin», die Datenbank *ScienceDirect* gibt 132 792 Ergebnisse (!) zu den Stichworten aus (Stand August 2023). Und die Forschung steht überdies nicht still – im Gegenteil. Heute wird mehr an psychoaktiven Substanzen, Organismen und Anwendungen geforscht als je zuvor – auch und gerade an Ketamin.

Die wissenschaftliche Erforschung der therapeutischen Qualitäten des Ketamins – so beispielsweise zur Verwendung als Antidepressivum – ist ebenso vielschichtig und für den Laien kaum verständlich – und zudem stetig im Begriff zu wachsen. Da geht es u.a. um Rezeptoraffinitäten, Signalwege, neurotrophe Faktoren, Stoffwechselwege und vieles mehr. Im vorliegenden Buch werden, wo nötig, diese Zusammenhänge dargestellt, und, wenn möglich, in einer Fußnote kurz erläutert. Manche Textstellen, gekennzeichnet mit dem Hinweis «Info für Spezialisten», werden dem Fachpublikum verständlich sein, dem Laien eher weniger – dies musste ich in Kauf nehmen, um ein im Groben vollständiges Bild bestimmter Sachverhalte pharmakologischer, physiologischer oder medizinischer Art zeichnen zu können.

Es gibt auch zahlreiche Studien, die zwar interessant und für Experten sicher höchst spannend, jedoch für die Erläuterung gegenüber dem medizinisch unbedarften Leser schlichtweg ungeeignet sind. So, um nur ein Beispiel zu nennen, eine neue Arbeit, die sich im Tierversuch mit Makaken mit *Auditory steady-state responses* (ASSR) bei Schizophrenie befasst. ASSR «sind wiederkehrende neuronale Aktivitäten, die auf regelmäßige zyklische auditorische Stimulationen reagieren. ASSRs sind bei Personen mit Schizophrenie verändert und könnten mit einer Unterfunktion des N-Methyl-D-Aspartat-(NMDA)-Glutamatrezeptors zusammenhängen» (Nakamura et al. 2023). Um es um des Exempels Willen kurz zu machen, deuten die Ergebnisse der Untersuchung darauf hin, «dass ASSR als neurophysiologischer Biomarker für die Störung von gamma-oszillatorischen neuronalen Schaltkreisen in diesem Ketamin-Modell der Schizophrenie bei intakten, wachen Makaken verwendet werden kann» (ebd.). Wie gesagt, manche wissenschaftlichen Sachverhalte sind schwierig für den Laien zu begreifen – aber häufig für das nichtwissenschaftliche Publikum ohnehin von nur geringer Relevanz.

In diesem Zusammenhang erweist es sich manchmal auch, dass selbst Wissenschaftler Verständnisschwierigkeiten haben, wenn Postulate, Theoreme etc. sich nicht direkt auf ihre eigene Disziplin beziehen, wie folgendes Beispiel belegt. In einer Schrift zur Ketanest- und Benzodiazepin-Kombination in der Anästhesie von 1982 mokierte sich der Herausgeber Langrehr in der Einführung darüber, dass finnische Kollegen «allen Ernstes vorschlagen, die mit zunächst aufgehobenem, später allmählich wiederkehrendem Bewusstsein verbundene Erholungsphase der Anästhesie unter dem Aspekt einer experimentellen Psychose zu betrachten. Wie die Beschreibung in der Anästhesiologie wohlbekannter Aufwachphänomene der Erkenntnis über Psychosen – d.h. psychologischen Krankheitsbildern, die untrennbar mit wacher Bewusstseinslage verbunden sind – nützlich sein könnte, bleibt mir schleierhaft. Alle Rückschlüsse von Phänomenen aus dem Formenkreis der Psychose auf Phänomene in der Aufwachphase bis zur wieder vollständigen bewussten Orientierung und Wiederherstellung der Psychomotorik sind sicherlich für die Anästhesiologie nutzlos» (Langrehr 1982: 7f.).

Hier sieht man, wie Fachleute zuweilen Schwierigkeiten damit haben können, über den eigenen Tellerrand hinauszublicken. Denn natürlich sind die angesprochenen Aspekte «sicherlich für die Anästhesiologie nutzlos», denn dies stand überhaupt nicht im Fokus der genannten finnischen Kollegen. Und dass Aufwachphänomene nach Anästhetika-Gabe keinerlei Wert für die Erforschung psychotischer Zustände bzw. psychologischer

Phänomene haben, wurde inzwischen auch wiederholt widerlegt, wie im Verlauf dieses Buches ersichtlich sein wird. Immerhin muss man im Umgang mit Ketamin als wie auch immer gearteter psychologischer Katalysator auch gar nicht die Aufwachphase nach einer Narkose für entsprechende Zwecke nutzen, sondern schlichtweg Ketamin in subanästhetischer Dosierung.

Aber auch im rekreativen, psychonautischen Sinne spielt Ketamin eine zunehmend größere Rolle. Ab von den Mainstream-Journalisten, die ihre Sommerlöcher gerne mit Schreckensmeldungen füllen und Ketamin, zusammen mit den alten Verdächtigen (GHB, Flunitrazepam und anderen Benzodiazepinen, Scopolamin etc.), als «Rape Drug» (Vergewaltigungsdroge) bezeichnen (was sicher auch zuweilen beobachtet werden kann), hat sich Keta längst als Substanz etabliert, mit der man innere Reisen unternehmen und spirituelle Erfahrungen machen kann.

Unbedingt anzuführen ist hier die Tatsache, dass Ketamin in mancher Hinsicht gewissermaßen unser Lehrer ist. Immer wieder wird nämlich von Personen die Frage in den Raum gestellt oder diskutiert, inwieweit natürliche Substanzen den synthetischen vorzuziehen sind. Ich antworte auf diese Frage stets, dass es im Grundsatz keinen Unterschied macht, ob ein Stoff natürlich oder im Labor entstanden ist. (Dabei beharren manche gern darauf, dass sie «niemals Chemie nehmen würden», ohne zu bemerken, dass es sich auch bei natürlichen Substanzen um Chemie handelt.) Ketamin lehrt uns – so wie andere Moleküle zuvor[1] –, dass der Übergang zwischen synthetischen und natürlichen Stoffen fließend ist. Denn 2020 wurde, und das ist wahrhaftig sensationell, Ketamin in einem Pilz entdeckt! Ketamin ist also ein Naturstoff! Hatte die Substanz bisher als Synthetikum par excellence gegolten, müssen nun die ethnobotanischen Standardwerke entsprechend umgeschrieben werden. In der *Enzyklopädie der psychoaktiven Pflanzen Band 2*, die ich zusammen mit Christian Rätsch geschrieben habe (Rätsch und Berger 2022), hat der Ketaminpilz *Pochonia chlamydosporia* natürlich eine eigene Monographie spendiert bekommen.

Zum Schluss noch ein Wort zur gesetzlichen Regulation von Ketamin. Es ist – und das kann ich als jemand, der sich seit früher Jugend mit

1 Z.B. Diazepam, DMT und diverse andere.

psychoaktiven Drogen beschäftigt, mit Fug und Recht anführen – ein einziger schlechter Witz, dass die Drogenpolitik hier mal wieder ihre Willkür und Inkompetenz zum Ausdruck bringt. Und zwar in Reinkultur. Während Stoffe wie z.B. Cannabis (eventuell nicht mehr lange) und Methylphenidat (Medikinet, Ritalin) in Deutschland strengstens reglementiert und in den Anhängen des Betäubungsmittelgesetzes (BtMG) aufgeführt sind, unterliegt Ketamin lediglich dem Arzneimittelgesetz (AMG) und eben nicht dem BtMG. (Im Gegensatz zu so manchem Ketamin-Analogon wie Methoxetamin (MXE), das durchaus per BtMG illegalisiert ist.) Das muss man sich mal vorstellen! Jeder, der schon einmal Ketamin in psychoaktiven subänesthetischen Dosierungen probiert hat, wird verstehen, was ich meine.

Um z.B. Methylphenidat zu erhalten, muss der Patient zunächst zum Psychiater, der feststellen soll, ob das Arzneimittel verordnet werden kann. Dann erhält der Patient in der Folge vom Hausarzt ein Betäubungsmittel-Rezept, das innerhalb von acht Tagen eingelöst werden muss. Bis April 2023 galt sogar noch eine monatliche Obergrenze für BtM-Medikamente, dies wurde glücklicherweise geändert. Für Ketamin benötigt der Patient lediglich ein normales Rezept[2]– meist ein Privatrezept, da Ketamin nur sehr selten von den Krankenkassen finanziert und noch seltener zur Direktaushändigung an Patienten abgegeben wird. Der Unterschied in der psychoaktiven Wirkung ist ein gewaltiger. Während Methylphenidat ein Psychostimulans ist, das recht ähnlich wie Kokain wirkt, haben wir es bei Ketamin mit einem Psychoaktivum zu tun, das eine enorme therapeutische und pharmakologische Bandbreite aufweist – in psychoaktiven, also psychonautischen Dosierungen von Midi-Dosing bis K-Hole (Durchbrucherfahrung) kann Ketamin eine unfassbar schräge und abenteuerliche Substanz sein, mit der man umzugehen lernen muss. Selbst hartgesottene Psychonauten kamen mit Ketamin schon an ihre Grenzen, meist, wenn es geschnupft wurde.

Daher soll dieses Handbuch den Gebrauch von Ketamin sicherer machen und dem User eine Entscheidungshilfe für risikominimierten Gebrauch an die Hand geben. Außerdem kann es interessierten Lesern als

2 Nebenher bemerkt, ist auch ein anderes dissoziatives Pharmakon frei im Handel verfügbar – und dazu noch rezeptfrei, also lediglich apothekenpflichtig, nämlich das als Hustenblocker entwickelte Dextromethorphan (DXM). Und das Lachgas gibt's im Supermarkt – zum Aufschäumen von Sahne in Kapseln zu je 7,5 g reinem Lachgas.

Startrampe für tiefergehende Erkundungen dienen, die auch mithilfe des extensiven Literaturverzeichnisses vorgenommen werden können. Wie gesagt, existiert eine schier unüberschaubare Fülle an Literatur zu Ketamin und seinen Verwandten, aus der ich eine große Auswahl an Büchern und Artikeln ausgewertet habe.

In diesem Sinne kann dieses Buch u.a. auch als literarische Kollage verstanden werden. Es soll die medizinische und therapeutische Relevanz dokumentieren und auch die mittlerweile recht vielfältige Kultur rund um dieses Psychoaktivum abbilden. Denn die psychonautische Kultur ist divers, offen und bunt – und dem Ketamin gebührt ein Platz in dieser Bewegung, die immer größer und weiter wird, je mehr die psychedelische Renaissance voranschreitet. Auch als spirituelles Werkzeug hat Ketamin seinen Platz in dieser Welt zu Recht erobert. Jetzt liegt es an uns, dieses Wissen zu nutzen und die daraus gewonnenen Erkenntnisse in der Praxis umzusetzen.

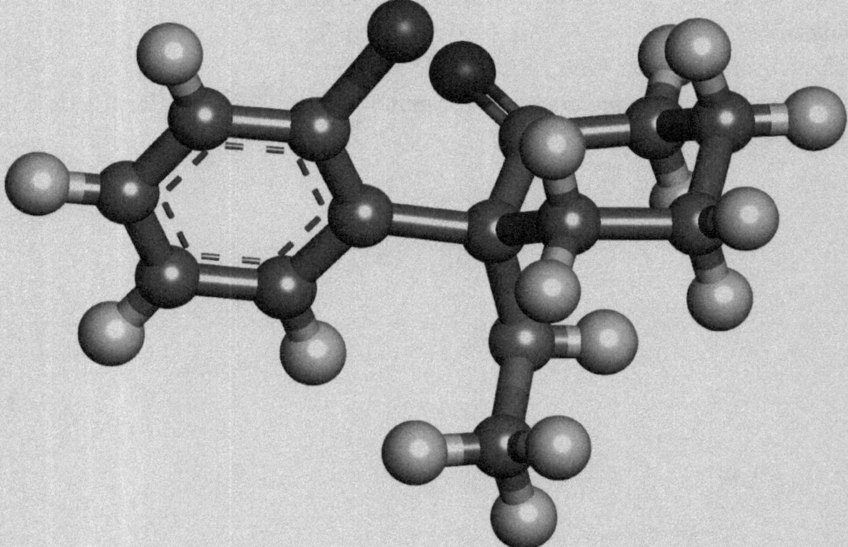

KAPITEL 1

Die Substanz Ketamin

«Ketamin ist eine Droge, eine Medizin, ein Psychedelikum, ein psychotherapeutisches Werkzeug, eine Erfahrung.»

Phil Wolfson 2016a

Porträt des Moleküls

Ketamin heißt chemisch 2-(2-Chlorphenyl)-2-Methylamino-Cyclohexanon bzw. Chlorphenyl-Methylamino-Cyclohexanon-Hydrochlorid (Syn. CI-581, Ketamine).

Summenformel: $\mathbf{C_{13}H_{16}CINO}$

Trivialbezeichnungen

- Blind Squid
- Bump
- Businessman's Lunch
- Cat Tranquillizers
- Cat Valium
- Gas
- God
- Green
- Green Powder
- Honey Oil
- Jet
- K
- kai-jai (Hongkong)
- Kate
- Keller
- Kelly's day
- Ket
- Keta
- Keta mit Peta
- Kit-Kat
- Kitty
- Knod-off
- Lady K
- Mauve
- Majestic
- New Ecstasy
- Pferdenarkosemittel
- Purple
- Psychedelic Cocaine
- Psychedelic Heroin
- Rhino benzo
- Skittles
- Special K
- Special LA Coke
- Super Acid
- Super C
- Super-K
- Synthetisches Kokain
- Vitamin K
- Vit K
- Wacky Dust
- Wonk
- Wonky

Ketamin ist ein chirales Cyclohexanon- bzw. Cyclohexylaminderivat und Arylcyclohexylamin mit einem Stereozentrum (Chiralitätszentrum) und gehört zur chemischen Wirkstoffklasse der Phencyclidinderivate (Anis et al. 1983; Lassner 1968). Es handelt sich um die Nachfolgesubstanz des zuvor erprobten, aber aufgrund der häufig dysphorischen psychoaktiven Wirkungen in der Aufwachphase (Emergenzdelir) für die klinische Verwendung als Anästhetikum wieder verworfenen Phencyclidins (PCP) (siehe Abschnitt zur Geschichte ab Seite 20).

Ketamin ist entweder als Enantiomer (Eutomer S-Ketamin, Distomer R-Ketamin) oder Razemat (= ein gleichwertiges Isomerengemisch aus S- und R-Ketamin) verfügbar (siehe ab Seite 16).

Die Substanz ist wasserlöslich und lipophil bei einem pH-Wert von 3,5 bis 5,5 und einem pKa (Säurekonstante zur Definition der Säurestärke) von 7,5.

In der Regel enthalten Ketaminpräparate 25, 50 oder 100 Milligramm Wirkstoff pro Milliliter Lösung. Präservative, also Konservierungsmittel, sind Benzethoniumchlorid bzw. Chlorbutanol (siehe ab Seite 17).

Ketamin ist im Grunde auf allen Applikationswegen aktiv. Die Substanz ist meist in Form von Flüssigkeit (Injektionslösung), in kristalliner Pulver- und Tablettenform (zuweilen sogar als MDMA- wie auch Kokain-Additiv oder -Substitut) sowie als Lutschtablette erhältlich. Üblich sind die orale Aufnahme (Trinken, Schlucken), die intravenöse oder häufiger intramuskuläre Injektion, das Schnupfen und das Rauchen des Pulvers (letzteres eher selten).

Tiefgreifende Ketaminerfahrungen bezeichnet man u.a. als

K-Hole («Ketamindelirium»)	K-Land
Baby Food	God

S- und R-Ketamin

Ketamin ist ein chirales Molekül, wobei das chirale Zentrum sich am C-2-Atom des Cyclohexanonrings befindet (Schnöbel 2002). Ketamin liegt in drei verschiedenen Formen vor: Zum einen unterscheidet man die Stereoisomere, so das linksdrehende R(-)-Ketamin (auch R-Ketamin, (R)-Ketamin, Arketamin) und das rechtsdrehende S(+)-Ketamin (auch S-Ketamin, (S)-Ketamin, Esketamin). Außerdem gibt es noch die Mischung aus beiden Enantiomeren zu gleichen Teilen, die Razemat (auch Racemat) genannt wird und in pharmazeutischen Produkten vorliegt, z.B. in Ketanest und Ketalar (Durieux und Nietgen 1997; Engelhardt et al. 1997). In der Medizin kam lange Zeit lediglich das Razemat (R,S)-Ketamin zum Einsatz. Seit Ende der 1990er Jahre wurde es durch enantiomerspezifische Trennung möglich, S(+)-Ketamin allein zu verwenden (Himmelseher und Pfenninger 1998).

S(+)-Ketamin bindet mit einer etwa vier- bis fünffach höheren Affinität als R-(-)-Ketamin an NMDA-Rezeptoren (Ebert et al. 1997; Koek und Woods 1984; Oye et al. 1992; Schnöbel 2002; Weber 2022; Zhang und Hashimoto 2019) und weist eine zweifach höhere analgetische und vierfach höhere anästhetische Potenz auf (Ryder et al. 1978). Gegenüber dem Razemat «zeigt das rechtsdrehende S(+)-Isomer eine annähernd zweifach stärkere anästhesistische und analgetische Potenz bei in etwa gleicher Aktivierung des sympathoadrenergen Systems» (WALGER 2002; PELTONIEMI et al. 2016; WEBER 2022). Die höhere schmerzlindernde Wirksamkeit begründet sich u.a. in der etwa dreifach höheren Affinität zu den κ- und μ-Opioid-Rezeptoren; S(+)-Ketamin induziert überdies weniger Arryhthmien beim Menschen und weist eine kürzere Aufwachphase nach Narkosen auf (HENZLER 2020; HIROTA et al. 1999). Weil S(+)-Ketamin dasjenige Enantiomer mit den erwünschten pharmakologischen Eigenschaften ist, wird es als Eutomer bezeichnet. R(-)-Ketamin weist entsprechend unerwünschte Effekte auf und gilt daher als sogenannter Distomer.

Der Schweizer Chemiker Daniel Trachsel erklärt: «Die beiden Enantiomere von Ketamin zeigen unterschiedliche Rezeptor-Bindungsprofile, und auch die Wirkung im Menschen unterscheidet sich. Ketamin wird gewöhnlich als Razemat eingesetzt, jedoch wird auch das wirkungsstärkere S-(+)-Ketamin medizinisch genutzt (Esketamin). Es wurde herausgefunden, dass mit R-(-)-Ketamin keine vollständige Bewusstlosigkeit erzielt werden kann. Mit S-(+)-Ketamin ist bezüglich Razemat eine Dosisreduktion um einen Faktor 2 möglich» (TRACHSEL 2011: 323).

(S)-Ketamin weist also «eine verbesserte Steuerbarkeit, kürzere Aufwachzeiten und die Halbierung der Substanzbelastung» auf, was im klinischen Bereich «den Stellenwert des Enantiomers (S)-Ketamin gegenüber Razemat» definiert (WALGER 2002). (S)-Ketamin hat außerdem eine höhere systemische Clearance[3] als das Razemat (GEISSLINGER et al. 1993; IHMSEN et al. 2001; PERSSON et al. 2002).

«Das Erleben von Illusionen und Veränderungen des Gehörs, des Sehvermögens und der Propriozeption wird auf die Wirkung von (S)-Ketamin zurückgeführt, während Gefühle der Entspannung mit der Wirkung von (R)-Ketamin in Verbindung gebracht wird» (ZANOS et al. 2018b).

Heikle Konservierungsstoffe?

Manche Ketamin-Produkte enthalten neben Ketaminhydrochlorid Konservierungsstoffe wie Chlorbutanol oder Benzethoniumchlorid (MION und VILLEVIEILLE 2013).

3 Pharmakokinetisches Maß: Vereinfacht gesagt, die Zeit, die der Körper zur Eliminierung einer Substanz benötigt.

Benzethoniumchlorid (N,N-Dimethyl-N-(2-(2-(4-(1,1,3,3-tetramethylbutyl)phenoxy)ethoxy)ethyl)benzolmethanaminiumchlorid), auch bekannt als Phemerol oder Phemerolchlorid, ist z.B. in Ketalar und Ketanest enthalten. Bei Benzethoniumchlorid handelt es sich um eine Ammoniumverbindung mit desinfizierenden Eigenschaften, die in der Pharmazeutik häufig zum Zweck der Haltbarmachung verwendet wird. Benzethoniumchlorid hat allerdings in Reinform höchst toxische Effekte und auch in geringen Mengen als Präservativ für Pharmazeutika Auswirkungen auf die Pharmakologie, in diesem Fall auf die des Ketamin-Razemats, indem es eine muscarinhemmende Wirkung forciert. In einer Studie wurde entsprechend der Einfluss von Benzethoniumchlorid auf die Muscarin-Signalübertragung untersucht. Die Forscher schlussfolgerten, dass «ein erheblicher Teil der muscarinhemmenden Wirkung von Ketalar auf das Konservierungsmittel Benzethonium zurückzuführen ist. Wird Ketalar mit einem anderen Konservierungsmittel rekonstituiert, könnte es ein weniger starker Muscarin-Antagonist sein» (Durieux und Nietgen 1997). Dabei war die muscarinische Hemmwirkung der Ketamin-Isomere nicht stereoselektiv (ebd.). Eine weitere Studie, die zur Fragestellung hatte, ob Benzethoniumchlorid pharmakologisch aktiv ist, untersuchte jüngst die Affinität des Konservierungsmittels zu Neurotransmitter-Rezeptoren und -Transportern, die Auswirkungen von Benzethoniumchlorid auf die synaptische Übertragung im Hippocampus in vitro und die Plasma- und Gehirnkonzentrationen von Benzethoniumchlorid nach intraperitonealer Verabreichung an männliche Mäuse (Brown et al. 2023). «Die Bindungstests zeigten, dass Benzethoniumchlorid an zahlreiche Rezeptoren und Transporter bindet», z.B. an Dopamin-Transporter. «Unsere Ergebnisse deuten auch darauf hin, dass frühere Daten, die Ketamin pharmakologische Wirkungen zuschreiben, durch Benzethoniumchlorid verfälscht sein könnten und dass zusätzliche Untersuchungen zu den funktionellen Auswirkungen von Benzethoniumchlorid gerechtfertigt sind» (ebd.).

Chlorbutanol (1,1,1-Trichlor-2-methyl-2-propanol, Chlorobutanol) ist eine antimykotisch und antibakteriell wirksame Alkoholverbindung, die ebenfalls als Präservativ, also als Konservierungsstoff für Arzneimittel verwendet wird. Chlorbutanol weist überdies sedative und lokalanästhetische

Eigenschaften auf, was die Wirkung von Pharmazeutika – gerade psychotropen – eventuell verfälschen kann. Chlorbutanol ist z.B. in Ketanest S enthalten. Eine Dissertation befasste sich mit der Neurotoxizität von manchen Ketamin-Präparaten, wie z.B. Ketanest S. Denn es wurde u.a nachgewiesen, dass das Präparat Apoptose (programmierter Zelltod) in Gehirnen von neugeborenen und erwachsenen Tieren herbeiführen kann (Beals et al. 2003; Gaza 2010; Young et al. 2005)[4]. Es könnte sein, «dass ein Teil der neurotoxischen Wirkung des klinisch verwendeten Ketanest S durch die beigefügten Konservierungsmittel Benzethoniumchlorid oder Chlorbutanol verursacht wird (Errando et al. 1999; Malinovsky et al. 1993). So konnte gezeigt werden, dass Kaninchen, denen Ketamin mit Chlorbutanol oder nur Chlorbutanol appliziert wurde, neurologische Schäden aufwiesen, im Gegensatz zu Tieren, die Ketamin ohne Konservierungsmittel erhielten (Malinovsky et al. 1993). Ein weiterer Versuch an Schweinen zeigte keinerlei neurologische Schäden nach Gabe von Ketamin, wohingegen der Zusatz von Benzethoniumchlorid zu leichten neurotoxischen Effekten führte (Errando et al. 1999). Erstaunlicherweise erzeugte dabei Benzethoniumchlorid alleine sogar einen stärkeren Gewebeschaden als in Kombination mit Ketamin. Weiterhin induziert Benzethoniumchlorid Apoptose in verschiedensten menschlichen epithelialen Tumorzellen sowie embryonalen Fibroblasten und wurde als potentielles Chemotherapeutikum in der Onkologie beschrieben (Yip et al. 20065[5])» (Gaza 2010).

Dazu ein Wort zum Schluss: Manche Ketaminnutzer kristallisieren die Injektionslösung für den Zweck der intranasalen Einnahme aus, indem sie die Lösung auf eine feuerfeste Glasunterlage geben und diese im Ofen oder Dörrgerät bei geringer Temperatur erhitzen. Beim Erhitzen und Verbrennen von Benzethoniumchlorid zersetzt sich dieses und bildet dabei korrosive und giftige Dämpfe (Chlorwasserstoff, Stickoxide). Auch Chlorbutanol setzt beim Erhitzen toxische Dämpfe frei. Dies ist aufgrund der enthaltenen sehr geringen Mengen der Mittel in Ketamin vermutlich nicht heikel, kann aber als Hintergrundinformation nur gut sein zu wissen.

---

4 Dagegen induziert Ketanest S aufgrund des Zusatzes von Benzethonium mehr Apoptose an T-Lymphomzellen und Neuroblastomzellen des Menschen als die Reinsubstanz S-Ketamin (BRAUN et al. 2007; 2010a+b).

5 Siehe dazu auch BRAUN et al. 2007; 2010a+b.

Geschichte

1962 stellte der Professor für organische Chemie, Dr. Calvin Lee Stevens von der Wayne State University (Detroit, Michigan), der als Berater der US-amerikanischen Parke-Davis-Laboratorien (ebenfalls Detroit) tätig war, die Substanz erstmals für das Pharmaunternehmen her. «Damals suchte Parke-Davis unter den Cyclohexylaminen nach einem ‹idealen› Narkosemittel mit schmerzlindernden Eigenschaften» (Mion 2017). Das zuvor untersuchte Phencyclidin (Syn. N-(1-Phenyl-Cyclohexyl)-Piperidin, PCP, Handelsnamen: Sernyl, Sernylan (Deutschland), Prüfnummer: CI-395; Szenenamen: Angel Dust, Engelsstaub, Green, Hog, Peace Pill etc.), sozusagen die Muttersubstanz des Ketamins mit der entsprechenden Leitstruktur, hatte sich im Rahmen dieser Forschung als nicht optimal erwiesen. «Die Synthese des PCP erfolgte zwar bereits 1926 von Kötz und Merkel, aber erst beinahe 30 Jahre später wurde es unter dem Handelsnamen Sernyl als ein ‹nicht narkotisch wirkendes Anästhetikum› für kurze Zeit eingeführt» (Diwo und Petroianu 2002).

Der Medizinchemiker Victor Harold Maddox stellte Phencyclidin am 26. März 1956 für die Parke-Davis-Company her und gab ihm die Prüfnummer CI-395 (Domino und Luby 2012; Maddox et al. 1965; Moghaddam 2021: 1), wobei das Kürzel der Prüfnummer CI für *clinical investigation* steht (Jansen 2001: 23).

Und so erhielten der Parke-Davis-Pharmakologe Graham Chen und seine Mitarbeiter am 11. September 1958 die Substanz von Maddox für erste Testreihen (Domino und Warner 2010; Mion 2017). «Chen und Dr. Domino begannen im selben Zeitraum, die experimentellen Wirkungen der Droge an Tieren zu untersuchen» (Mion 2017).

PCP rief in den ersten Tierversuchen «bei Nagetieren einen erregten, betrunkenen Zustand, bei Tauben jedoch einen kataleptoiden, immobilisierten Zustand hervor. (...) Die Substanz löste bei Hunden ein Delirium aus. Bei Affen erwies sie sich als bemerkenswertes Narkosemittel» (Domino und Luby 2012). Nach Durchführung der Tierexperimente wurde PCP von 1957 bis 1958 von Dr. Ferdinand E. Greifenstein, Lehrstuhlinhaber für Anästhesiologie an der Wayne State University und am Detroit Receiving Hospital, auch für die Anästhesie beim Menschen getestet, die Publikation der Ergebnisse erfolgte 1958 (Greifenstein et al. 1958).

Für die klinische Entwicklung der Substanz zeichnete Dr. John E. Gajewski von Parke-Davis verantwortlich (Domino und Warner 2010).

«Die erste Phencyclidin-Studie am Menschen wurde im Detroit Receiving Hospital begonnen. Wie bei Affen war Phencyclidin auch beim Menschen ein sicheres Anästhetikum» (Domino und Luby 2012). Die Erhellung der pharmakologischen Eigenschaften ergab u.a. einen «Anstieg des Blutdrucks, der Atemfrequenz und des Atemminutenvolumens bei gleichzeitiger Aufrechterhaltung der Korneal- und Larynxreflexe. Es wurden ein Nystagmus und vermehrter Speichelfluss festgestellt. Diese Untersuchungen ergaben eine echte Narkose mit einem kataleptischen Zustand, einer starken Amnesie und einer (...) Analgesie» (Mion 2017).

Allerdings stellte sich trotz aller Sicherheit ein praktisches Problem heraus, denn viele Patienten klagten nach ihrer Operation über ein langatmiges schweres Emergenzdelirium (Aufwachdelir), also eine lang anhaltende postoperative Bewusstseins- und Verhaltensstörung[6]. Die betroffenen Patienten «gaben an, ihre Gliedmaßen nicht zu spüren, als ob sie ihrer Sinne beraubt wären» (Domino und Luby 2012). Die für die klinische Entwicklung des Präparats verantwortlichen Forscher «kamen zu dem Schluss, dass Phencyclidin ein ‹zentral vermitteltes› sensorisches Deprivationssyndrom hervorruft» (ebd.; Mion 2017). Dieser Umstand rief den an der Lafayette Clinic[7] arbeitenden Psychiater Elliott Luby auf den Plan, der sich zu dieser Zeit für die sensorische Deprivation als Modell für Schizophrenie interessierte und deshalb entschied, die Wirkungen von PCP an neun normalen und neun schizophrenen Patienten näher zu studieren (Cohen et al. 1959; Domino und Warner 2010).

> «Bei intravenöser Verabreichung einer Dosis von 0,1 mg/kg an Kontrollpersonen löste die Droge eine vorhersehbare Reihe von Veränderungen aus, die die Hauptsymptome der Schizophrenie nachahmten. Zunächst kam es zu einer Veränderung des Körperbildes mit einem Verlust der Körpergrenzen und einem tiefgreifenden Gefühl der Derealisierung. Dann folgten Gefühle der Entfremdung und Einsamkeit, manchmal verbunden mit einer Verstärkung der Abhängigkeitsbedürfnisse und einer Bindung an den Beobachter. Es folgten eine

---

6 Emergenz- oder Aufwachdelire sind auch in der pädiatrischen Medizin bekannt und werden u.a. auch von schnell abflutenden Anästhetika induziert, z.B. von Sevofluran und Desfluran.

7 Das mit der Wayne State University verbundene primäre psychiatrische Forschungskrankenhaus des Michigan Department of Mental Health.

zunehmende Desorganisation des Denkens, die Unfähigkeit, einen Satz aufrechtzuerhalten oder sich zu konzentrieren, Negativismus und Feindseligkeit. Einige Probanden wurden katatonisch, und viele erlebten traumähnliche Zustände, in denen sie sich in einer anderen Umgebung und zu einer anderen Zeit befanden. Echte Halluzinationen waren keine charakteristischen Auswirkungen der Droge. Verzerrungen des Körperbildes und Depersonalisation waren eine allgemeine Reaktion auf Phencyclidin und traten unmittelbar vor den anderen Defiziten im Denken und im Affekt auf» (Domino und Luby 2012).

PCP führte also zu schizophrenieähnlichen primären Aufmerksamkeits- und Wahrnehmungsdefiziten («schizophrenomimetischen» Effekten) und bei vielen Patienten zu Aggressivität und psychotischem Verhalten. Bei den schizophrenen Probanden bewirkte Phencyclidin, dass sie selbstbewusster, feindseliger und unbeherrschbarer wurden. Überdies verweigerten zahlreiche Patienten eine abermalige Verabreichung des Pharmakons (ebd.; Domino und Warner 2010). «Nach weiteren klinischen Studien wurde klar, dass Phencyclidin nicht für die Anästhesie beim Menschen geeignet war» (Domino und Warner 2010), und es wurde in der Humanmedizin schließlich nicht mehr zur Anwendung gebracht (ebd.; Greifenstein et al. 1958; Johnstone et al. 1959; Khorramzadeh und Lotfy 1973; Luby et al. 1959; Maddox et al. 1965).

Cal Bratton, Leiter der pharmazeutischen Forschung bei Parke-Davis, «war davon überzeugt, dass ein kurz wirksames Derivat nützlich wäre, da sein Emergenzdelirium begrenzt und daher klinisch akzeptabel sei, genau wie die Diethylether-Anästhesie» (Domino und Warner 2010). Bratton genehmigte die weitere Synthese von verwandten Verbindungen, die u.a. zur Herstellung des Ketamins durch Calvin L. Stevens führte.

Hochtoxisch: PCC in PCP

In illegal hergestelltem PCP können sich Rückstände der Vorläufersubstanz PCC (1-Piperidinocyclohexancarbonitril) befinden (Bailey et al. 1976; Scherbaum 2017; Soine 1981; Soine et al. 1980). PCC hat höchst toxische Eigenschaften (Bailey et al. 1976) und kann im schlimmsten Fall lebensgefährlich sein: «PCC führt zu Magen-Darm-Krämpfen, blutigem Erbrechen, Durchfall und Kreislaufkollaps. Beim Rauchen erzeugt PCC Zyanid und kann Erstickungsanfälle hervorrufen. Bei einer Zyanidvergiftung hilft Frischluftzufuhr nicht mehr. Der Tod tritt durch innere Erstickung ein» (Scherbaum 2017: 157).

Die Parke-Davis-Pharmakologen Graham Chen und Duncan A. McCarthy untersuchten die neuen Arylcyclohexylamine wie üblich zunächst an Tieren, vor allem an Primaten (McCarthy et al. 1965; Domino und Warner

2010). «Einer der Wirkstoffe erzeugte eine ausgezeichnete Anästhesie und war kurzzeitig wirksam. Es wurde als CI-581 für Versuche am Menschen ausgewählt und ist heute als Ketamin bekannt» (DOMINO und WARNER 2010). CI-581 war also die Prüfnummer des Phencyclidin-Derivats Ketamin (DOMINO 1980), die ursprüngliche Bezeichnung des Moleküls lautete CL369 (JANSEN 2001).

Dr. Alex Lane, Leiter der klinischen Pharmakologie bei Parke-Davis, beschloss Anfang 1964 aufgrund des passenden Profils des Ketamins, eine klinisch-pharmakologische Studie am Menschen durchführen zu lassen (DOMINO und WARNER 2010). «Als strukturelles Analogon mit einem Zehntel der Potenz der Ausgangsdroge Phencyclidin wurde Ketamin (...) für Versuche am Menschen ausgewählt, und die erste Narkosedosis wurde am 3. August 1964 von zwei Professoren der University of Michigan verabreicht: Dr. Edward Domino (Pharmakologie) und Dr. Guenter Corssen (Anästhesiologie).

In ihrer ersten pharmakologischen Studie mit Ketamin an 20 Menschen fanden die Wissenschaftler Hinweise darauf, dass die Droge für die klinische Anästhesie sicher und wirksam sein könnte» (LI und VLISIDES 2016; DOMINO et al. 1965). Nach klinischen Tests an 130 Patienten im Alter von 6 Wochen bis 86 Jahren publizierten die Forscher ihre Ergebnisse zur anästhetischen Wirksamkeit des Ketamins (CORSSEN und DOMINO 1966). Edward F. Domino erinnert sich: «Guenter und ich steigerten die Dosis schrittweise von Null auf Bewusstlosigkeit und schließlich auf eine für eine Vollnarkose ausreichende Dosis. Unsere Ergebnisse waren bemerkenswert! Insgesamt traten bei etwa einem von drei Freiwilligen Nebenwirkungen auf. Emergenzdelirien waren nur minimal. Die meisten unserer Probanden beschrieben seltsame Erfahrungen wie das Gefühl, im Weltraum zu schweben und kein Gefühl in Armen oder Beinen zu haben» (DOMINO und WARNER 2010). Am Ende der Studie konkludierten Corssen und Domino, «dass Ketamin rasch eine tief greifende Analgesie mit einem einzigartigen Zustand veränderten Bewusstseins und einer begrenzten Wirkungsdauer bewirken kann, die durch wiederholte Verabreichung sicher verlängert werden kann» (LI und VLISIDES 2016). Im Großen und Ganzen induzierte Ketamin im Gegensatz zu PCP nur überschaubare und leichte Nebenwirkungen, ohne ausgeprägte Emergenzdelire zu erzeugen (CORSSEN und DOMINO 1966).

Aufgrund des einzigartigen pharmakologischen Profils des Ketamins prägten Edward Domino und Kollegen 1965 in einem Artikel den Begriff «dissoziative Anästhesie» (Domino et al. 1965). Die Erfindung des Begriffs geht dabei auf die Ehefrau Dominos zurück (Jansen 2001: 23). Weil auch die Verantwortlichen bei Parke-Davis zu dem Schluss kamen, dass Ketamin keine «schizophrenomimetischen» Eigenschaften aufweist und dabei gut verträglich ist, wurde beschlossen, das Pharmakon für die Zulassung durch die US-amerikanische Food and Drug Administration (FDA) entwickeln zu lassen. Die FDA ließ schließlich nach der standardmäßigen Überprüfung im Jahr 1970 das erste Ketaminpräparat *Ketalar* für die Verwendung in der Humanmedizin zu (Li und Vlisides 2016). Mediziner und Forscher waren von Anfang an fasziniert von dieser Substanz und haben schon früh zahlreiche Experimente damit unternommen (Brown et al. 1970; Mangeney et al. 1971; Wellech et al. 1972 u.v.a.).

→ Zur ganzen Geschichte des PCP siehe das ausführliche Paper von Domino und Luby 2012.

Ein vielfältiges Pharmakon

Antimikrobielle Effekte

Ketamin weist nicht nur psychopharmakologische und analgetische u.a. Wirkungen auf, sondern besitzt darüber hinaus auch antimikrobielle Effekte, nämlich antimykotische, antibakterielle sowie antivirale (Begec et al. 2013; Gocmen et al. 2008; Lockhart et al. 1991, 1992). «Ketamin ist eines von mehreren klinisch wichtigen Medikamenten, deren therapeutische Wirksamkeit zum Teil auf ihrer Fähigkeit beruht, auf Ionenkanäle zu wirken, die in fast allen biologischen Systemen vorkommen» (Torres et al. 2018). Eine Studie verdeutlichte die «funktionellen Ähnlichkeiten zwischen pilzlichen, bakteriellen und menschlichen Ionenkanälen und [legte] nahe, dass Ketamin oder seine Metaboliten nicht nur in Neuronen wirken, wie bisher angenommen, sondern auch in mikrobiellen Gemeinschaften, die menschliche Körperoberflächen besiedeln» (ebd.).

Diabetes und Blutzucker

Eine Studie untersuchte die Wirkung von Ketamin auf den Glukosespiegel von gesunden und diabetischen Ratten. Dabei konnte bei normalen Ratten zu keinem Zeitpunkt ein signifikanter Unterschied zwischen den Glukosespiegeln der mit Ketamin und der mit Kochsalzlösung behandelten Gruppe festgestellt werden. Bei gesunden nüchternen Ratten verursachte Ketamin keinen Anstieg des Blutzuckerspiegels. Bei diabetischen Ratten führte Ketamin jedoch eine Stunde nach der Injektion zu einem dosisabhängigen Anstieg der Glukose von 80 auf 120 mg/kg. Bei diabetischen Ratten, die mit Streptozocin[8] behandelt wurden, kehrte der Blutzuckerspiegel nicht auf das Niveau vor der Behandlung zurück. Die Ergebnisse der Studie lassen darauf schließen, dass bei diabetischen Ratten ein Risiko für eine Hyperglykämie besteht, wenn sie mit Ketamin behandelt werden. Die Vorbehandlung mit Insulin stellt eine gute symptomatische Behandlungsmethode für eine durch Ketamin induzierte Hyperglykämie dar (Chen et al. 2015). In einer anderen Studie hatte Ketamin zweifache Wirkung auf den Blutzuckerspiegel von Kaninchen. «Seine hyperglykämische Wirkung scheint durch α2-Adrenozeptoren vermittelt zu werden, während die hypoglykämische Wirkung möglicherweise durch Opioidrezeptoren vermittelt wird, wobei β-Adrenozeptoren beteiligt sind, die erst nach der Blockade der α2-Adrenozeptoren sichtbar werden. Ähnliche Mechanismen könnten auch bei der Ketaminanästhesie wirken» (Sharif und Abouazra 2009).

Eine neuere Untersuchung befasste sich mit durch Unterzuckerung verursachten Stress in Kombination mit anderen Stressfaktoren, weil es Hinweise darauf gibt, dass «hypoglykämischer Stress mit anderen Stressoren interagieren kann» (Melanson und Leri 2021). Studienziel war, an Versuchstieren (Ratten) herauszufinden, ob Ketamin Einfluss auf die kombinierten Stressfaktoren haben kann. Dafür wurde bei männlichen Ratten eine Unterzuckerung herbeigeführt, anschließend wurden sie unter psycho-physischen Stress gesetzt (erzwungener Schwimmtest). Das Ergebnis der Studie legt nahe, dass Ketamin die Auswirkungen dieser Stressoren auf das Verhalten und die Physiologie abmildern kann (ebd.).

8 *N*-(Methylnitrosocarbamoyl)-α-D-Glucosamin. Ein vom Bakterium *Streptomyces achromogenes* produziertes Glucosamin aus der Stoffklasse der Nitrosoharnstoffe, das toxisch für die insulinproduzierenden Betazellen der Bauchspeicheldrüse von Säugetieren ist.

Ketamin – ein Naturstoff!

2020 erlebten wir eine ethnopharmakologische Sensation, denn Ketamin wurde im Rahmen von parasitologischen Forschungen der Agrarwissenschaft als Naturstoff entdeckt, und zwar in einem Pilz (Ferreira et al. 2020; Rätsch und Berger 2022). Ketamin war bis dahin als reines Synthesepharmakon bekannt gewesen.

Forscher haben im Rahmen einer Studie aus dem Jahr 2020 «Moleküle aus dem nematophagen Pilz *Pochonia chlamydosporia* isoliert und charakterisiert und diese Verbindungen an drei Nematoden getestet: *Caenorhabditis elegans*, *Ancylostoma ceylanicum* und *Ascaris suum*» (Ferreira et al. 2020). Der Schlauchpilz *Pochonia chlamydosporia* (Goddard) Zare et W. Gams [Syn. *Verticillium chlamydosporium* Goddard] aus der Familie Clavicipitaceae (Mutterkornpilzverwandte) ist ein pilzlicher Eiparasit von Nematoden (Fadenwürmern), der weltweit vorkommt und die Wurzeln verschiedener Pflanzenarten besiedelt. Ein Nematodenbefall «stellt ein Problem für die menschliche Gesundheit, die Viehzucht und die Landwirtschaft dar, da er die Gesundheit der Wirte beeinträchtigt, die Produktionskosten erhöht und zu einer Verringerung des Nahrungsmittelangebots führt. Die Bekämpfung dieser Parasiten erfolgt in der Regel mit Anthelminthika, die in den meisten Fällen nicht voll wirksam sind» (ebd.).

Mittels Gas-Flüssigkeits-Chromatographie mit Massenspektrometrie-Kopplung konnte im Ethylacetat-Extrakt des Pilzes tatsächlich Ketamin nachgewiesen werden: «Wir identifizierten die in zwei Unterfraktionen dieses Extrakts enthaltene Hauptsubstanz als Ketamin. Anschließend testeten wir diese Verbindung an *C. elegans* und den Parasiten *A. ceylanicum* und *A. suum*, wobei wir Hamster bzw. Mäuse als Wirte verwendeten. Bei der Anzahl der Würmer, die aus den Därmen der mit Ketamin (6 mg) und Albendazol behandelten Tiere geborgen wurden, konnten wir keinen Unterschied zwischen den Tiergruppen feststellen» (ebd.). Ketamin hatte dabei eine analoge antiparasitäre Wirkung wie das bekannte Arzneimittel Ivermectin.

Damit liegt der erste Nachweis einer natürlichen Quelle für das dissoziative Psychoaktivum vor. Die Ergebnisse der Studie belegen in vitro und in vivo «die anthelminthische Wirkung von Ketamin in den getesteten Modellen und zeigen damit die Möglichkeit einer Neupositionierung von Ketamin» (ebd.). Neben Ketamin wurden außerdem die Säuren cis-7-Hexadecensäure, Palmitinsäure und Linolsäure in dem Pilz nachgewiesen (ebd.).

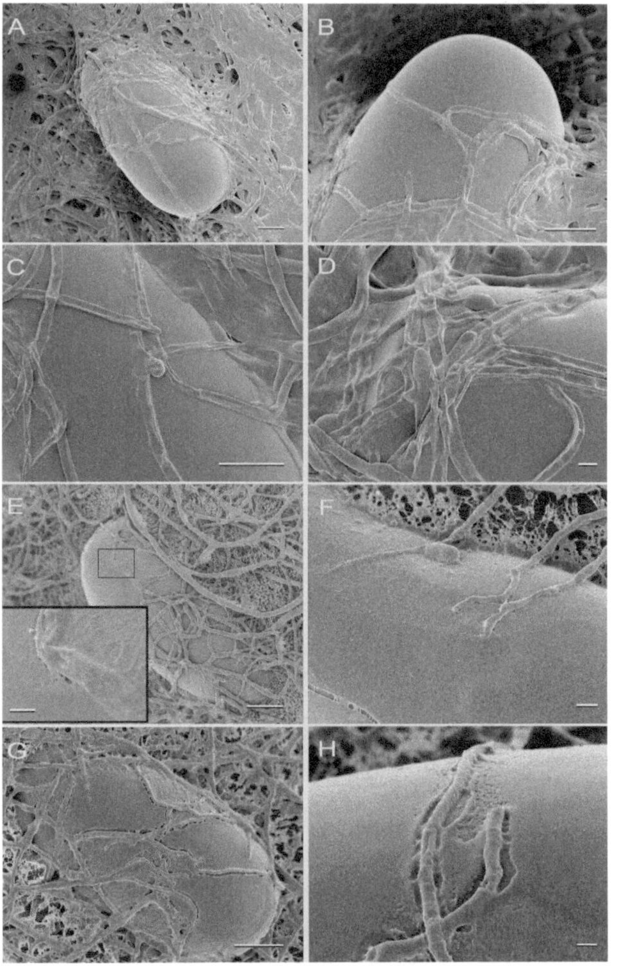

Kryo-rasterelektronenmikroskopische Fotografien von Pochonia chlamydosporia auf Eiern des Wurzelknotennematoden Meloidogyne incognita.

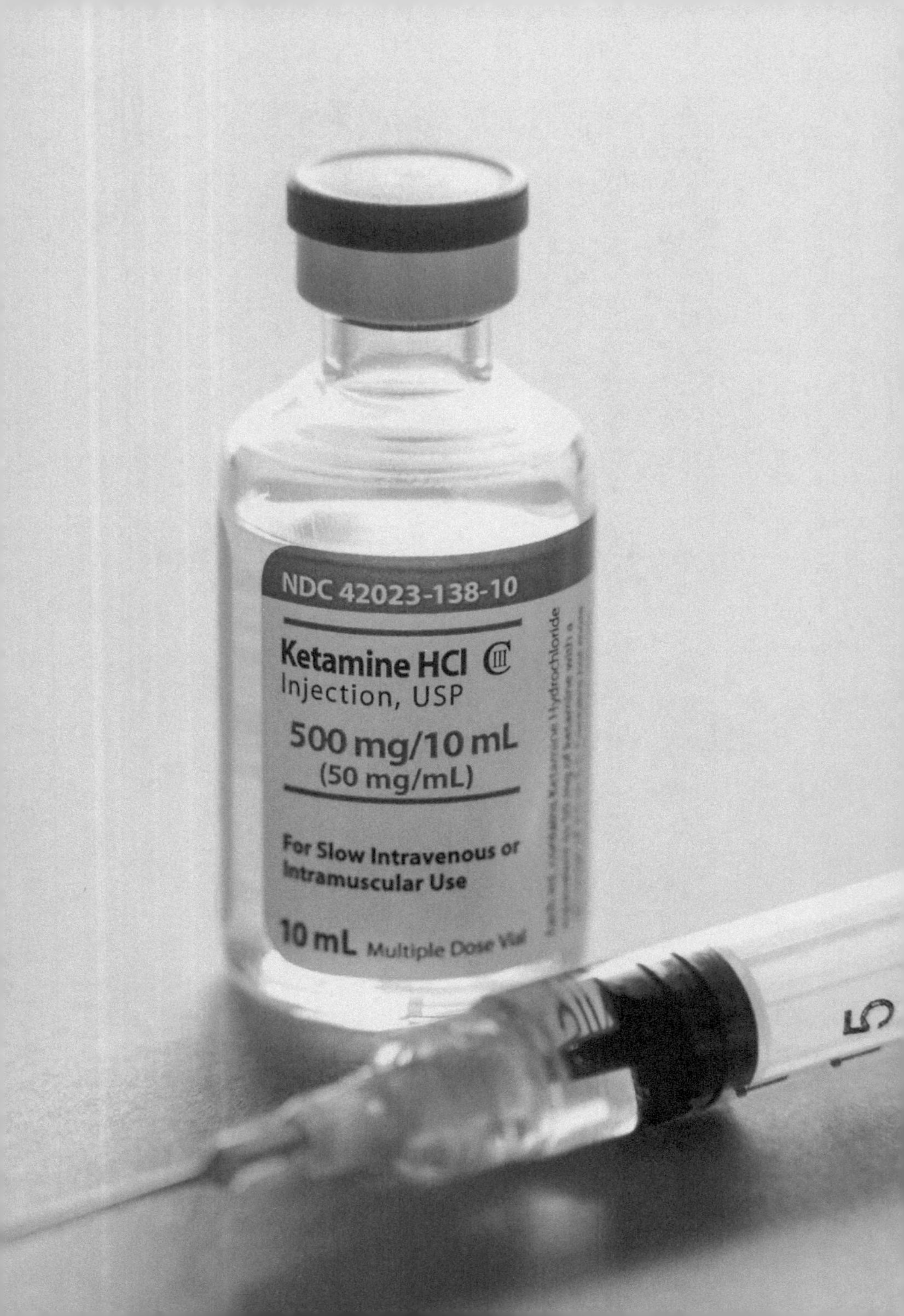
NDC 42023-138-10
Ketamine HCl CIII
Injection, USP
500 mg/10 mL
(50 mg/mL)
For Slow Intravenous or
Intramuscular Use
10 mL Multiple Dose Vial
5

KAPITEL 2

Konventionelle medizinische Verwendung

«Die Kurzzeitanalgesie in der Akut-, Notfall- und Intensivmedizin stellt eine der Domänen des Ketamin-Einsatzes in der Humanmedizin dar.»

WALGER 2002

Ketamin wird weltweit in zahlreichen Ländern sowohl in der Human- als auch in der Veterinärmedizin u.a. als Anästhetikum und Schmerzmittel angewandt. Es folgt eine konzise Übersicht über die jeweiligen Anwendungsgebiete.

Präklinische Nutzung

In der präklinischen Verwendung, also im Rettungsdienst und der Notfall- und Katastrophenmedizin, auch beim Massenanfall von Verletzten, wird Ketamin wie im klinischen Bereich hauptsächlich zur Narkoseeinleitung und Schmerzbekämpfung eingesetzt, da es keine nachteiligen Einflüsse «auf die Vitalfunktionen Atmung und Kreislauf» ausübt (GORGASS 1981). Im Gegenteil: Ketamin «bietet vor allem den Vorteil der Kreislaufstabilität; die geringe Myokarddepression wird durch zentral stimulierende Effekte überdeckt. Dies trifft sogar für Schockpatienten zu und auch bei Kombination von Ketamin mit Benzodiazepinen» (AXHAUSEN 1981). Daher gilt Ketamin unter Fachleuten als bevorzugtes Mittel zur notfallmedizinischen Narkoseeinleitung – gerade unter Bedingungen des Schocks. «Die sympathikomimetische Reaktion durch Ketamin mit dem stimulierenden Effekt auf das kardiozirkulatorische System verhindert einen Zusammenbruch der in dieser Situation lebensnotwendigen Zentralisation» (PFENNINGER 1989). Ketamin ist überdies ein brauchbares Transportanalgetikum, wenn schwer verletzte Patienten möglichst schonend in die Klinik befördert werden müssen (BIESING und KNUTH 1981; BRANDT und DICK 1989). Die Vorteile von Ketamin gegenüber anderen Medikamenten: Der Blutdruck wird angehoben bzw. fällt nicht weiter ab, die Herzfrequenz und damit das Herzzeitvolumen nehmen zu, es tritt keine wesentliche Veränderung des peripheren Gefäßwiderstandes auf, der intermediäre Kohlenhydratstoffwechsel wird nur in geringem Maß beeinflusst wie auch metabolische Veränderungen im Säure-Basen-Haushalt nur geringfügig ausfallen (BIESING und KNUTH 1981).

In der Notfallmedizin gibt es grob sechs Prototypen von Patienten, bei denen Ketamin das Pharmakon der Wahl ist: «der Notfallpatient mit Schädel-Hirn-Trauma, der nicht bewusstseinsgestörte Polytraumatisierte, der Traumatisierte, der über längere Zeit mit einer oder mehreren Extremitäten eingeklemmt ist und vielleicht längere Zeit in dieser Lage verharren muss (Maschinenunfall), das verunfallte, nicht bewusstseinsgestörte Kind, der Patient mit Verbrennungskrankheit und der Asthmatiker im therapieresistenten Status asthmaticus» (ELLINGER 1988). (Zur bronchodilatatorischen Wirkung des Ketamins und dessen Einsatz bei Asthmatikern siehe Seite 37.)

Indikationen und Kontraindikationen für Ketamin in der Notfallmedizin
(nach PFENNINGER 1989; ergänzt)

Indikationen
- Schmerzbekämpfung
- Einleitung der Narkose im Schockzustand
- Bergung eingeklemmter Notfallpatienten
- Entgleister Status asthmaticus

Kontraindikationen
- Hypertonie > 180/110 mmHg
- Schlaganfall
- Schmerzbekämpfung bei Koronarinsuffizienz
- Erhöhter Druck im Lungenkreislauf
- Spontanatmung im Rahmen eines Schädel-Hirn-Traumas
- Überempfindlichkeit

Im Katastrophenfall gilt Ketamin-Razemat, z.B. Ketanest, als Pharmakon der Wahl, weil es bei einem weitgehend nebenwirkungsfreien Profil ausgeprägte analgetische Wirkungen induziert, welche die anästhestischen Effekte zum Teil überdauern (GORGASS 1981). Ketamin ist als Mononarkotikum und in Kombination mit Benzodiazepinen «zur Durchführung von Narkosen unter ungünstigen äußeren Bedingungen besonders geeignet. Der geringe apparative Aufwand, positive Kreislaufeffekte und die vergleichsweise unbedeutenden Nebenwirkungen machen es (...) zu dem geeignetsten Katastrophenarkotikum» (ebd.).

In einer Dosierung von 0,5 mg/kg (Kilogramm Körpergewicht) führt Ketamin «weder zu einem Hirndruckanstieg noch zu ausgeprägten Veränderungen der Hämodynamik des großen Kreislaufs», was die Substanz auch für die Behandlung von «schockierten, hypotensiven Schädelhirnverletzten» geeignet macht (Klose et al. 1981). Außerdem hat Ketamin neuroprotektive Eigenschaften: «Mehrere experimentelle Studien haben gezeigt, dass sowohl Ketamin-Razemat als auch S(+)-Ketamin eine zum Teil erhebliche neuroprotektive Wirkung bei inkompletter oder fokaler Ischämie sowie bis zu 2 h nach einem Schädel-Hirn-Trauma entfalten» (Reeker 2002).

Im Rahmen der Behandlung von kriegsverwundeten Soldaten bewährte sich Ketamin «als nützliches Anästhetikum in der Notfallmedizin, hauptsächlich bei kleinen und bei wiederholten Interventionen. Komplikationen beschränkten sich auf Apnoe und zögerndes Erwachen und konnten leicht beherrscht werden. Psychische Nebenwirkungen waren einem Alkoholrausch ähnlich und waren vorübergehend. Keine echten Halluzinationen wurden beobachtet. Die Anästhesietechnik konnte meist auch von Anästhesisten mit beschränkter Erfahrung ausgeübt werden, eine Tatsache, die in der Notfallmedizin nicht außer Betracht gelassen werden darf» (Gesztes 1981).

Ketamin: «Drug of War»

Ketamin wurde in verschiedenen Kriegen und Kriegssituationen als Anästhetikum und Narkotikum verwendet, so von US-Soldaten während des Vietnam-Kriegs (1955-1975), während des Jom-Kippur-Kriegs (1973), des Afghanistan-Kriegs (1983), des Golf-Kriegs (1992) sowie während der Kämpfe 1984 an der thailändisch-kambodschanischen Grenze (Chen und Malek 2015; McNulty und Hahn 2012; Mercer 2009).

«Das erste Versuchsfeld für Ketamin war das Schlachtfeld. Im Vietnamkrieg wurde es von Feldsanitätern in großem Umfang als Notfallanästhetikum eingesetzt. Einige Soldaten kehrten mit einer Vorliebe für Ketamin nach Hause zurück – vielleicht diente es nicht nur zur Betäubung vor Operationen im Kriegsgebiet, sondern auch von psychischen Traumata nach dem Einsatz» (Johnson 2018: 148).

Anekdotisch kann noch festgehalten werden, dass manche Patienten «hemmungslos, manchmal aggressiv, obszön [waren]; manche machten den Krankenschwestern ‹unanständige› Angebote. Doch diese Erscheinungen können keinesfalls als Halluzinationen betrachtet werden: Die Krankenschwestern waren tatsächlich da und sehr real. Nach vollem Erwachen erinnerten sich manche Patienten vage, dass sie sich etwa ‹unanständig› benommen hatten und entschuldigten sich. In jedem der Fälle konnten diese Erscheinungen mit 5–10 mg Diazepam unter Kontrolle gehalten werden» (ebd.).

Klinische Nutzung

Der hauptsächliche Einsatzbereich von Ketamin in der Klinik ist die Verwendung als intravenös und intramuskulär injizierbares Allgemeinanästhetikum und Analgetikum.

«Ketamin zeigt hervorragende Analgesie bei schwacher hypnoider Wirkung. Es wird zwar in die Gruppe der Anästhetika eingeordnet, stellt aber eine Substanz mit einem eigenen Wirkungsprofil dar» (Diwo und Petroianu 2002). Seit mehr als 20 Jahren wird das stärkere (S)-Enantiomer Esketamin (z.B. Ketanest S) von Anästhesisten bevorzugt verwendet, da es eine höhere anästhetische und analgetische Wirkung, eine bessere Kontrolle der Anästhesie und eine bessere Erholung von der Anästhesie verspricht und gleichzeitig weniger Lethargie, Schläfrigkeit und eine geringere Beeinträchtigung der kognitiven Fähigkeiten induziert (Hempelmann und Kuhn 1997; Muller et al. 2016; Pfenninger et al. 2002; White et al. 1985).

Ketamin ist ein schnell wirksames Pharmakon und kann zur Narkoseeinleitung sogar bei Patienten mit akuten Traumata, Perikarditis oder Herzbeuteltamponade eingesetzt werden. «Beim Menschen tritt nach intravenöser Injektion einer, vom Zustand des Patienten abhängigen, Einleitungsdosis von 0,5-2 mg/kg KG Ketamin schlagartig (in etwa 30 s) – abhängig von der Kreislaufzeit – die anästhetische Wirkung ein. Chirurgische Maßnahmen sind ohne Schmerzäußerung und ohne schmerzbedingte Kreislauf- und Atmungseffekte sofort möglich. (...) Nach intramuskulärer Verabreichung einer Initialdosis von 4-8 mg/kg KG Ketamin ist der Patient in wenigen Minuten operationsbereit» (Schulte-Steinberg und Reimann 1988).

Als Narkotikum bewirkt Ketamin eine sogenannte dissoziative Anästhesie. «Nach dem Eindruck des Beobachters kommt es nach der Injektion von Ketamin beim Patienten zunächst zu einem weiten Öffnen der Augen, diese verharren dann in einer starren Blickrichtung, und der Patient erscheint ‹wie abgeschaltet›. Für diesen Zustand wurde der Begriff ‹dissoziative Anästhesie› geprägt»[9] (Tolksdorf 1988: 31).

Eine der hauptsächlichen Nebenwirkungen des Ketamins sind dessen dissoziativ-psychedelischen Effekte, je nach Dosis, Set und Setting, einhergehend mit Depersonalisationszuständen, Visionen, Trugbildern etc., die

9 Siehe hierzu auch den Abschnitt über die Geschichte der Substanz.

von Medizinern als halluzinogen, pseudohalluzinogen, psycho(to)mimetisch oder traumartig beschrieben werden, und die die Substanz in der psychonautischen Bewegung zu einem Objekt des Interesses machen (Benke und Unger 1969; Doenicke et al. 1969; Rumpf et al. 1969). «Insbesondere während der Aufwachphase können Traumreaktionen auftreten. Von einigen Patienten werden sie als durchaus positiv erlebt, aber von anderen wiederum als überaus unangenehm, u.a. weil sie nicht kontrollierbar sind» (Diwo und Petroianu 2002).

Medizinische Forscher probierten schon früh die psychoaktive Wirkung des Ketamins an sich selbst:

> «Bei den ersten subjektiven Erlebnissen glaubte ich mich in einem komplizierten Röhrensystem zu befinden, das mich an eine Ölraffinerie erinnerte. Eine treibende Kraft schoss mich durch die bunten, gelegentlich abgewinkelten Rohre. Ich wunderte mich über das Zustandekommen dieser seltsamen Umstände und glaubte, von Verwandten verhext worden zu sein. Mir schien dies nun ein ewiges Schicksal zu sein, worüber ich sehr traurig wurde. Einige Zeit später konnte ich zuerst akustische Eindrücke aus der Umgebung wahrnehmen, die zuvor fehlten. Die Stimmen der im Raum anwesenden Personen klangen fern, aber trotzdem laut und schallend. Dabei konnte ich zwar die Laute hören, aber nicht verstehen. Ich glaubte, dass es sich um die Stimmen von Verwandten handle, die mich verhext hätten» (Doenicke et al. 1969).

Die von Forschern beschriebene Phänomenologie der psychoaktiven Ketamineffekte bezog «in den traumhaften Perioden irreale Vorstellungen mit Bewegungserlebnissen und Farbeindrücken» ein. «Taktile, akustische und schmerzhafte Reize waren in dieser Periode unwirksam. Anschließend bestanden in der Regel Phasen mit flüchtiger Depersonalisation, Derealisation und Körperschemastörungen bis zu 60 min. Von diesem Zeitpunkt aus vermochten die Versuchspersonen mit Selbstbezogenheit und Selbstkritik zu berichten, dass sie geträumt hätten» (ebd.).

Im medizinischen Setting sind diese Effekte natürlich unerwünscht, weil sie die Patienten zu irritieren und zu ängstigen imstande sind. Eine Befragung von mit Ketamin anästhesierten Patienten ergab diverse Benennungen dieser Erlebnisse: «utopisch», «phantastisch», «irreal» und «rätselhaft» (Rumpf et al. 1969). Von 18 befragten Versuchspersonen empfanden sechs die Erlebnisse als angenehm, acht als unangenehm und vier als neutral (ebd.). Bezogen auf das Zeitempfinden der Erfahrung fühlten sich sieben Versuchspersonen (VP) als «außerhalb jeder Zeit», zwei VP empfanden, dass die Zeit schneller und zwei, dass die Zeit langsamer verging, während sieben VP keine Auffälligkeiten in der Zeitwahrnehmung empfunden haben (ebd.).

Als Risikofaktoren, die entsprechende Erfahrungen triggern, «gelten Alter < 10 Jahre, weibliches Geschlecht, vorhandene Persönlichkeitsstörungen, anamnestisch bekanntes heftiges Träumen, exzessive Stimulation während der Aufwachphase und zu schnelle i.v.-Applikation» (Walger 2002).

Ein 80 Kilo wiegender Mediziner unterzog sich selbst einer Reihe von Bioassays mit Ketamin.

> «Die Dosierung war in dem 1. Versuch 0,3 mg/ml im intravenösen Dauertropf bis zu einer Gesamtdosis von 0,5 mg/kg, im 2. Versuch bis zu einer Gesamtdosis von 1 mg/kg und im 3. Versuch eine Schnellinjektion mit einer Dosis von 3 mg/kg. Im 1. Versuch wurde eine Prämedikation mit 0,5 mg Atropin[10] gegeben. Die beiden anderen Versuche erfolgten ohne Prämedikation. (...) Beim Eintropfen der Lösung kam es schon nach 3 mg (...) zu leichter Sehstörung, zur Schwierigkeit zu fixieren, bald zu Schwierigkeiten beim Artikulieren der Worte. Um den Mund herum ein Gefühl von ‹Dicke›, so wie nach der Injektion von einem Lokalanästhetikum durch den Zahnarzt. (...) Das Selbstgefühl, das Ich-Gefühl, zog sich gewissermaßen mehr und mehr in die craniale Gegend zurück, bis schließlich das Selbstbewusstsein in eine Gegend um Stirn und Augen beschränkt war. (...) Zugleich kam es, vielleicht aus dem experimentellen Zusammenhang heraus, zu einer eigenartigen Schwierigkeit, gleichzeitig Beobachter und Beobachteter zu sein. Dieser Versuch, festzustellen, was erlebt wird, führte zu einer Entzweiung des Beobachteten und des Beobachters selbst, und zwar stärker bei der höheren Dosierung als der niedrigeren, zugleich mit einem merkwürdigen Wiederholungsphänomen. Es war so, wie wenn man, zwischen 2 Spiegeln sitzend, das Spiegelbild und das gespiegelte Spiegelbild immer schwieriger voneinander unterscheiden kann» (Lassner 1968).

Um die dissoziativ-psychoaktiven Wirkungen des Ketamins in der Aufwachphase nach der Narkose und auch die kardiovaskulären Nebenwirkungen wie Blutdruck- und Herzfrequenzanstieg zu unterbinden oder

10 Dieses Tropanalkaloid wurde früher als Prämedikation vor der Verabreichung von Anästhetika verwendet, um Bronchial- und Speichelsekretion (sowie auch einen verlangsamten Herzrhythmus) zu vermindern bzw. zu unterbinden. «Bei den heute verfügbaren Anästhetika ist eine generelle Atropinprämedikation nicht mehr erforderlich und auch nicht sinnvoll, da Atropin relevante Nebenwirkungen hervorrufen kann, z.B. Hemmung der gastrointestinalen Motilität, Öffnung des unteren Ösophagussphinkters, Tachykardie, Steigerung des Augeninnendrucks und ein zentrales anticholinerges Syndrom» (www.springermedizin.de/emedpedia/die-anaesthesiologie/medikamentoese-praemedikation; abgerufen 17.10.2023).

zumindest abzumildern, wird in der Humanmedizin die 1974 eingeführte sogenannte **Tranquanalgesie** präferiert. Diese wird z.B. mit 250 Milligramm Ketamin in Verbindung mit einem hochdosierten Benzodiazepin realisiert, z.B. 50 Milligramm Diazepam (Valium). «Als Tranquanalgesie bezeichnen wir ein standardisiertes intravenöses Narkoseverfahren mit kontinuierlicher, also nicht fraktionierter Zufuhr von Ketamin (Ketanest) und Diazepam im Verhältnis 5:1» (KREUSCHER 1982). Allerdings können auch andere Benzodiazepinderivate (jedoch nicht alle!) verwendet werden, z.B. Midazolam (Dormicum) und Flunitrazepam (Rohypnol). Zu den unterschiedlichen Aspekten der Ketamin-Benzodiazepin-Kombination in der Anästhesie siehe LANGREHR 1982.

Klinisches Wirkungsprofil von Ketamin nach DIWO und PETROIANU 2002

- analgetische Effekte
- anästhetische Effekte
- sympathomimetische Effekte
- parasympathische Effekte

Mitunter wird behauptet, dass Ketamin ein kurzwirksames Anästhetikum sei[11]. Das ist per definitionem nicht korrekt. Ketamin «bewirkt zwar bei i.v.-Injektion innerhalb 1–2 Minuten eine schnelle Anästhesie, ist beliebig oft nachinjizierbar (...), doch als Kurznarkotikum kann es keinesfalls bezeichnet werden», denn die Substanz weist «bei relativ weiter Streuung noch eine über 60 Minuten anhaltende Wirkung bei einmaliger Injektion von 1-2 mg/kg KG i.v.» auf. «In den meisten Fällen handelte es sich um die damals noch übliche Mononarkose mit Ketanest, sodass die verlängerte Aufwachphase nicht zwangsläufig durch die heute übliche Zusatzmedikation begründet ist» (KLOSE et al. 1989).

Ketamin hat ein sehr sicheres Profil, so bleiben beispielsweise die Vitalfunktionen unter der Narkose voll erhalten, was bedeutet, dass der Patient in der Regel nicht intubiert und beatmet werden muss. «Die intramuskuläre Injektion von Ketamin erwies sich beim Affen ebenso wirksam wie die intravenöse, doch wurde zur Erreichung der anästhetischen Wirksamkeit eine höhere Dosierung benötigt. (...) Die Sicherheitsbreite (therapeutische Breite) von Ketamin ist groß. Bei Affen (*Macaca mulatta*) liegt die anästhetische

11 Was eventuell daran liegt, dass Ketamin im Vergleich zu anderen rekreativ gebrauchten psychoaktiven Substanzen (z.B. LSD, Psilocybin, Meskalin etc.) eher kurz wirkt.

Schwellendosis bei 3 mg/kg KG. Dosierungen bis 48 mg/kg KG wurden ohne Atemstillstand vertragen. Höhere Dosierungen hätten bei Beatmung der Tiere überlebt werden können» (ebd.).

Ketamin hat viele Vorzüge und Vorteile gegenüber anderen Narkosemitteln, so weist es eine «große therapeutische Breite, fehlende Organtoxizität, gering negativ inotrope Wirkung, geringe Beeinträchtigung der Schutzreflexe und das Fehlen eines Einflusses auf die homöostatischen Kreislaufregulationen» auf (Dähn und Podlesch 1988). Ketamin wurde auch sinnbringend in der Geriatrie (Kapferer 1973) sowie in der geburtshilflichen Anästhesie verwendet (Dick et al. 1973; Heidenreich et al. 1973; Langrehr und Neuhaus 1973).

> Im Rahmen einer Studie erhielten 50 Frauen während Spontangeburten Ketamin. «Nach Prämedikation mit 0,5 mg Atropin erhielt die Gebärende 2 mg/kg Ketamin beim Beginn der letzten Presswehe. Die Injektionsgeschwindigkeit betrug 30–60 sec» (Heidenreich et al. 1973). Neben den typischen temporären Blutdruck- und Herzfrequenzsteigerungen «gaben 9 Frauen an, sie hätten während der Narkose (einschließlich der postnarkotischen Phase) geträumt. 5 Frauen empfanden die Träume als angenehm. 3 Patientinnen hatten unangenehme Traumerlebnisse. 1 Patientin hatte indifferente Empfindungen. (...) Die meisten Patientinnen hatten das Gefühl, frei durch den Raum zu schweben. Sie sahen die Welt unter sich in schrillen Farben vorüberziehen. Dabei überwogen Gelb, Violett und Orange. Menschen und Tiere hatten verzerrte Gesichter und Gestalten. Dagegen waren Landschaften nicht verändert. 1 Patientin verglich die Halluzinationen mit Erlebnissen im LSD-Rausch» (ebd.). Die Autoren beschreiben auch die sogenannte Schlafgeburt mithilfe von Ketamin: «Bei 5 Gebärenden haben wir Ketamin zur Durchführung einer Schlafgeburt angewandt. Initial erhielten die Frauen nach Prämedikation mit 0,5 mg Atropin Ketamin i.v. in einer Dosierung von 1-2 mg/kg KG. Die Narkose wurde mit 1–3 mg Ketamin/min in Form einer Infusion weitergeführt. Zusätzlich erhielten die Patientinnen vor und nach der Entbindung Haloperidol. Bei diesen 5 Frauen traten Träume und Halluzinationen nicht auf. Die Wehentätigkeit und fetale Herzfrequenz (CTG) waren unverändert gegenüber dem Zeitraum vor der Applikation von Ketamin. (...) Die Neugeborenen zeigten nach Anwendung von Ketamin für die Durchtrittsnarkose gegenüber einem Vergleichskollektiv kein unterschiedliches Verhalten» (ebd.).

Ketamin induziert keine kreislauf- und atemdepressiven Effekte, ist allerdings stark kardiovaskulär wirksam (u.a. Anstieg von Blutdruck, Herzfrequenz und Herzzeitvolumen), sodass es für Patienten mit signifikantem

Bluthochdruck eigentlich kontraindiziert ist (WALGER 2002). «Die Wirkung von Ketamin auf das kardiovaskuläre System entspricht einer zentralen, adrenergen Stimulation. Unter der anästhetischen Dosis kommt es zu einem Anstieg des systolischen und diastolischen Blutdrucks sowie der Pulsfrequenz (FOIDL und KROESEN 1990). Hier kommt, wie oben bereits angerissen, die Benzodiazepin-Kombination ins Spiel. «Durch Kombination der Ketaminanwendung mit Vorgabe der verschiedenen Benzodiazepine lassen sich alle (...) kardiozirkulatorischen Effekte unterbinden» (LANGREHR 1981).

Die Substanz hat kataleptische, aber nur geringe sedative bzw. hypnotische Eigenschaften, wie sie beispielsweise den Barbituraten zu eigen sind, und außerdem bronchienerweiternde Effekte bei Acetylcholin-bedingten Kontraktionen, was bei Patienten mit Bronchospasmus und Asthma positive Auswirkungen hat (CHANG et al. 2016; PABELICK et al. 1997; SCHULTE-STEINBERG und REIMANN 1988; WALGER 2002). «Die ersten Hinweise, dass Ketamin bei Asthmapatienten mit Vorteil eingesetzt werden könne, gehen auf Corssen zurück. Corssen berichtet, dass er bei Asthmaanfällen ca. 90 Sekunden nach Ketamingabe eine Bronchodilatation beobachten konnte, die ungefähr 6-8 Minuten anhielt. Ketamin führt zu einer Erhöhung der Katecholaminspiegel. Ursache ist eine zentrale Sympathikusstimulierung. Ketamin wirkt also unter Vermittlung von Adrenalin auf die bronchodilatatorisch wirkenden β2-Rezeptoren» (STRIEBEL und KRAFT 1989).

Fahrtauglichkeit nach Ketamin-Narkosen

Nach einer achtminütigen i.v.-Ketamin-Narkose (1,5 mg/kg KG) waren Probanden in einer Untersuchung erst nach vielen Stunden wieder fähig, ein Fahrzeug zu führen. Erst vier Stunden nach der Injektion von Ketamin sind «diejenigen Funktionen wieder normalisiert (...), die eine Mindestvoraussetzung für die eigenverantwortliche Teilnahme am Straßenverkehr sind. [Trotzdem] muss auch zu dieser Zeit noch mit erheblichen Störungen des Vestibularapparates gerechnet werden, die eine Straßenverkehrstauglichkeit ausschließen» (KREUSCHER et al. 1969).

Ketamin kommt auch in der Pädiatrie, z.B. in der pädiatrischen Chirurgie und Augenheilkunde, als geeignetes und verträgliches Anästhetikum zum Einsatz (BÜKY 1973; DANGEL 1969; ECKART 1969; EDLINGER 1973; GEMPERLE et al. 1969; PODLESCH 1969; SEHHATI et al. 1973; SIEPMANN und PODLESCH 1973; WESTHUES 1969). Ketamin ist bei Kindern allerdings kein Standardnarkotikum. Dies liegt im Wesentlichen an zwei Gründen:

1. sind parenteral bzw. enteral applizierte Stoffe schon im Kindesalter deutlich schlechter zu steuern als Inhalationsanästhetika,

2. treten dissoziativ-psychedelische Effekte (oft unzureichend als «psychotomimetisch» bzw. «psychomimetisch» bezeichnet) auch bei Kindern auf, nur dass diese die Erlebnisse schlechter kommunizieren können als erwachsene Patienten (KRETZ et al. 1989).

«Bereits den Erstanwendern von Ketanest fiel die postoperative Unruhe der Kinder auf. Teilweise werden langfristige psychische Veränderungen von Kindern nach Ketamin-Mononarkosen auf dieses Medikament zurückgeführt. Allerdings fanden [Forscher] bei einem Vergleich Halothan / Ketamin in der Halothan-Gruppe eine ähnliche Traumhäufigkeit» (ebd.). Die dissoziativ-psychedelische Wirkung des Ketamins ist bei Kindern weniger ausgeprägt als bei Erwachsenen: «Die Rate aller psychomimetischen Symptome beträgt bei Erwachsenen ca. 50 %, bei Kindern ca. 10 %» (WALGER 2002). Auch Kindern ab zehn Jahren soll neben dem Ketamin zusätzlich ein Benzodiazepin verabreicht werden (ebd.).

Zur Abschwächung der psychoaktiven Wirkungen eignet sich Diazepam bei Kindern nicht wirklich, obgleich es früher zusammen mit Atropin als Prämedikation verabreicht wurde. Effektiver und verträglicher ist dafür jedoch Midazolam aus der Gruppe der kurzwirksamen Benzodiazepine. Midazolam hat «auch im Kindesalter eine dem Anästhesisten bekannte, gerade von Pädiatern bestätigte potente amnestische Wirkung. Mit diesem Benzodiazepin scheinen deshalb am ehesten die psychomimetischen Wirkungen von Ketanest zu verhüten zu sein» (ebd.). Vorteilhafterweise kann Ketamin (nicht nur) bei Kindern (z.B. in einer Dosis von 10 mg/kg) auch rektal appliziert zur Anwendung kommen. «

Die Grundlage für die Effektivität der rektalen Zufuhr von Ketamin ist seine Wasserlöslichkeit. Die Resorption durch die Mucosa[12] des Rektums ist ein Diffusionsprozess. Da die Mucosa des Rektums mit einer wässrigen Schicht gedeckt ist, verlangt die Resorption des wasserlöslichen Ketamins nicht einen zusätzlichen Diffusionsschritt durch eine Wasser-Fett-Zwischenschicht. Die Resorption des rektal verabreichten Ketamins erfolgt daher relativ rasch» (BÜTTNER 1990). Im Übrigen ist die Plasmahalbwertszeit von Ketamin bei Kleinkindern kürzer als bei Erwachsenen (ebd.). «Bei Gabe des Ketamins zur Narkoseeinleitung bei Kleinkindern ist es aus

12 Schleimhaut

Gründen der breit gestreuten individuellen Sensitivität gegen dieses Medikament notwendig, die individuelle Dosierung anhand der fassbaren zirkulatorischen Parameter und der klinischen Beobachtung zu titrieren. Dabei ist mit einer initialen Dosis von 1 mg/kg KG in aller Regel nicht mit negativen Auswirkungen auf die vitalen Funktionen zu rechnen, jedoch kann in Einzelfällen eine Erhöhung der Dosis besonders im Säuglingsalter bis über 2 mg/kg KG notwendig werden. Die Supplementierung mit Benzodiazepinen ist dabei (...) unumgänglich» (ebd.).

Das Erholungsverhalten von Kindern nach einer Ketamin-Narkose «ist häufig gekennzeichnet durch Zeigen, Strecken und Greifen in die Luft, spontane Kopf- und Augenbewegungen ohne erkennbare Reize und in einem Fall durch Wegkriechen von einem Bereich des Bettes, auf den das Kind unter Schreien und Weinen immer wieder mit den Händen schlug» (Siegel 1978a: 268).

Die Ketamin/Benzodiazepin-Kombination ist außerdem für die Ruhigstellung von Neugeborenen, Säuglingen und Kleinkindern während diverser Untersuchungen, wie z.B. CT und MRT, geeignet (Abel 1990).

Die Verabreichung von Ketamin wird mit neurotoxischen Wirkungen und dem Absterben von Nervenzellen in Verbindung gebracht, was seine Verwendung in der Pädiatrie problematisch macht. Daher ist die Bewertung der Auswirkungen der Verabreichung von Ketamin in frühen Stadien der Neurogenese (der Bildung von Nervenzellen) von entscheidender Bedeutung. Auch die Bewertung der Langzeitwirkungen von Ketamin bei Erwachsenen ist kaum bekannt. Laut einer Studie ist die Verabreichung von subanästhetischen und anästhetischen Konzentrationen Ketamins im Tierversuch mit Zebrafischen trotz einiger vorübergehender schädlicher Auswirkungen jedoch langfristig sicher für das zentrale Nervensystem (Santos et al. 2023).

Wie anfangs erwähnt, ist ein weiteres Anwendungsfeld des Ketamins, das zwar längst nicht immer, aber dennoch häufig mit der Notwendigkeit einer Narkoseeinleitung einhergeht, die Behandlung von Schmerzen.

«Aufgrund seiner außergewöhnlichen analgetischen Eigenschaften wird Ketamin in subanästhetischen Dosen häufig zur Behandlung von Durchbruchschmerzen bei Patienten mit akuten und chronischen Schmerzen sowie zur Behandlung von neuropathischen Schmerzstörungen, ischämischen Gliederschmerzen, therapieresistenten Krebsschmerzen, als

Ergänzung zur Standard-Opioidtherapie und als pädiatrisches Sedierungsmittel für den Einsatz bei akut verletzten Kindern verwendet» (Kolp et al. 2007). Auch zur Prävention chronischer postoperativer Schmerzen eignet sich Ketamin (Jaksch et al. 2019).

Ketamin wird auch als **Kataleptanalgetikum** bezeichnet (Langrehr 1981) und hat laut Literaturlage schon ab 0,44 mg/kg KG einen annehmbaren analgetischen Effekt (Schulte-Steinberg und Reimann 1988). Es wirkt aber auch schon in deutlich niedrigeren Dosierungen. Bereits 1978 bestätigte sich eine Dosis von 0,03 mg/kg über fünf Tage hinweg als analgetisch gut wirksam (Cirota 1978). Die durchschnittliche Dosis für eine Langzeit-Analgosedierung mit Ketamin liegt zwischen 0,3 und 1 mg/kg KG/h, wobei dann die analgetischen Effekte im Vordergrund stehen (Köppel 1989). Low-Dose-Ketamin ist hier also von besonderem Interesse, da damit die unangenehmen Nebenwirkungen weitgehend abgeschwächt werden (Knoche et al. 1981). In einer entsprechenden Untersuchung erhielten Patienten u.a. über eine Dauerinfusion zunächst 40 mg/h als Initialdosis und dann je Stunde weitere 20 mg. Die Forscher schlussfolgerten, «dass Low-Dose-Ketamin eine gute Analgesie bewirkte bei noch tolerablen Nebenwirkungen. Die Kreislaufstabilität, die fehlende Atemdepression, das erhaltene Bewusstsein und die euphorisierende Wirkung sollen besonders hervorgehoben werden» (ebd.).

Diese **Analgosedierung** kritisch erkrankter Patienten über einen längeren Zeitraum kann intensivmedizinisch mit einer Low-Dose-Long-Term-Ketamin/Benzodiazepin-Kombination in kontinuierlicher Infusion herbeigeführt werden. Low-Dose bedeutet in diesem Fall etwa 2 mg/kg KG/h, alles darüber liegt laut Literatur bereits potenziell im Bereich der narkotischen Dosis, wobei zuweilen jedoch eher 6 bis 8 mg/kg KG nötig sind, um eine ausreichende Narkose herbeizuführen. «Somit ist der Übergang von Low-Dose-long-term-Analgosedierung zur Narkose fließend, individuell und situationsbezogen unterschiedlich» (Emrich et al. 1988).

Die mittlere Erhaltungsdosis einer Analgosedierung mit Ketamin (mit oder ohne Benzodiazepine) liegt bei etwa 0,5 mg/kg KG/h (Emrich et al. 1988). Die Analgosedierung mittels der Kombination von Ketamin und Midazolam hat zum Ziel, «einen Zustand zu bewirken, den wir als ‹dissoziative Analgesie› umschreiben möchten. Im Idealfall ist nach unserer Beobachtung der beatmete Patient dabei leicht erweckbar bzw. wach, kooperativ und weitgehend schmerzfrei. Er ist in der Lage, Aufforderungen nachzukommen und teilt sich seiner Umgebung mit» (KLOSE et al. 1989). Die Analgosedierung ist auch für langzeitbeatmete Patienten geeignet (WALGER 2002). «Die schmerzlindernde Wirkung von Ketamin wird durch die agonistische Wirkung am Opioidrezeptor und die antagonistische Wirkung am N-Methyl-D-Aspartat-Rezeptor (NMDA-Rezeptor) erzeugt» (GEHLING und TRYBA 2002). Ketamin kann außerdem in einigen Fällen zur Vorbeugung chronischer Schmerzen eingesetzt werden (ebd.).

Ketamin zeigt epidural in Dosierungen von 4 bis 12 mg verabreicht widersprüchliche Ergebnisse bezüglich seiner analgetischen Effekte (ISLAS et al. 1985; KAWANA et al. 1987; MANKOWITZ et al. 1982; SCHNÖBEL 2002). Dosierungen von 25 bis 30 mg erwiesen sich als gut analgetisch wirksam (NAGUIB et al. 1986; SAMARYUTEL et al. 1986; SCHNÖBEL 2002).

Es wurde festgestellt, «dass oral verabreichtes Ketamin neuropathische Schmerzen bei ambulanten Patienten wirksam lindert und nur geringfügige unerwünschte Wirkungen hat» (MCNULTY und MULLER 2014). So wurde einem Wissenschaftler zur Behandlung der durch eine Gürtelrose verursachten «unerträglichen Schmerzen» orales Ketamin in Form eines Sirups verabreicht (20 mg alle vier Stunden). «In Kombination mit 600 mg Ibuprofen täglich verschaffte dieses Präparat für etwa zwei Stunden eine mäßige Linderung, doch erwies sich ein wasserfreies Gel aus Ketamin 5 % plus Gabapentin 4 % als wirksamere Therapie. Dieses Gel führte zu einer besseren Schmerzlinderung als das orale Ketaminpräparat. Nach einer 5-tägigen Behandlung mit dem transdermalen Präparat waren alle Gürtelrose-bedingten Beschwerden verschwunden» (ebd.). Der Betroffene beurteilte die analgetische Wirkung dieses Behandlungsversuchs mit wasserfreiem Ketamingel als dramatisch positiv. «Transdermales Ketamin in einem 5- oder 10-prozentigen Gel (mit oder ohne Zusatz von Gabapentin, Clonidin oder Lidocain) ist ebenfalls wirksam bei der Linderung oder Verringerung somatischer Schmerzen, wenn es lokal auf schmerzhafte Körperstellen, einschließlich der Damm- und Analregion, aufgetragen wird. Darüber hinaus wurde berichtet, dass Ketamin ein wirksames Analgetikum ist, wenn es intramuskulär, transdermal oder intranasal zur Schmerzbehandlung verabreicht wird» (ebd.).

Eine kleine Studie befasste sich mit der Wirksamkeit von Ketamin oder der Kombination Ketamin/Magnesium in der Behandlung des therapierefraktären neuropathischen Schmerzes (Pickering et al. 2020; Diener 2020). Zuvor hatten kleinere Studien erwiesen, dass Ketamin bei neuropathischen Schmerzen wirksam sein könnte (ebd.; Jaksch et al. 2019). Weil Magnesium wie Ketamin ein physiologischer Antagonist des NMDA-Rezeptors ist, wollten die Forscher weiterhin herausfinden, inwieweit die kombinierte Gabe von beiden Pharmaka bei neuropathischen Schmerzen lindernde Effekte zeigt. Standardmäßig wird diese Art von Schmerzen mit trizyklischen Antidepressiva sowie Pregabalin bzw. Gabapentin plus optionalen Opioiden (meist retardiert) behandelt. Die randomisierte, doppelblinde, placebokontrollierte Crossover-Studie untersuchte 20 Patienten (Durchschnittsalter: 54 Jahre) mit neuropathischem Schmerz auf ihre Empfänglichkeit gegenüber Ketamin bzw. Ketamin plus Magnesium. Dafür erhielten die Probanden eine Infusion mit 0,5 mg/kg KG Ketamin plus Placebo bzw. Ketamin in Verbindung mit 3 Gramm Magnesium oder ein Placebo plus Placebo. Die Behandlungen erfolgten alle 35 Tage. Die Ergebnisse der Studie waren ernüchternd, denn sie «widerlegten die Hypothese, dass Ketamin im Vergleich zu Placebo eine Schmerzlinderung nach 5 Wochen und einen kognitiv-emotionalen Nutzen bietet und dass eine Kombination mit Magnesium eine zusätzliche schmerzlindernde Wirkung hat» (ebd.).

Auch Ketamin und Pregabalin wurden als kombinierte postoperative Analgetika an 142 Patienten mit totaler Hüftarthroplastik untersucht (Martinez et al. 2014). Die Probanden erhielten nach dem Zufallsprinzip entweder Ketamin allein, Pregabalin allein, Ketamin und Pregabalin zusammen oder ein Placebo. «Ausgewertet wurden Schmerzwerte in Ruhe und bei Bewegung, Morphinverbrauch, Nebenwirkungen, Druckschmerzschwellen und sekundäre Hyperalgesie» (ebd.). Dabei reduzierte sich der Morphinverbrauch in der Gruppe der Ketamin-Patienten wie auch in der Gruppe der Patienten, die Ketamin und Pregabalin in Kombination erhielten, «wobei es eine Wechselwirkung zwischen Ketamin und Pregabalin gab (...). Die sekundäre Hyperalgesie wurde durch Ketamin reduziert. Es gab keine Unterschiede zwischen den Gruppen hinsichtlich der Schmerzwerte nach der Operation, der Druckschmerzschwellen oder der Nebenwirkungen. Die Kombination von Pregabalin und Ketamin hat eine geringe positive klinische Wirkung» (ebd.).

Ketamin kann bei einer Vielzahl an weiteren klinischen Indikationen eingesetzt werden. So wird Ketamin (zuweilen in Kombination mit Benzodiazepinen und/oder anderen Pharmaka) zur Einleitung bzw. Erhaltung von künstlichen Komata, bei Abszess-Spaltungen, Oberflächentherapien, Hauttransplantationen, septischem Schock, Wundinzisionen und zur Behandlung bzw. Reinigung von septischen und nekrotischen Wunden sowie beim Verbandswechsel von Verbrennungswunden und anderen schweren Verletzungen angewendet (Klose et al. 1989; Staubach et al. 1990). Auch bei neurodiagnostischen Verfahren wie Pneumoenzephalogrammen, Ventrikulogrammen, Myelogrammen und Lumbalpunktionen, bei operativen und diagnostischen Eingriffen an Auge, Ohr, Mund, Nase, Rachen, Kehlkopf und Bronchialbaum, bei kleiner Darmspiegelung und anderen Eingriffen an Anus und Rektum sowie bei Beschneidung, bei extraperitonealen Verfahren in der Gynäkologie wie Dilatation und Kürettage (chirurgische Entfernung von Gewebe aus der Gebärmutter), bei orthopädischen Eingriffen wie geschlossenen Repositionen, Manipulationen, Oberschenkelmarknagelung, Amputationen und Biopsien, bei Verfahren, bei denen der intramuskuläre Verabreichungsweg bevorzugt wird, sowie bei Herzkathetereingriffen und Zahnextraktionen wird Ketamin eingesetzt (Chang et al. 2016; Kreuscher 1969). Mittlerweile bieten auch verschiedene Zahnarztpraxen Ketamin als Anästhetikum für die Zahnbehandlung unter Vollnarkose an, z.B. während Implantationen, Wurzelspitzenresektion und Weisheitszahnentfernung. Dies wendet sich insbesondere an Patienten, die große Angst vor dem Zahnarzt haben[13].

In seltenen Fällen verordnen Ärzte Ketamin auch zur direkten Aushändigung an Patienten, was im Normalfall eher unüblich ist. Da Ketamin aber in Deutschland kein Betäubungsmittel im Sinne des Betäubungsmittelgesetzes (BtMG), sondern nach dem Arzneimittelgesetz (AMG) reguliert ist, kann es grundsätzlich verschrieben werden – vornehmlich auf einem Privatrezept für Selbstzahler. Indikationen können u.a. Schmerztherapie (Algesiologie), therapieresistenter Status asthmaticus wie auch die Eigenbehandlung von therapieresistenten Depressionen sein[14].

Wunderbare historische Dokumente der medizinischen Forschung an und Anwendung von Ketamin (ganz zu Anfang noch englisch Ketamine genannt) liegen mit den Bänden von Kreuscher 1969 und Gemperle et al. 1973 vor. Es handelt sich jeweils um die Abschriften der Vorträge des 1. und 2. Mainzer Ketamin-Symposions 1968 und 1972.

---

13 www.zahnarzt-drseidel.de/angst-vorm-zahnarzt/ketamin/ (abgerufen am 13.10.2023)

14 www.pharma4u.de/forum/showthread.php?5154-Ketamin-auf-Rezept-zur-direkten-Aush%E4ndigung-an-den-Patienten (abgerufen am 13.10.2023)

Veterinärmedizinische Nutzung

In der Tiermedizin kommt Ketamin u.a. als injizierbares Narkosemittel sowie in subanästhetischen Dosen als Analgetikum, z.B. bei Pferden, zum Einsatz. «Ketaminkombinationen werden [bei Pferden] zur Erzeugung kurzer Narkosen oder als totale intravenöse Anästhesie (TIVA) bei längeren diagnostischen oder chirurgischen Eingriffen verwendet» (Lin et al. 2015). Ketamin kann aber nicht nur bei Pferden, sondern bei einer Vielzahl von Tieren zur Anwendung kommen, beispielsweise bei Hunden, Katzen, Schweinen, Rindern, Ratten, Mäusen, Chinchillas, Reptilien, Vögeln, Igeln, Frettchen und anderen Tieren (Arnemo und Soli 1995; Divers 2001; Dorrestein und Kummerfeld 2005; Morrisey et al. 1996).

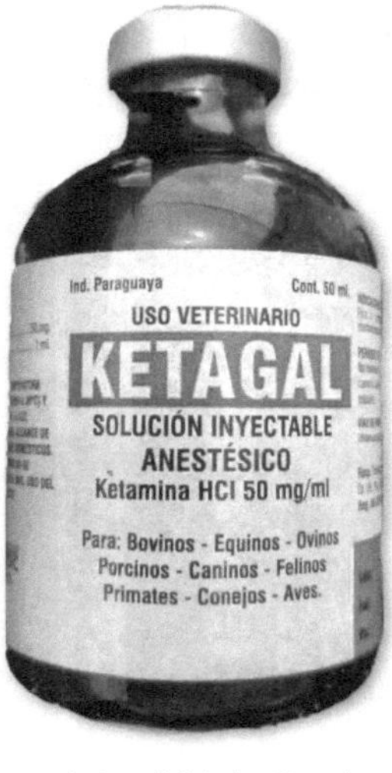

Veterinärmedizinisches Ketamin: Ketagal.

Allerdings darf Ketamin z.B. beim Pferd, Hund und Schwein nicht als Monopräparat, sondern nur in Verbindung mit einem Neuroleptikum bzw. Sedativum appliziert werden, da die Substanz bei diesen Tieren in anästhetischer Dosis den Muskeltonus erhöht und unkoordinierte Muskelbewegungen (Konvulsionen) induziert (Demuth und Müntener 2005; Plumb 1999). Außerdem ist die analgetische Wirkung bei den Tieren allein nicht ausreichend (Plumb 1999).

Werden Katzen mit Ketamin behandelt, so neigen sie ebenfalls zu Konvulsionen, weshalb ein zusätzliches Relaxans vonnöten ist, z.B. Xylazin (Hellabrunner Mischung), das sedativ, analgetisch und relaxierend wirkt, und/oder das Phenothiazin-Derivat, Neuroleptikum und Sedativum Acepromazin (Alef und Oechtering 2005; Lipman et al. 1990). Bei Ratten ist die intraperitoneale Verabreichung von Ketamin-Xylazin zu wählen, da nach i.m.-Injektion Muskelnekrosen an der Injektionsstelle auftreten können (Smiler et al. 1990). Bei Chinchillas soll Ketamin-Xylazin wegen Nekrosenbildung an der Einstichstelle nicht verwendet werden (Boussarie 2001). Außerdem ist die Narkosekombination aus Ketamin und dem Alpha-2-Adreno-Agonisten Medetomidin gebräuchlich (z.B. MK2 von NexGen Pharmaceuticals). Die Kombination aus z.B. 200 mg Ketamin und

10 mg Medetomidin (beide HCl) erzeugt eine tiefe Narkose und wird beispielsweise zur Anästhesie von exotischen und großen Tieren empfohlen.

Ketamin wird darüber hinaus in Kombination mit dem Barbiturat Phenobarbital im Rahmen der Euthanasie, also zum Einschläfern von terminalen, schwerkranken bzw. stark leidenden Tieren verwendet (Lin et al. 2015; Wright 1982).

Handelsübliche Präparate in der Veterinärmedizin (Auswahl)

Anasket	Anesketin	Belatamin
Ket-A	Keta-Control	Ketabel
Ketagal	Ketamidor	Ketamin Graeub
Ketamin «Richter»	Ketaminol	Ketanarkon
Ketaphorte	Keta-S	Ketaset
Ketasol	Ketavet	Ketonal
Kettamina	Narkamon	Narketan
Ursotamin	Vetalar	KetaVed

Intramuskuläre und intravenöse Dosierung bei Tieren

(1 ml = 50 mg Ketamin-HCl[15])

Tier	Dosis intramuskulär (ml/kg)	Dosis intravenös (ml/kg)
Katze	0,14–0,2	0,3–0,6
Hund	0,14–0,2	0,3–0,5
Pferd	0,06–0,1	0,3
Rind	0,04–0,1	0,3
Schaf	0,06–0,2	0,2–0,44
Schwein	0,1	0,3–0,4
Affe	0,02	0,06-0,3
Vögel	-	0,2–0,4
Kaninchen	-	0,4-0,8

15 Quelle: Ketagal (Beipackzettel), veterinärmedizinisches Razemat.

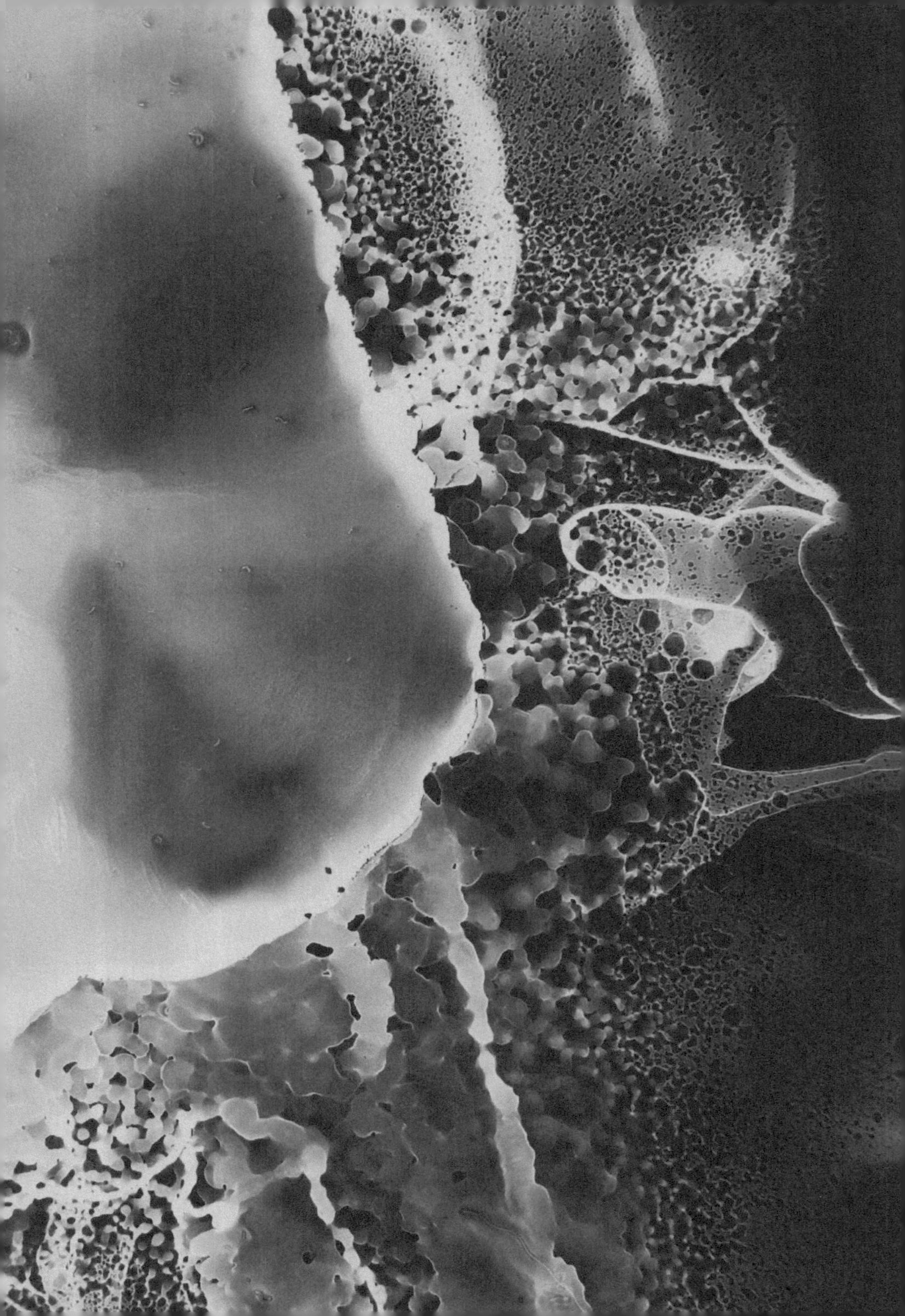

KAPITEL 3

Wirkungen

Pharmakologie

«Die Droge wirkt auf verschiedene Gehirnsysteme wie Glutamat, Dopamin (mit Wirkungen, die denen von Kokain sehr ähnlich sind, einschließlich der Blockierung der Dopamin-Wiederaufnahme), Serotonin, Opioide, Noradrenalin und Cortisol, um nur einige zu nennen.»

JANSEN UND THERON 2003

«Das pharmakologische Profil von Ketamin ist durch die sogenannte ‹dissoziative Anästhesie› mit Aktivierung des limbischen Systems und gleichzeitiger Depression des thalamoneokortikalen Systems gekennzeichnet.»

PASSIE et al. 2005[16]

Rezeptoraffinitäten

Ketamin interagiert mit einer Vielzahl von Rezeptorensystemen, und zwar als Agonist wie auch als Antagonist (HASHIMOTO 2019). «Ketamin beeinflusst die Funktion dieser Rezeptoren auf zwei Arten. Erstens kann es die Funktion eines natürlichen Neurotransmitters nachahmen, den Neuronen an einigen Rezeptoren freisetzen. In dieser Rolle ist Ketamin ein Agonist: eine (...) Chemikalie, die die Wirkung eines natürlichen Neurotransmitters nachahmt. Zweitens kann Ketamin die Fähigkeit eines Neurotransmitters beeinträchtigen, an einem Rezeptor zu wirken (oder zu binden), und so die Wirkung des natürlichen Neurotransmitters am Rezeptor blockieren. In dieser Rolle ist Ketamin ein Antagonist» (MOGHADDAM 2021: 43).

Die höchste Affinität hat Ketamin zu einem der Rezeptoren für den Neurotransmitter Glutamat, die Rede ist vom N-Methyl-D-Aspartat-Rezeptor (NMDA-Rezeptor), einem ionotropen Glutamatrezeptor. «Glutamat ist eine häufig vorkommende Aminosäure (Baustein von Proteinen) und der am häufigsten vorkommende erregende Neurotransmitter im Gehirn. Nahezu alle Netzwerke im Gehirn sind für die synaptische Übertragung zwischen Neuronen auf Glutamat angewiesen» (MOGHADDAM 2021: 44). Damit ist der wichtigste neuropharmakologische Mechanismus von Ketamin der

16 Siehe hierzu auch WAY et al. 1990.

NMDA-Rezeptor-Antagonismus, «doch sind auch Wechselwirkungen mit Opioidrezeptoren, der monoaminergen und cholinergen Übertragung bekannt» (Passie et al. 2005; Adams 1998). Ketamin ist ein «nicht-selektiver NMDA-Rezeptor-Antagonist, der an geöffneten Kanälen wirkt. In mehreren Studien wurden jedoch multiple Rezeptor-Interaktionen von Ketamin festgestellt, wie z.B. mit Opioid-Sigma- und Mu-Rezeptoren, Serotonin-5HT3-Rezeptoren, Muscarin-Rezeptoren, α7-Nicotin-Acetylcholin-Rezeptoren und Katecholamin-Transportern, wobei die Hauptwirkungsorte dieser Substanz im [präfrontalen Cortex] und in den Hippocampus-Gehirnarealen lokalisiert wurden» (De Berardis et al. 2018; Adams 1998; Smith et al. 1981+1987). Dabei hat (S)-Ketamin eine höhere Affinität zum Sigma-Rezeptor als (R)-Ketamin, was auf eine gewisse Wirkung auf diesen Rezeptor bei subanästhetischen Dosen schließen lässt (Hustveit et al. 1995; Passie et al. 2021). Die Wechselwirkungen von Ketamin mit Opioid-Rezeptoren spielen möglicherweise auch eine Rolle bei der Auslösung dissoziativ-psychedelischer Wirkungen.

Info für Spezialisten: «Der ubiquitär vorkommende exzitatorische NMDA-Rezeptor im Zentralen Nervensystem (ZNS) wird Liganden-gesteuert geöffnet und ermöglicht den Eintritt positiv geladener Ionen nach intrazellulär» (Graf 2002).

Des Weiteren wirkt Ketamin als AMPA-Antagonist (AMPA = α-amino-3-hydroxy-5-methyl-4-isoxazolepropionic acid receptor[17], eine Untergruppe von Glutamatrezeptoren[18]) und als $GABA_A$-Agonist (GABA = Gamma-Amino-Buttersäure) sowie als Hemmer der Natrium- und Kalziumkanäle (Diwo und Petroianu 2002).

«Es gibt zwei große Familien von Glutamatrezeptoren, benannt nach den synthetischen Chemikalien, die ihre Entdeckung ermöglichten: AMPA-Rezeptoren binden spezifisch ein Molekül namens α-Amino-3-Hydroxy-5-Methyl-4-Isoxazolpropionsäure, während NMDA-Rezeptoren spezifisch ein Molekül namens N-Methyl-D-Aspartat binden (...). Sowohl NMDA- als auch AMPA-Rezeptoren fungieren als Ionenkanäle, wenn sie Glutamat binden, so dass positiv geladene Ionen wie Natrium (Na+) in die Zelle fließen können. Dies führt zu einer raschen Änderung der Membranspannung und damit zur Erregung der Neuronen» (Moghaddam 2021: 44f.).

17 α-Aminomethylphosphonsäure (α-Amino-3-Hydroxy-5-Methyl-4-Isoxazolpropionsäure)

18 «Im zentralen Nervensystem von Säugetieren vermitteln Glutamatrezeptoren vom AMPA-Typ den größten Teil der schnellen erregenden synaptischen Übertragung» (Weckmann 2018).

PCP, Ketamin, Neurotransmitter und Schizophrenie

Wie Ketamin wirkt auch PCP auf zahlreiche Neurotransmittersysteme (cholinerge, katecholaminerge, indolaminerge und peptiderge), «aber die Dosis, bei der es seine psychotomimetischen Wirkungen erzeugt, ist niedriger als die Konzentration, bei der es diese Systeme beeinflusst. In niedrigen Dosen interagiert PCP in erster Linie mit einer Bindungsstelle, die sich in dem mit dem NMDA-Rezeptorkomplex assoziierten Ionophor[19] befindet – die Bindung an diese Stelle wurde als biochemischer Marker für die Aktivität des NMDA-Kanals verwendet. Es hat sich gezeigt, dass der PCP/NMDA-Rezeptor-Kanal-Komplex eine wichtige Rolle bei der Entwicklung des Gehirns spielt» (Sircar und Li 1994).

Der durch PCP ausgelöste psychoseähnliche Zustand führte schließlich zur PCP-Hypothese der Schizophrenie, die später als NMDA-Rezeptor- oder Glutamat-Hypothese der Schizophrenie bezeichnet wurde (Bertron et al. 2018). Zunächst hatte man die Dopamin-Hypothese als neurochemische Hypothese der Schizophrenie postuliert, später fanden Forscher heraus, dass PCP und Ketamin «psychotische Symptome und neurokognitive Störungen hervorrufen, die denen der Schizophrenie ähneln, indem sie die Neurotransmission an Glutamatrezeptoren vom Typ NMDA blockieren. Seitdem hat sich die Zahl der Belege für eine Rolle der NMDA-Unterfunktion in der Pathophysiologie der Schizophrenie deutlich erhöht. Klinische Studien mit PCP und Ketamin haben die große Ähnlichkeit zwischen den durch NMDA-Antagonisten hervorgerufenen Symptomen und neurokognitiven Defiziten und den bei Schizophrenie beobachteten Symptomen bestätigt und legen nahe, dass eine NMDA-Dysfunktion zu einer sekundären dopaminergen Dysregulation in striatalen und präfrontalen Hirnregionen führen kann. Im Vergleich zu dopaminergen Wirkstoffen induzieren NMDA-Antagonisten negative und kognitive Symptome der Schizophrenie sowie positive Symptome» (Javitt 2007).

Pharmakodynamik

Die Antagonisierung des NMDA-Rezeptors und die umfassende GABA-Modulation führen zu einem Anstieg von Glutamat. Der Glutamatanstieg aktiviert wiederum den AMPA-Rezeptor und setzt eine Reihe von intrazellulären Signalkaskaden in Gang, die u.a. zu einer erhöhten Aktivität des neurotrophen Faktors[20] führen (Athira et al. 2020; McIntyre et al. 2021; Zanos und Gould 2018).

Ketamin hemmt «stereoselektiv die Wiederaufnahme, den Reuptake, von Katecholaminen als Transmitter aus dem synaptischen Spalt» (Graf 2002), was zum Teil für die dissoziativ-psychedelischen Effekte mitverantwortlich sein könnte. «Hierbei blockiert das S(+)-Ketamin diese Wiederaufnahme der Katecholamine signifikant stärker als das Razemat bzw. das korrespondierende Enantiomer. Reuptake-Blockade ist ein Mechanismus,

---

19 Substanz, die geladene Ionen zu binden fähig ist und so die Permeabilität von Membranen für Ionen erhöht.

20 Neurotrophe Faktoren sind, vereinfacht ausgedrückt, endogene (körpereigene) Moleküle, die das Überleben und Wachstum neugebildeter Neuronen unterstützen und spielen auch eine Rolle bei der Regulierung von neuronaler Plastizität.

der auch bei Kokain beobachtet wird und dort zu ausgeprägten hypertensiven Reaktionen führen kann» (ebd.). «Das R-Isomer hemmt eher die neuronale, das S-Isomer sowohl die neuronale als auch die extraneuronale Aufnahme. Klinisch resultiert daraus ein erhöhter Noradrenalin-Plasmaspiegel mit Anstieg von arteriellem Blutdruck (...) und Pulmonalarteriendruck. Aber auch eine Antinozizeption[21] wird hierdurch bewirkt» (Diwo und Petroianu 2002).

Bei systemischer Ketamingabe «bleibt die Blockade des Natriumkanals ohne klinische Auswirkung. Wird Ketamin jedoch lokal appliziert, wie bei i.v.-Anästhesie oder rückenmarknaher Gabe, so resultiert aus der Wirkung am Natriumkanal ein lokalanästhetischer und antiarrhythmischer Effekt» (Diwo und Petroianu 2002). Die durch Ketamin herbeigeführte Blockade «am Kalziumkanal (L-Typ) bewirkt u.a. eine Vasodilatation[22], die auch intrazerebrale Gefäße betrifft und zu einer Verbesserung der Hirnperfusion bzw. der Zunahme des intrazerebralen Drucks führen kann. Weiterhin werden der Inhibition am Kalziumkanal neuroprotektive Effekte zugesprochen» (ebd.).

Ketamin hat antiarrythmische Eigenschaften und wirkt sich daher bei Patienten mit ventrikulären Extrasystolien positiv aus. Die Substanz induziert keine Histaminfreisetzung und führt nicht nur im Low-Dosage-Bereich, sondern auch bei Verwendung als Anästhetikum in der Aufwachphase zuweilen dissoziativ-psychedelische Effekte herbei. Im Vergleich zu der diesbezüglichen Aktivität fällt die analgetische Potenz des Ketamins pharmakodynamisch höher aus. Bezogen auf die psychoaktiven Wirkungen greifen in diesen Fällen bis zu einem gewissen Punkt dieselben Notwendigkeiten bzw. Grundsätze wie im Rahmen der rekreaktiv-psychonautischen Verwendung, nämlich die Beherzigung der Theorie und Praxis von Dosis, Set und Setting.

Die Charakteristik der psychoaktiven Nebenwirkungen des Ketamins «hängt von der Grundstimmung zum Zeitpunkt der Applikation ab, die oftmals nicht entspannt, sondern eher angstbesetzt einzustufen ist» (Diwo und Petroianu 2002). Die psychoaktiven Nebenwirkungen des Ketamins sind «in ihrer Färbung und Ausprägung individuell sehr unterschiedlich und [werden] von der Situation und dem Zustand des Patienten zu Beginn

21 Schmerzlinderung

22 Erweiterung der Blutgefäße

und während der Anwendung bestimmt. Eine angstbesetzte Grundstimmung kann durch diese psychomimetische Komponente durchaus verstärkt bzw. demaskiert werden» (ebd.). Um diese Episoden einzudämmen oder auch zu vermeiden, wird im klinischen und präklinischen Setting ein Benzodiazepin verabreicht, etwa Midazolam, Diazepam oder Flunitrazepam. Geeignet wäre auch ein Hypnotikum wie Propofol (Disoprivan) (ebd.).

S-Ketamin ist als NMDA-Rezeptor-Antagonist aktiver und wird stärker metabolisiert als R-Ketamin, weshalb die Stereoselektivität des chiralen Ketamins Auswirkungen auf die Pharmakokinetik und Pharmakodynamik haben kann (Hasan 2017). (Siehe hierzu auch Seite 16f.)

Pharmakokinetik

Ketamin ist ein lipophiles und auch wasserlösliches Molekül. Die hohe Lipidlöslichkeit von Ketamin sorgt für eine rasche Passage der Blut-Hirn-Schranke (gilt für beide Enantiomere und das Razemat), was effektive Konzentrationen im Gehirn ermöglicht (Stoelting 1999; Walter und Danyeli 2023).

Ketamin wird mithilfe von Cytochromen P450 (CYP)[23], vor allem CYP3A4 und CYP2B6, aber auch CYP2C9, in Leber und Darm «über eine N-Demethylierung zum primären Abbauprodukt Norketamin» (Weber 2022) und entweder durch Dehydrierung zu Dehydronorketamin oder durch Hydroxylierung zu Hydroxynorketamin verstoffwechselt (Diwo und Petroianu 2002; Hasan 2017; Weber 2022). «CYP3A4 demethyliert Esketamin schneller als R-Ketamin, und CYP2B6 metabolisiert beide Isomere mit gleicher Effizienz» (McIntyre et al. 2021; Zanos et al. 2018a). Ein anderer metabolischer Weg ist die Hydroxylierung zu Hydroxyketamin und die darauf folgende Demethylierung zu Hydroxynorketamin (Hasan 2017).

Norketamin weist gegenüber Ketamin nur noch eine um 10- bis 30-prozentige pharmakologische Wirksamkeit auf, Dehydronorketamin sogar nur ein Hundertstel (ebd.; Köppel 1989). Dabei ist Norketamin ein schwacher NMDA-Antagonist und ebenfalls psychoaktiv (Walter und Danyeli 2023). «Neben Ketamin selbst werden auch seinen Metaboliten antidepressive Effekte zugeschrieben» (ebd.). Die hydroxylierten Metaboliten 4-, 5- und 6-Hydroxynorketamin sind inaktiv. Diese werden einem weiteren oxidativen Stoffwechsel unterzogen, wobei Dehydronorketamin entsteht, der beim

23 Bei CYP handelt es sich vereinfacht ausgedrückt um Proteine mit enzymatischen Eigenschaften, die u.a. bei der Verstoffwechselung von Pharmaka eine Rolle spielen.

Menschen «am häufigsten vorkommende Metabolit im Urin und der zweithäufigste Metabolit im Plasma» (Li 2014). Ketamin kann auch direkt zu 6-Hydroxyketamin metabolisiert werden (ebd.; Zhao et al. 2012).

Die Endprodukte des Ketamin-Abbaus werden über die Niere ausgeschieden (Diwo und Petroianu 2002). Dabei wird Esketamin schneller abgebaut als das Razemat (ebd.), siehe hierzu auch den Abschnitt ab Seite 16.

Hier ein Überblick über die **Bioverfügbarkeiten** (nach Büttner 1990; Clements et al. 1982; Levine 2016; Li 2014; Li und Vlisides 2016; Henzler 2020; Ryan et al. 2014; Walter und Danyeli 2023):

Intranasal: 25-50 % (Esketamin: 45-50 %)
Oral: 16-29 % (Esketamin: 8-11 %)
Sublingual: 24-33 %
Intravenös: 100 %
Intramuskulär: 90-93 %
Rektal: 16-30 %

Oral ist der hohe First-Pass-Effekt[24] verantwortlich für diese relativ niedrigen Werte (Büttner 1990). Darüber hinaus ist der First-Pass-Metabolismus bei Esketamin ausgeprägter als beim Razemat (Walter und Danyeli 2023). Bei einigen Applikationswegen ist die Bioverfügbarkeit des Ketamins höher, so etwa, um ein Beispiel zu nennen, bei sublingualer Verabreichung im Vergleich zur oralen, weil hier ein geringerer Teil zu Norketamin umgewandelt wird (Lara et al. 2013).

Eine ausführliche fachliche Abhandlung über die Pharmakodynamik und Pharmakokinetik von Ketamin haben McIntyre et al. 2021 sowie Weber 2022 vorgelegt.

24 Der First-Pass-Effekt (auch hepatischer Firt-Pass-Effekt) bezeichnet bei oraler Applikation die Umwandlung eines Moleküls durch die Leber, die sogenannte erste Passage. Eingenommene Wirkstoffe werden hierbei in Metaboliten (Stoffwechselprodukte) umgebaut. Auch die Absorption von Arzneistoff durch den Darm kann zum sogenannten intestinalen First-Pass-Effekt führen, da die Zellen der Darmschleimhaut annähernd dieselben Enzymsysteme aufweisen wie die Leber.

Die psychoaktiven Wirkungen

Die psychotropen Effekte von Ketamin sind vielfältiger Natur und sehr von der eingenommenen Menge und dem Applikationsweg abhängig. Der Chemiker Daniel Trachsel fasst die Wirkung des Ketamins wie folgt zusammen:

«Der Ketaminrausch ist schwierig mit irgendeinem anderen Rausch zu vergleichen. Der Verlauf ist, wie bei allen anderen Substanzen auch, abhängig vom Set und Setting. Wird Ketamin in einer genügend hohen Dosierung angewendet, die den Konsumenten nicht gleich in Narkose versetzt, kann es zu verschiedenen psychedelischen Erfahrungen kommen. Es gibt Berichte von Konsumenten, die glaubten, ihren Körper verlassen zu haben, durch Wände zu laufen u.Ä. Das Schmerzempfinden wird gemildert und bei höheren Dosierungen komplett ausgeschaltet. (...)

Zu Beginn der Wirkung kommt es häufig zu einer fragmentartigen Auflösung der Umwelt sowie des Körperempfindens. Dies kann soweit gehen, dass man sich komplett losgelöst von Umwelt und Körper fühlt bzw. keine Grenze mehr zwischen sich und der Umwelt wahrnimmt. Mentale Prozesse werden vom Bewusstsein entkoppelt. Der Geschmacks- und Geruchssinn wird oft ausgeschaltet. Die Akustik wird verzerrt wahrgenommen. Es besteht oft ein Leichtigkeitsgefühl. Die Redelust und die Emotionen werden herabgesetzt. Das Erleben eines Ketaminrausches wird häufig mit einem Wachtraum verglichen, bei geschlossenen Augen kann es zu sehr lebhaften Traumbildern kommen. Kommunikation ist unter Umständen nur mit großen Schwierigkeiten zu bewältigen. Gedanken können abreißen, der rote Faden geht sehr leicht verloren. Als Begleiterscheinung wird oft Übelkeit erwähnt, vor allem bei Bewegung. Daher wird empfohlen, sich während des Ketaminrausches hinzulegen. Dies ist vor allem bei hohen Dosierungen wichtig, da der Konsument sich sonst leicht verletzen kann, bedingt durch das Zusammensacken oder durch das Ohnmächtigwerden. Manchmal wird erwähnt, je geringer die Dosierung, desto besser die Wirkung. Es wird berichtet, Angstgefühle und paranoide Phasen seien möglich» (Trachsel 2011: 315).

Typische, dosisabhängige Symptome eines Ketamin-Rausches

- akustische Halluzinationen (Hören von nicht existenten Geräuschen oder verfälschtes Wahrnehmen realer Töne)
- außerkörperliche Erfahrungen (OBE; Out of Body Experience)
- traumartige Erlebnisse
- Auflösung der Umwelt
- Einswerden des Konsumenten mit dem Kosmos
- Leichtigkeitsgefühl
- Schlaffheit, Mattheit, Motivationslosigkeit
- zweidimensionale Transformation des Raumes und/oder der Objekte
- Verlust oder Einschränkung des Geschmacks- und Geruchssinnes sowie des Schmerz- und allgemeinen Körperempfindens.

Im Rahmen einer kleineren Studie mit 16 Versuchspersonen (8 gesunde Studenten, 8 psychologische Patienten) untersuchte der Mediziner und Psychotherapeut Ralf H. Bolle die Phänomenologie des Ketamin-Rausches (1,4 mg/kg KG Ketanest plus 0,5 mg Atropin zur Prävention von übermäßiger Speichelbildung und Laryngospasmus). Es erwies sich, dass die Erfahrungen im Kern und unter dem Strich vier gemeinsame Nenner aufwiesen: Flug- und Schwebeträume, Veränderungen des Körpererlebens, visuelle Halluzinationen und Depersonalisationen bzw. Derealisationen. «Siegel und Jarvik (1975) setzten das Traumerleben unter Ketanest phänomenologisch den Wirkungen von Marihuana bzw. THC gleich. Winters (1972)[25] wies auf gewisse Ähnlichkeiten zu den bekannten Halluzinogenen wie LSD und Meskalin hin. So zeigte auch unsere Untersuchung, dass Ketanest eine ausgeprägte Veränderung des Wachbewusstseins bewirkte» (Bolle 1988: 57).

Im Beipackzettel des Medikaments Ketanest heißt es: «In der Aufwachphase kann es bei Ketanest-Monoanästhesie gelegentlich – vor allem bei jüngeren Erwachsenen – zu lebhaften Träumen kommen. Sie reichen nicht über den Zeitpunkt der völligen Reorientierung hinaus und führen nicht zu persistierenden psychischen Veränderungen.»

Subanästhetisches Ketamin zeigte in einer EEG-Studie, die die Mechanismen der psychoaktiven Effekte zu eruieren bestimmt war, eine reduzierte Alpha- und Beta-Leistung während der dissoziativ-psychedelischen Erfahrungen. Grob gesagt wird mit den Alpha- und Beta-Rhythmen die bioelektrische Aktivität dezidierter Gehirnregionen bezeichnet, wobei Alphawellen bei entspanntem Wachbewusstsein vorherrschend sind und Betawellen bei

25 In der Quelle steht fälschlich 1975.

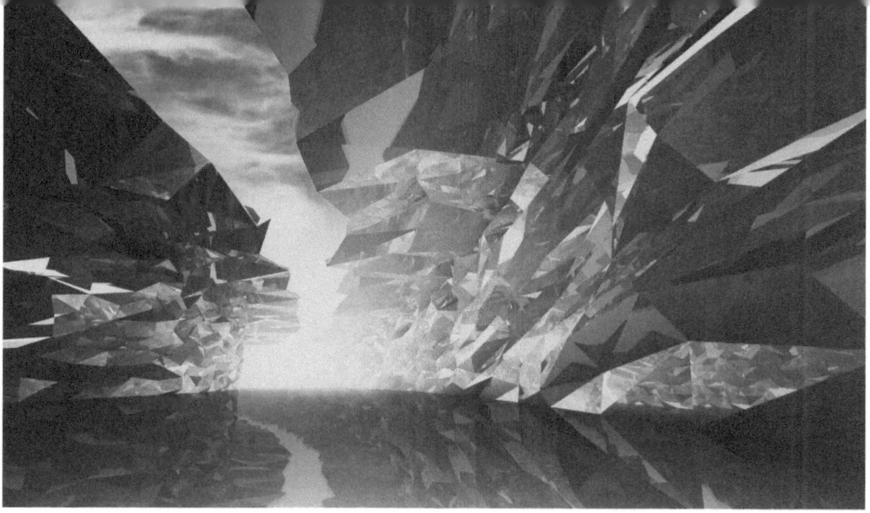

geistiger Aktivität und in Konzentrationszuständen. Dabei unterdrückte Ketamin die Alpha-Aktivität in einer Gehirnregion (temporal-parietales Kreuzungsareal) mit Bedeutung für das Körperbewusstsein und die multisensorische Integration. Dies könnte ein möglicher Mechanismus für die psychoaktiven Wirkungen des Ketamins sein (Vlisides et al. 2018).

Hier ein Auszug aus einem psychonautischen Erfahrungsbericht mit 150 Milligramm nasal applizierten Ketamins (entnommen von www.land-der-traeume.de, 27.10.2023), der für den Abdruck orthografisch leicht korrigiert wurde:

> «Die Wirkung setzte überwältigend rasant ein. Dies war ich von Dosen bis 100 mg gar nicht gewohnt, denn dort hatte man 15 Minuten Zeit und dann ging es erst (vergleichsweise) langsam los. Ich hielt gerade mein Handy in der Hand, als dieses zu vibrieren begann. Zuerst dachte ich noch, es sei das Handy, das vibriert, jedoch war der Ursprung der immer stärker werdenden Vibration in meiner Hand selbst. Des Weiteren breitete sich die Vibration über meinen ganzen Körper aus. Es war, als ob Strom durch mich fließen würde, aber auf eine angenehme Weise. Ich konnte in jeder Zelle meines Körpers fühlen, wie mich pure Energie durchströmt. Auch meine Akustik veränderte sich stark. Alles hatte ein Echo und ich fühlte mich allein akustisch schon stark von (den Geräuschen) der Außenwelt abgeschirmt. Mein ganzes Körpergefühl hatte sich schlagartig verändert. (...)
>
> Ich genoss dieses wunderbare vibrierende und elektrisierende Gefühl, welches in einer nicht für möglich gehaltenen Intensität über meinen Körper herfiel. Doch nun erweiterte sich die Wirkung um etwas Unbeschreibliches. Alles um mich herum zerlegte sich – zuerst die Einzelteile des Zimmers: Die Kästen,

Wände, die Decke wurden weggeschoben. Was sich dahinter verbarg, vermag ich nicht in Worte zu fassen. Eine Art Rückseite des Universums, ein Ozean an Leere, das große Nichts (...). Nachdem sich alles aufgelöst hatte und das leere Universum in seiner Reinform vor mir war, nahmen mehrere göttliche Wesen, die eine Art von ‹Architekten des Universums› darstellten, mit mir Kontakt auf. Ich hab absolut keine Ahnung, wie das geschehen ist, aber sie lehrten mich den Aufbau des Universums. Ich hatte auf einmal ein universelles Verständnis vom ganzen Universum, von der Welt, den Lebewesen und allem, was existiert. (...) Ich muss übrigens noch erwähnen, dass ich auch Herrscher über die Zeit war und ich mich mit beliebiger Geschwindigkeit in Zeit und Raum bewegen konnte. Egal ob ich eine Sekunde auf einen Monat strecken wollte oder ein Jahrhundert in einem Augenblick vorbeiziehen lassen wollte – es war mir, dank der Macht, die mir verliehen wurde, alles ohne Probleme möglich.»

Anzufügen ist jedoch, dass Ketamin-Erfahrungen äußerst unterschiedlich ausfallen können (was bei den meisten der potenten Psychedelika der Fall ist), weshalb der obige Erfahrungsbericht als einer von vielen verstanden werden muss und nicht als grundsätzliche Referenz für den K-Trip dienlich sein kann.

Pharmakologische Wirkungen von Ketamin

- analgetisch
- anästhetisch/narkotisch
- bronchodilatatorisch
- dissoziativ-psychoaktiv
- neuroprotektiv
- antimikrobiell
- antiviral
- kataleptisch
- hypertensiv
- anamnestisch
- quasi-psychedelisch
- anthelminthisch
- antibiotisch
- antimykotisch

Ketamin in subanästhetischer Dosierung: Die Studienlage

In diversen Studien wurde gezeigt, dass Ketamin in entsprechender Dosierung einen akuten psychotischen Zustand hervorzurufen imstand ist, der visuelle Illusionen, paranoides Empfinden, Stimmungsveränderungen, Veränderungen der Körperwahrnehmung bis hin zur Ich-Auflösung umfassen kann (Bowdle et al. 1998; Domino et al. 1965; Krystal et al. 1994). Der durch Ketaminkonsum oder -applikation hervorgerufene Verlust der Selbstkontrolle, der emotionale Rückzug, das Abstumpfen von Affekten und die Veränderung der Wahrnehmung von Zeit und Raum erinnern an die Symptomatik der Schizophrenie (Bunney et al. 1995; Corssen et al. 1971; Krystal et al. 1994; Gouzoulis-Mayfrank et al. 1998; Javitt und Zukin 1991). Bildgebende Studien während der akuten Ketamin-Erfahrung zeigten ähnliche Gehirnaktivitätsmuster wie bei schizophrenen halluzinierenden Patienten (Breier et al. 1997; Vollenweider et al. 1997a). Daraus wurde gefolgert, dass eine verminderte glutamaterge Aktivität im Gehirn an der der Schizophrenie beteiligt sein könnte (Abi-Saab et al. 1998).

Um die spezifischen psychopathologischen Wirkungen des hochgradig NMDA-Rezeptor-spezifischen S-Enantiomers von Ketamin zu bewerten, haben Torsten Passie et al. (2005) die erste neuropsychologische Studie zu dieser Fragestellung publiziert. In zwei randomisierten, placebokontrollierten Studien untersuchte das Forscherteam die Auswirkungen von (S)-Ketamin in zwei verschiedenen Dosierungen (niedrige vs. hohe Dosis) auf neuropsychologische Funktionen und Psychopathologie bei zwölf gesunden männlichen Probanden. Die Beeinträchtigung wurde anhand standardisierter neuropsychologischer Tests gemessen. Die Ergebnisse zeigen, dass beide subanästhetischen Dosen bei den meisten Aufgaben nur zu einer nicht signifikanten Beeinträchtigung führen. Bei Aufgaben, die geteilte und anhaltende Aufmerksamkeit erfordern, sowie bei der Bewertung der objektiven und subjektiven Psychopathologie zeigten sich signifikante Beeinträchtigungen in Abhängigkeit von der Dosis (ebd.).

Für die Studie wurde der OAVAV-Fragebogen, eine erweiterte Fassung des früheren APZ[26]- bzw. OAV[27]-Fragebogens, verwendet. Dieser umfasst 94 Fragen, wobei das Kürzel OAVAV die Skalen bzw. Dimensionen veränderter Bewusstseinszustände bezeichnet: Ozeanische Selbstentgrenzung (OSE), Angstvolle Ich-Auflösung (AIA), Visuelle Umstrukturierung (VUS), Auditive Veränderung (AVE), Vigilanzreduktion (VIR).

Die Studie kann zu einem besseren Verständnis der glutamatergen Einflüsse auf psychopathologische Mechanismen und Abweichungen in der menschlichen Informationsverarbeitung während psychotischer Zustände beitragen. Im Mittelpunkt der Studie stand die Frage, wie verschiedene Dosen von (S)-Ketamin, das eine spezifischere Affinität zum NMDA-Rezeptor

26 APZ = Abnorme psychische Zustände

27 OAV = Ozeanische Selbstentgrenzung (OSE), Angstvolle Ich-Auflösung (AIA), Visuelle Umstrukturierung (VUS)

als razemisches Ketamin aufweist, verschiedene Dimensionen der Aufmerksamkeitsfunktion beeinflussen. Dabei ging es insbesondere um die Frage nach einer Schwellendosis sowie um die Frage, ob spezifische Korrelationen zwischen Psychopathologie und neuropsychologischen Messwerten erzielt werden können. Die individuellen Reaktionen der Probanden reichten von leichter Euphorie oder Dysphorie bis zu ausgeprägteren Reaktionen. Zwei Probanden berichteten über Angstzustände, die mit dem Gefühl des Verlusts der Selbstkontrolle verbunden waren. Es traten auch Verzerrungen des Körperbildes, Denkstörungen, visuelle Illusionen und Wahnvorstellungen auf. Die Ergebnisse der psychopathologischen Bewertungen in der vorliegenden Studie stützen die Annahme, dass (S)-Ketamin auch bei gesunden Menschen eine schizophrene Psychopathologie nachahmen kann. Zusammenfassend deuten diese Daten auf schwerwiegende Auswirkungen von (S)-Ketamin auf die Psychopathologie bei gesunden Menschen hin (Passie et al. 2005).

Quantifizierung neuronaler Aktivität

Forscher untersuchten die akute Hirndynamik nach der Applikation von subanästhetischen Dosierungen Ketamins auf intramuskulärem Weg. «Die Quantifizierung der neuronalen Aktivität unter natürlichen Bedingungen (d.h. unter Bedingungen, die mit den üblichen klinischen Patientenerfahrungen vergleichbar sind) während der Verabreichung von Psychedelika kann unser wissenschaftliches Verständnis der Wirkungen und Wirkmechanismen fördern. Diese Daten könnten die Entdeckung neuartiger Biomarker erleichtern, die eine individuellere Behandlung und bessere Ergebnisse für die Patienten ermöglichen» (Castillo et al. 2023).

Im Rahmen einer einfach verblindeten, placebokontrollierten Studie mit nicht-randomisiertem Design wurde hierfür die funktionelle Nahinfrarotspektroskopie im Zeitbereich (TD-fNIRS: *time-domain functional near-infrared spectroscopy)* zur Messung verwendet. Die 15 Probanden (7 Männer, 8 Frauen) erhielten in klinischem Umfeld entweder 0,75 mg/kg KG Ketamin oder Placebo (Kochsalzlösung).

«Wir stellten fest, dass die Verabreichung von Ketamin einen veränderten Bewusstseinszustand und Veränderungen in der Systemphysiologie (z.B. Anstieg der Pulsfrequenz und der elektrodermalen Aktivität) hervorrief. Darüber hinaus führte Ketamin u.a. zu einer Abnahme der globalen Hirnkonnektivität der präfrontalen Region» (ebd.).

Die Forscher liefern mit den Studienergebnissen vorläufige Belege dafür, dass eine Kombination aus neuronalen und physiologischen Messgrößen als Vorhersagevariablen für subjektive mystische Erfahrungen und eine Verringerung der depressiven Symptomatik dienen können. Die Untersuchung zeigte, dass diese Art der Neurobildgebung dazu geeignet ist, die physiologischen Auswirkungen von Psychedelika auf das Gehirn in klinischen Standardsituationen zu quantifizieren (ebd.).

Nahtoderfahrungen

> *«Die Nahtoderfahrung (NTE) ist ein veränderter Seinszustand, der auf verschiedene Weise erreicht werden kann, unter anderem durch Ketamin.»*
>
> Karl Jansen 2001: 92.

> *«Einige Drogen, insbesondere Ketamin, können zu Erlebnissen führen, die NTEs ähnlich oder sogar identisch sind.»*
>
> Feinkhofer et al. 2019

Die Inhalte von Ketamin-Erfahrungen weisen nach Tripreports und klinischen Berichten immer wieder auch Ähnlichkeiten bzw. auffällige Verwandtschaft zu Erlebnisbereichen sogenannter nonpharmakologischer Erfahrungen auf, z.B. von Nahtoderfahrungen (NTE) (Jansen 2001: 116f.).

«Bei manchen Menschen können alle Merkmale einer klassischen NTE reproduziert werden, wenn Ketamin in der richtigen Dosis und in der richtigen Umgebung verabreicht wird» (Jansen 1989). Klassische NTE werden häufig von Personen berichtet, die beispielsweise gesundheitlich in ernsthafter Gefahr waren (Erstickung, Herz-Kreislauf-Stillstand, Unfall etc.) oder sich in anderen lebensbedrohlichen Situationen befanden (Sturz aus großer Höhe, Bedrohung von Leib und Leben durch Aggressoren usw.). Betroffene Personen sind meist bewusstlos, Atmung und Herzschlag haben ausgesetzt, das EEG (Elektroenzephalogramm) ist flach. Manchmal ereignen sich solche Erlebnisse aber auch spontan und ohne das Vorliegen einer Gefahr oder Krankheit/Verletzung etc.

Erlebnisinhalte einer NTE können u.a. sein: Trennung des Bewusstseins vom physischen Körper, also Erfahrungen außerhalb des Körpers, Begegnung mit mystischen Wesen bzw. mit Bekannten, Freunden und Verwandten, ein Aufgehen im «weißen Licht», intensive Emotionen, Fliegen in oder durch einen Tunnel, Verstärkung der Sinneswahrnehmungen, Veränderung der Wahrnehmung von Zeit und Raum, Reisen in andere Dimensionen oder Welten (Bonilla 2011).

«Die Tatsache, dass die Nahtoderfahrungen von Kindern denen von Erwachsenen ähneln, ist ein Beweis dafür, dass diese Erfahrungen real sind und nicht auf vorbestehende Überzeugungen, kulturelle Einflüsse oder frühere Erfahrungen im jetzigen Leben zurückzuführen sind. Die Merkmale von NTE sind weltweit ähnlich» (ebd.). Dabei mangelt es an Evidenz für die

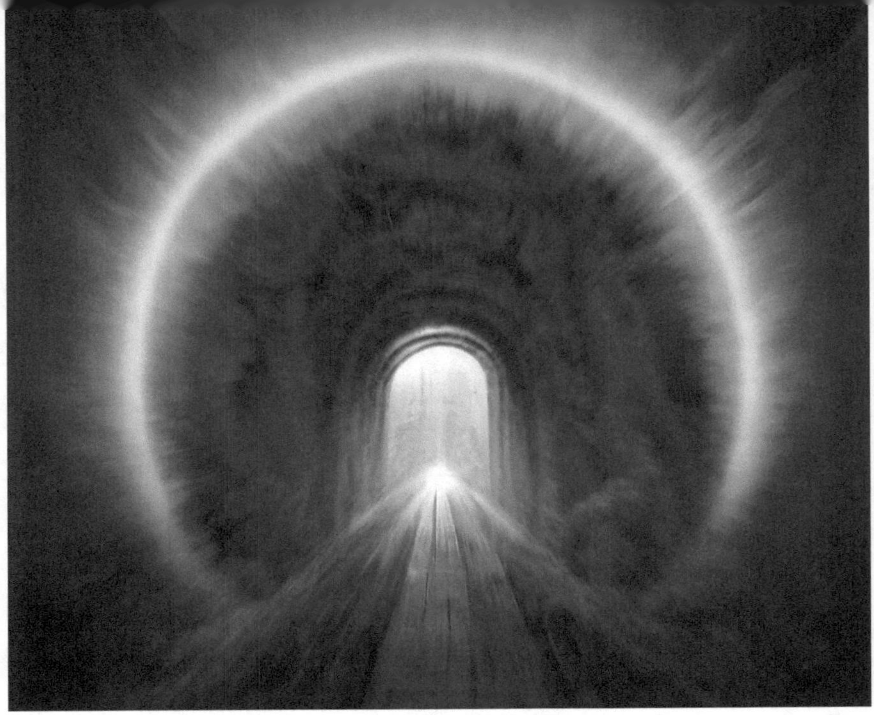

«physiologischen, psychologischen, neurochemischen und neuroanatomischen Hypothesen, die zur Erklärung der NTE beitragen können. Es wurden auch multifaktorielle Modelle in Erwägung gezogen, die auf einer Kombination all dieser Faktoren beruhen (Anoxie oder Hypoxie des Gehirns, Freisetzung von Serotonin, Endorphinen und ketaminartigen Verbindungen)» (ebd.).

Bei den genannten ketaminartigen Verbindungen handelt es sich um «Substanzen im Gehirn, die an die gleiche Rezeptorstelle wie Ketamin binden. Bedingungen, die eine Glutamatflut auslösen, können auch eine Flut von neuroprotektiven Substanzen auslösen, die an NMDA-Rezeptoren binden, um die Zellen zu schützen, was zu einem veränderten Bewusstseinszustand führt, wie er durch Ketamin hervorgerufen wird» (JANSEN 1997a). Ketamin verhindert also die Neurotoxizität (Exzitotoxizität) der durch Hypoxie, Ischämie, Hypoglykämie und Temporallappenepilepsie herbeigeführten Überreizung der NMDA-Rezeptoren (ebd.).

> «Nach den Untersuchungsergebnissen des Hirnforschers Dr. Karl Jansen erfolgt während des der todesnahen Erfahrung vorausgehenden Zustandes eine Glutamatausschüttung im Körper, die die aktiven NMDA-Hirnrezeptoren

überreizt. Das kann zu Hirnschäden führen. Ketamin verhindert diese Überreizung. Das Gehirn produziert anscheinend eigene ketaminähnliche Stoffe, die sich unter todesähnlichen Bedingungen an den NMDA-Rezeptoren anlagern und die Gehirnzellen schützen. Angesichts der Ähnlichkeit zwischen den Berichten über Erfahrungen mit Ketamin und todesnahen Erfahrungen scheint es so, als würde der veränderte Bewusstseinszustand durch das Wirken dieser Substanz, die die Gehirnzellen vor dem ausgeschütteten Glutamat schützt, ausgelöst werden» (Leary und Sirius 1998: 159f.).

Die Beschreibung einer durch Ketamin induzierten Nahtod-ähnlichen Erfahrung kann sich dann z.B. so lesen: «Es ist, als ob dies der Raum des Todes wäre. Wenn es eine Existenz des Bewusstseins nach dem Tod des physischen Körpers gibt, dann könnte es das sein – so etwas wie das hier» (Bravo et al. 2021: 332). Ein weiteres Beispiel, das einen anderen Probanden mit seinem Leidenszustand versöhnlich stimmte: «Ich sah mein Leben aus einer scheinbar höheren Perspektive, und dass alles perfekt war und ich meinen Schmerz ertragen konnte» (ebd.).

NTE haben zuweilen auch spirituelle Aspekte zum Inhalt, was u.a. an den häufig als außerkörperlich erlebten Erfahrungen und an Zuständen kosmischer Einheit liegen mag.

«Es war, als würde ich in diesem Moment mit meinem ganzen Wesen die Verbundenheit oder Einheit aller Dinge verstehen. Als ich in meinen Körper zurückkehrte, herrschte ein überwältigendes Gefühl des Friedens, als ob ich nun die Antworten auf die größten Fragen verstanden hätte» (ebd.). Ein weiteres Beispiel: «Ich driftete weit da draußen und spürte, dass mein Ich-Gefühl eine Illusion war. Zuerst war ich darüber beunruhigt, aber dann beschloss ich, mich darauf einzulassen, und es war in Ordnung» (ebd.).

Nahtoderfahrungen können «durch Ketamin reproduziert werden, das an Sigma-Stellen wirkt und N-Methyl-D-Aspartat (NMDA)-verknüpfte Phencyclidin (PCP)-Rezeptoren blockiert, um ischämische Schäden zu verringern. Für diese Rezeptoren wurden endogene Liganden, Alpha- und Beta-Endopsychosin, nachgewiesen, was eine Erklärung für einige NTE nahelegt: Die Endopsychosine werden möglicherweise in abnormaler Menge freigesetzt, um die Neuronen vor ischämischen und anderen exzitotoxischen Schäden zu schützen, und die NTE ist eine Nebenwirkung auf das Bewusstsein mit wichtigen psychologischen Funktionen» (Jansen 1990)[28].

---

28 Siehe zu diesem Thema auch den Abschnitt über Karl Jansen ab Seite 204.

Alpha- und Beta-Endopsychosin

Die körpereigenen Entsprechungen für PCP und Ketamin, Alpha- und Beta-Endopsychosin, wurden in den 1980er Jahren identifiziert (Contreras et al. 1987; DiMaggio et al. 1986+1988; Lanthorn et al. 1988), nachdem zu Anfang des Jahrzehnts «die spezifische reversible, sättigbare 3H-PCP-Bindungsstelle mit hoher Affinität im Rattenhirn entdeckt» worden war (Sonderima et al. 1984). Auf der Grundlage von Verhaltens- und Bindungsstudien schlugen die Forscher vor, «dass der Sigma-Rezeptor und die PCP-Bindungsstelle ein und dieselbe sind», weil dieser Rezeptor mit PCP interagiert (ebd.), was sich jedoch als falsch herausstellte.
Kurze Zeit später erwies sich, dass der wie auch immer geartete PCP-Rezeptor mit einem Ionenkanal verbunden ist, der chemisch durch den NMDA-Rezeptor gesteuert wird (Sonders et al. 1988). Jedenfalls wurde im Zusammenhang mit diesem Rezeptor nach einem endogenen Liganden der PCP-Bindungsstelle gesucht, den man vorläufig «Angeldustin» (vom Szenenamen Angel Dust) nannte und der später als «Endopsychosin» bezeichnet wurde (ebd.).
So wurde Mitte der 1980er Jahre **Alpha-Endopsychosin** aus dem Gehirn von Schweinen isoliert. Ein «wichtiges Merkmal dieser endogenen Verbindung war ihre relative Verteilung im zentralen Nervensystem. Die höchsten Konzentrationen wurden im Hippocampus und im Kortex gefunden, während die Dichte im Kleinhirn, im Striatum und im Hirnstamm wesentlich geringer war. Wir haben auch festgestellt, dass in der Hypophyse nur eine sehr geringe PCP-Bindungsaktivität vorhanden war. Die Verteilung des/der mutmaßlichen endogenen Liganden ist also ähnlich wie die des PCP-Rezeptors» (Quirion et al. 1984). Der endogene Ligand «ist ein Peptid, hat ähnliche Wirkungen wie PCP und ist selektiv im Gehirn verteilt» (Contreras et al. 1985).
Eine Studie lieferte zwei Jahre später ebenfalls Beweise für einen endogenen Liganden des «PCP-Rezeptors» im Gehirn von Säugetieren. «Teilweise gereinigte Rinder-Hippocampus-Extrakte hemmen wirksam und dosisabhängig die Bindung von [3H]N-(1-[2-Thienyl]-cyclohexyl)piperidin (TCP), einem hochwirksamen und spezifischen Liganden von PCP-Rezeptoren, an PCP-Rezeptoren. Der teilweise gereinigte Extrakt weist nicht nur PCP-ähnliche Bindungseigenschaften auf, sondern imitiert auch die biologischen Wirkungen von PCP bei der Freisetzung von Neurotransmittern» (Zukin et al. 1987). Weiterführende Literatur für Spezialisten zum Thema: De Souza et al. 1993, DiMaggio et al. 1988, Kamenka und Domino 1988; Maurice und Su 2009.

Historie der Erforschung des «PCP-Rezeptors»

Postulat	Quellen
Phencyclidin (PCP) bindet mit hoher Affinität an einen vermuteten spezifischen PCP-Rezeptor im Gehirn.	Vincent et al. 1979 Zukin und Zukin 1979 Reynolds et al. 1987
Liganden des PCP-Rezeptors hemmen die NMDA-Rezeptor-induzierte Leitfähigkeitserhöhung.	Anis et al. 1983
NMDA-Rezeptor-Agonisten wie L-Glutamat verstärken die Bindung von PCP-Rezeptor-Liganden, während kompetitive NMDA-Rezeptor-Antagonisten diese Bindung verringern.	Fagg 1987 Javitt et al. 1987 Loo et al. 1987
Wie NMDA-Rezeptoren sind auch PCP-Rezeptoren im zentralen Nervensystem lokalisiert.	Maragos et al. 1988
«Diese Daten deuten auf ein Modell hin, in dem NMDA- und PCP-Rezeptoren unterschiedliche Stellen darstellen, die mit einem supramolekularen NMDA-Rezeptorkomplex verbunden sind.»	Zukin und Javitt 1993

Auch Timothy Leary brachte Ketamin mit außerkörperlichen und Nahtoderfahrungen in Verbindung:

> «Sie können die todesnahe Erfahrung mit Hilfe von Ketamin machen. Eine intramuskuläre Injektion von ein bis zwei Kubikzentimetern wird den Zweck erfüllen. Wissenschaftler haben (...) herausgefunden, dass eine große Ähnlichkeit zwischen der Wirkung von Ketamin auf das Gehirn und den Vorgängen im Gehirn während einer todesnahen Erfahrung besteht. (...) Ketamin führt zu einer außerkörperlichen Erfahrung, die das Gefühl einschließen kann, dahinzutreiben, manchmal wie durch einen Tunnel. Der Verlust des Selbst ist vollständiger als bei anderen psychedelischen Drogen, die in hoher Dosis genommen werden. (...) Während eines Ketamin-Erlebnisses ist der Tod äußerst gegenwärtig. Man nimmt die feine Grenze zwischen dieser Welt und der nächsten wahr. Daran ist nichts Unheimliches. Bei der Einnahme von Ketamin fehlen im Allgemeinen die psychologische Komponente und die Intensität, um in Panik zu verfallen, was oft passiert, wenn man andere Formen des psychedelischen Sterbens erfährt. Man macht sich während des Ketamin-Erlebnisses tatsächlich nicht allzuviele Gedanken über die Welt, die man hinter sich lässt» (LEARY und SIRIUS 1998: 159ff.).

Nach einer Studie aus dem Jahr 2010 kann Ketaminkonsum in der Freizeit mit dem Auftreten von Nahtoderfahrungen in Verbindung gebracht werden (CORAZZA und SCHIFANO 2010). Dazu befragten die Forscher 50 Ketaminkonsumenten zwischen 21 und 66 Jahren.

«Die Befragten gaben an, im Durchschnitt 140 Mal im Leben Ketamin konsumiert zu haben, und wiesen in der Regel eine Vorgeschichte mit mehrfachem Drogenmissbrauch auf, darunter Cannabis und MDMA/Ecstasy. In 45 Fällen (90%) trat die NTE während der ersten paar Male der Einnahme auf. Zu den häufigsten Merkmalen der berichteten NTE-Zustände gehörten: veränderte Zeitwahrnehmung (90%), ein starkes Gefühl der Loslösung vom eigenen physischen Körper (88 %) und ein Gefühl von Frieden/Freude (76 % der Probanden)» (ebd.).

Eine vergleichende Analyse von 15 000 Berichten über den Konsum von 165 psychoaktiven Substanzen und 625 Nahtoderfahrungsberichten kam zu dem Schluss, dass «Ketamin durchweg zu Berichten führte, die denen von Nahtoderfahrungen am ähnlichsten waren[29]» (MARTIAL et al. 2019). Die

29 «Auf Ketamin folgten *Salvia divinorum* (eine Pflanze, die einen potenten und selektiven κ-Rezeptor-Agonisten enthält) und eine Reihe von serotonergen Psychedelika, darunter der endogene Serotonin-2A-Rezeptor-Agonist N,N-Dimethyltryptamin (DMT)» (ebd.).

Analogie sei auf semantische Konzepte zurückzuführen, «die sich auf das Bewusstsein des Selbst und der Umwelt beziehen, aber auch auf solche, die mit den therapeutischen, zeremoniellen und religiösen Aspekten des Drogenkonsums verbunden sind» (ebd.). Die Forscher kommen zu dem Ergebnis, «dass Ketamin als sicheres und reversibles experimentelles Modell für NTE-Phänomene verwendet werden könnte, und unterstützt die Spekulation, dass endogene NMDA-Antagonisten mit neuroprotektiven Eigenschaften kurz vor dem Tod freigesetzt werden könnten» (ebd.).

> «Sowohl bei einer Nahtod-Erfahrung als auch bei einer Ketamin-Erfahrung kann es zu einer Unfähigkeit kommen, Schmerzen zu empfinden, zu einer Klarheit der Gedanken, zu einer scheinbaren Trennung vom Körper (einer außerkörperlichen Reise) und/oder zu Visionen von Landschaften, Engeln, Lichtwesen, Menschen, einschließlich Partnern, Eltern, Lehrern und Freunden (die zu diesem Zeitpunkt auch durchaus noch am Leben sein können) sowie religiösen oder mythischen Figuren. Es scheint eine Interaktion mit diesen Figuren zu geben, die manchmal (wenn auch nicht immer) als hilfreich wahrgenommen werden. Manche Menschen berichten von Begegnungen mit weltlicheren Wesen wie Elvis (Entschuldigung an alle, die Elvis für Gott halten) oder Figuren aus Star Trek. Euphorie ist weit verbreitet» (JANSEN 2001: 95).

Der Ketamin-Forscher Karl Jansen bringt auch die therapeutischen Qualitäten einer klassischen NTE mit jenen des Ketamins in Verbindung: «Nahtoderfahrungen können therapeutisch sein. Zu den Nachwirkungen können eine gesteigerte Lebensfreude, eine verringerte Angst vor dem Tod, eine gesteigerte Fürsorge gegenüber anderen, ein geringeres Maß an Ängsten und Neurosen, eine verringerte Abhängigkeit, eine verbesserte Gesundheit und eine Auflösung verschiedener Symptome gehören. Positive Veränderungen können auch auf Ketamin-Erfahrungen folgen, vor allem, wenn diese im Rahmen eines therapeutischen Bündnisses, in einem angemessenen Rahmen und in einer geeigneten Umgebung stattfinden. Dies wird manchmal als ‹Tod-Wiedergeburt-Psychotherapie› [*Death-Rebirth Psychotherapy*] bezeichnet» (JANSEN 2001: 97). Ein probates und ausführlich dokumentiertes Beispiel für eine solche *«Death-Rebirth»-Psychotherapy* mit Ketamin ist die Arbeit von Igor Kungurtsev (1991), die in diesem Buch ab Seite 86 vollständig wiedergegeben ist (siehe dazu auch KRUPITSKY und GRINENKO 1997).

Hier ein Auszug aus einem Erfahrungsbericht, der eine NTE schildert, die im Rahmen eines dramatischen Wohnungsbrands aufgetreten war. Der Betroffene (der bei dem Brand seine Partnerin verlor) hatte auch mit Ketamin Erfahrung und stellt die Erlebnisse in einen Kontext:

> «Als nächstes war es wie ein weißes Licht, und dann ging alles sehr schnell. All diese Geräusche und Dinge klangen, als seien sie weit weg und dann wieder sehr nah und wieder weit weg, und dann wusch! Raus aus dem Körper und da war dieses ganze Licht. (...) Es ging alles so schnell. Als nächstes wurde es sehr hell, du bist aus deinem Körper raus, fliegst durch die Nacht und da ist Licht, da ist Licht. Äh, naja, es ist stockdunkel und es ist Licht – so kann man es besser beschreiben. Man geht in das Licht und hat das Gefühl, dass jeder, der jemals gestorben ist, dort ist. (...) Und dann ging es ‹swoosh›! Und wieder ganz schnell zurück in die Alltagswelt. (...) Ich habe K einige Male ausprobiert, und jedes Mal geschah dasselbe. Es war wie dieses reine Bewusstsein. Ich hatte keine Form. Man konnte fliegen und man konnte tatsächlich reisen, obwohl man immer noch am selben Ort war. Du bist da an diesem Ort, an dem jeder ist, der jemals gestorben ist. Es ist diese große Einheit. Es ist nicht der alte Mann mit Bart. Es ist dieses Gefühl von Energie, dass alle, die jemals weitergegangen sind, dort zusammen sind, und es war, als ob sie auf mich aufpassen würden. Mit dem K geschah genau das Gleiche wie in der (brennenden) Wohnung, was für jemanden, der so etwas nicht erwartet, ziemlich beängstigend sein könnte. Es war genau das Gleiche» (JANSEN 2001: 100f.).

Auswirkungen auf Gedächtnis und Kognition

Der NMDA-Rezeptor könnte die synaptische Plastizität unterstützen, die für das Lernen und die Gedächtnisfunktion von großer Bedeutung ist. Da die Effekte des Ketamins über diesen NMDA-Rezeptor induziert werden, liegt es nahe, die Auswirkungen des Ketaminkonsums auf die Kognition zu erforschen. So wurde die kognitive Funktion bei gelegentlichen und gewohnheitsmäßigen Ketaminnutzern in diversen Studien untersucht (CURRAN und MONAGHAN 2001; CURRAN und MORGAN 2000; MORGAN und CURRAN 2011; MORGAN et al. 2006a+b+2009). Eine Übersichtsarbeit dieser Studien folgert: «Insgesamt scheint seltener oder gelegentlicher Ketaminkonsum nicht mit langfristigen kognitiven Beeinträchtigungen verbunden zu sein. Die aussagekräftigsten Ergebnisse sind, dass häufige Ketaminkonsumenten tiefgreifende Beeinträchtigungen des Kurz- und Langzeitgedächtnisses aufweisen» (MORGAN und CURRAN 2011+2006). Häufiger, täglicher Konsum wird also mit neurokognitiven Beeinträchtigungen in Verbindung gebracht, vor allem mit Defiziten im Arbeits- und episodischen Gedächtnis.

Eine doppelblinde, placebokontrollierte Studie mit gruppenunabhängigem Design untersuchte an 54 gesunden Probanden u.a. «die Auswirkungen von Infusionen mit zwei Ketamin-Dosen (0,4 / 0,8 mg/kg) auf die fünf menschlichen Gedächtnissysteme» (Morgan et al. 2004b). Dabei führte Ketamin «zu einer dosisabhängigen Beeinträchtigung des episodischen und des Arbeitsgedächtnisses sowie zu einer Verlangsamung der semantischen Verarbeitung. Ketamin beeinträchtigte auch das Erkennungsgedächtnis und das prozedurale Lernen» (ebd.).

Auch weitere Studien haben gezeigt, dass serielle, über vier Wochen verabreichte Infusionen von Ketamin mit kognitiven Beeinträchtigungen einhergehen können (Shiroma et al. 2014b). Zu dieser Fragestellung führten Forscher eine retrospektive Überprüfung der Krankenblätter von 22 Patienten durch, um statistisch signifikante Veränderungen der kognitiven Fähigkeiten von Patienten zu ermitteln, die sich seriellen intravenösen Ketamin-Infusionen unterzogen hatten. Demnach führten wiederholte Ketamin-Infusionen, «die im Rahmen eines Protokolls mit ansteigender Dosis und 8-10 Infusionssitzungen verabreicht wurden, zu einer Verringerung der Depression um 47,2 %» (Dai et al. 2022). Die Montreal-Cognitive-Assessment-Tests zur kognitiven Funktion (MoCA) ergaben keine Hinweise auf eine Beeinträchtigung. «Es bestand ein mäßiger Zusammenhang zwischen der kognitiven Ausgangslage und dem Ansprechen auf das Antidepressivum» (ebd.).

Wie Forscher anhand von rekreativen Ketamingebrauchern herausfanden, kann wiederholter Ketaminkonsum bereits nach drei Tagen kontinuierlicher Einnahme zu chronischen Beeinträchtigungen des episodischen Gedächtnisses führen (Morgan et al. 2004a). Studien deuten auf bestimmte neurologische Anomalien hin, die diesen kognitiven Auswirkungen zugrunde liegen könnten (Morgan und Curran 2011; Morgan et al. 2014). In einer Untersuchung mit elf Probanden, die Ketamin zu Freizeitzwecken häufig und über lange Zeit hinweg konsumierten, entdeckten die Forscher anhand funktioneller Bildgebung, dass bei Ketamin-Missbrauchern Störungen des räumlichen Gedächtnisses auftreten, die vor allem auf eine verringerte Aktivierung des rechten Hippocampus und des linken Gyrus parahippocampalis zurückzuführen sind (Morgan et al. 2014).

Bildgebungsstudien haben erwiesen, dass ketaminabhängige User «zu dissoziativen Symptomen neigen, die auf eine erhöhte Aktivierung des Hippocampus zurückzuführen sind. Darüber hinaus ergaben die funktionellen Studien, dass die Funktion des medialen Temporallappens gestört ist. Diese Störungen könnten auch zu den psychotischen Symptomen führen, die bei Langzeit-Ketaminkonsumenten auftreten können» (Zhang und Ho 2016). Veränderungen der Aktivierung des medialen Temporallappens durch missbräuchlichem Ketaminkonsum könnten überdies zu Beeinträchtigungen des räumlichen Gedächtnisses führen (Morgan et al. 2014).

2019 untersuchten Wissenschaftler «die Bewegungsaktivität sowie die kognitiven Funktionen von Tieren, denen wiederholt Ketamin verabreicht wurde. Gruppen von jugendlichen und erwachsenen männlichen Ratten wurden zehn Tage lang einmal täglich mit Ketamin (25 mg/kg) behandelt. Die lokomotorische Aktivität wurde nach der ersten Injektion, nach zehn Tagen Injektion und nach 20 Tagen Abstinenz untersucht» (Bates und Trujillo 2019). Die stimulierende Wirkung von Ketamin auf den Bewegungsapparat war bei jugendlichen wesentlich stärker als bei erwachsenen Tieren. Tiere, denen wiederholt Ketamin verabreicht wurde, zeigten unmittelbar nach der letzten Injektion eine Sensibilisierung der Lokomotorik. «Ketamin führte in keiner der beiden Altersgruppen zu statistisch signifikanten kognitiven Defiziten, obwohl die mit Ketamin behandelten Erwachsenen eine Tendenz zu Defiziten beim räumlichen Lernen zeigten. (...) Bei Erwachsenen können leichte, dauerhafte Gedächtnisdefizite auftreten» (ebd.).

In einer Untersuchung von 2020 wurde Ratten 20 Tage lang kontinuierlich Ketamin in einer Dosis von 20 mg/kg intraperitoneal (in die Bauchhöle) injiziert, um die entsprechenden Auswirkungen auf die Lern- und Gedächtnisleistung zu untersuchen. Darüber hinaus wurde die anästhetische Dosis von Ketamin (80 mg/kg i.p.) «in die Studie einbezogen, um die Ähnlichkeiten und Unterschiede im Wirkmechanismus zwischen den beiden Dosen zu bewerten» (ebd.). Der Missbrauch von Ketamin «wirkt sich in erster Linie auf das Gehirngewebe aus und verursacht psychische Probleme wie Angstzustände, Verwirrung und Gedächtnisverlust» (Shi et al. 2020). Die Studie ergab, dass gewohnheitsmäßiger, also chronischer Ketaminkonsum in subanästhetischen Dosierungen eine Abnahme der Lern- und Gedächtnisfähigkeiten bewirkt, «wenn Ketamin über einen Zeitraum von zehn Minuten injiziert wird» – in diesem Fall zumindest im Tiermodell. Die Kontrollgruppe der anästhetischen Dosis zeigte eine höhere räumliche Gedächtnisleistung als die Versuchstiere der subanästhetischen Gruppe (ebd.).

Ketamin-induzierte Gedächtnisstörungen sind eventuell reversibel, wenn der Konsum der Droge aufgegeben wird, «da sie in einer Gruppe von 30 ehemaligen Ketaminkonsumenten, die mindestens ein Jahr lang abstinent waren, nicht festgestellt wurden» (Morgan und Curran 2011).

Eine systematische Überprüfung von 22 randomisierten kontrollierten Studien, die die Wirkung von Ketamin (Razemat und Esketamin) auf Kognition, Angst, Lebensqualität und soziales Funktionieren bei Erwachsenen mit psychiatrischen Störungen untersuchten, ergab, dass:

- die antidepressive Wirkung bestätigt werden kann
- Ketamin anxiolytische Eigenschaften aufweist, «insbesondere wenn es nicht im Rahmen einer Elektrokonvulsionstherapie verabreicht wird»
- und es zu einer Verbesserung der sozialen Funktionsfähigkeit kommen kann (Marchi et al. 2022). «In Bezug auf Kognition und Lebensqualität wurde kein Unterschied zu den Vergleichsgruppen festgestellt» (ebd.).

Prokognitive Effekte

Eine kleine Review beschäftigte sich mit dem Potenzial des Ketamins für die Behandlung der Alzheimer-Krankheit, da die Substanz «eine interessante Alternative zur Elektroschocktherapie bei behandlungsresistenten Depressionen, insbesondere bei Patienten mit einem hohen Selbstmordrisiko», sei (Smalheiser 2019). Demnach zeigt die Verabreichung von Ketamin «in niedriger Dosierung prokognitive Wirkungen, selbst wenn es über einen längeren Zeitraum verabreicht wird. Bei Mäusen wurden durch chronische tägliche, niedrig dosierte (8 mg/kg) i.p.-Injektionen von Ketamin Verhaltensanomalien (...), Beeinträchtigungen der kognitiven Funktion und hyperlokomotorische Aktivitäten vermieden, die bei höheren Dosen (20 mg/kg) beobachtet wurden» (ebd.; Patrizi et al. 2015).

Eine Ketamindosis von 10 mg/kg induzierte in einer anderen Studie bei Ratten eine anhaltende Umkehrung der durch chronischen leichten Stress verursachten Depression bei gleichzeitiger Verbesserung einer kognitiven Aufgabe (Erkennung neuer Objekte) (Papp et al. 2017).

In einer weiteren Untersuchung mit Nagern bewahrten 10 mg/kg Ketamin die kognitive Flexibilität, die bei Ratten, die wiederholtem Fesselungsstress ausgesetzt sind, normalerweise beeinträchtigt ist (Nikiforuk und Popik 2014).

Eine niedrige Dosis sublingual verabreichten Ketamins (10 mg, wiederholt alle 2–3 Tage oder wöchentlich) schwächte dessen negative kognitive Effekte ab und verbesserte in Studien mit Menschen, die unter behandlungsresistenten Depressionen leiden, das visuelle Gedächtnis sowie das einfache und das komplexe Arbeitsgedächtnis (Lara et al. 2013; Zhang und Ho 2016). In einer entsprechenden Studie zeigten 77 % der Probanden nicht nur eine Verbesserung ihrer kognitiven Fähigkeiten, sondern auch der Stimmung (Lara et al. 2013; Zhang und Ho 2016). «Die sublinguale Verabreichung von Ketamin führt zu einer besseren Bioverfügbarkeit (≈30 %) und einer geringeren Umwandlung in Norketamin als die orale Verabreichung» (ebd.). Forscher ziehen außerdem die Möglichkeit in Betracht, dass die antidepressive Wirkung von Ketamin eine Folge seiner prokognitiven Wirkungen ist (Lee et al. 2016).

Gedächtnis und Kognition bei Depressionen

In einer Studie, die sich mit Gedächtnisstörungen und depressiven Symptomen im Rahmen der Parkinson-Krankheit beschäftigte, wurde männlichen Ratten das Neurotoxin 6-Hydroxydopamin in eine bestimmte Region im Mittelhirn, die Pars compacta (die aus dopaminergen Neuronen besteht) in der Substantia nigra, infundiert (Vecchia et al. 2021). Diese Hirnregion degeneriert durch Parkinson und stellt damit die Produktion von Dopamin ein. Bei an sich gesunden Versuchstieren wird diese Situation durch Läsion der Pars compacta mit 6-Hydroxydopamin simuliert.

Um zu eruieren, inwieweit Ketamin und das trizyklische Antidepressivum Imipramin diese Reaktionen beeinflussen, wurde den Ratten 21 Tage nach der Läsion einmal pro Woche 5, 10 und 15 mg/kg intraperitoneal Ketamin und einmal täglich 20 mg/kg Imipramin (ebenfalls i.p.) verabreicht. 6-Hydroxydopamin erhöhte im erzwungenen Schwimmtest die Immobilität der Tiere, «und alle Ketamin- und Imipramin-Dosen kehrten diesen Effekt um. Die immobilitätshemmende Wirkung von Ketamin war mit einer Zunahme des Schwimmens, nicht aber des Kletterns verbunden, was auf eine serotonerge Wirkung hindeutet» (ebd.). Die Studie kam zu dem Schluss, «dass Ketamin depressionsähnliche Verhaltensweisen und die Beeinträchtigung des Kurzzeitgedächtnisses bei Ratten (...) umkehrte, was auf ein vielversprechendes Profil für seine Verwendung bei Parkinson-Patienten hindeutet» (ebd.).

Eine systematische Review von Studien befasste sich mit **funktionellen und strukturellen Veränderungen des Gehirns nach wiederholtem Ketaminmissbrauch.** Die Überprüfung umfasste 440 chronische Freizeit-Ketaminkonsumenten (2–9,7 Jahre; mittlerer Konsum 2,4 g/Tag), 259 drogenfreie Kontrollpersonen und 44 Kontrollpersonen, die mehrere Drogen konsumierten. «Langfristiger Ketaminkonsum in der Freizeit wurde mit einem geringeren Volumen der grauen Substanz und einer geringeren Integrität der weißen Substanz sowie einer geringeren funktionellen thalamokortikalen und kortikalen Konnektivität in Verbindung gebracht. Die beobachteten Unterschiede in der strukturellen und funktionellen Neuroanatomie zwischen Ketaminkonsumenten und Kontrollpersonen könnten einige der langfristigen kognitiven und psychiatrischen Nebenwirkungen wie Gedächtnisstörungen und Beeinträchtigungen der Exekutivfunktionen erklären» (Strous et al. 2022).

Eine Studie untersuchte die Wirkung einer Einzeldosis intravenös verabreichten Ketamins auf die kognitiven Fähigkeiten von Personen mit Major Depression und/oder Posttraumatischer Belastungsstörung (PTBS) im Vergleich zu gesunden Kontrollpersonen (Davis et al. 2021). Dabei erhielt die Hälfte der Studienteilnehmer zunächst einen Bolus 0,23 mg/kg über eine Minute, anschließend eine Infusion von 0,58 mg/kg/h für eine Stunde. Die andere Hälfte der Gruppe bekam eine konstante intravenöse Infusion von 0,5 mg/kg Ketamin über 40 Minuten. «Die Stimmung und die kognitiven Fähigkeiten wurden vor, zwei Stunden und einen Tag nach der Ketaminverabreichung erfasst» (ebd.).

Letztlich war die kognitive Verschlechterung bei Patienten mit Major-Depression/PTBS im Vergleich zu den gesunden Probanden nur bei der Aufmerksamkeit deutlich größer, Ketamin hatte jedoch keinen Einfluss auf die Leistung des Arbeitsgedächtnisses. «Die kognitiven Funktionen (Ausgangswert, Veränderung zwischen Ausgangswert und Zustand nach Ketamin) standen in keinem Zusammenhang mit der antidepressiven Reaktion auf Ketamin. Die Ergebnisse deuten darauf hin, dass Ketamin zwar eine akute negative Auswirkung auf einige kognitive Bereiche sowohl bei Major-Depression/PTBS als auch bei gesunden Personen haben kann, insbesondere auf die Aufmerksamkeit, dass diese Beeinträchtigung jedoch nur vorübergehend ist und dass es einen Tag nach der Verabreichung keine Anzeichen für eine ketaminbedingte kognitive Dysfunktion gibt» (ebd.).

Eine Übersichtsarbeit analysierte fünf Studien, die die kognitiven Fähigkeiten von Patienten mit therapieresistenten Depressionen nach einer Ketaminbehandlung untersuchten. In allen Studien wurde Ketamin in einer subanästhetischen Dosis von 0,5 mg/kg intravenös verabreicht. In einer der ausgewerteten Studien wurden signifikante Verbesserungen des komplexen und einfachen Arbeitsgedächtnisses und in einer anderen Untersuchung Verbesserungen des visuellen Lerngedächtnisses nach intravenösen Ketamininfusionen festgestellt. «Verbesserungen der Verarbeitungsgeschwindigkeit und des verbalen Lerngedächtnisses wurden nur bei ängstlichen depressiven Teilnehmern beobachtet. Wichtig ist, dass eine subanästhetische Dosis von intravenösem Ketamin die kognitiven Funktionen nicht verschlechtert» (GILL et al. 2021).

Eine weitere Review befasste sich mit den Auswirkungen von Ketamin auf die Kognition bei unipolaren und bipolaren Depressionen. «Von 4.035 identifizierten Artikeln erfüllten 17 die Einschlusskriterien. Eingeschlossen wurden kontrollierte und offene Studien mit Erwachsenen, die mindestens eine Ketaminbehandlung für eine aktuelle schwere depressive Episode im Rahmen einer Depression oder bipolaren Störung erhielten. Es wurden nur Studien berücksichtigt, in denen die Kognition anhand von mindestens einer validierten, objektiven neurokognitiven Bewertung gemessen wurde» (VACCARINO et al. 2022). Lange Rede, kurzer Sinn: Es kann anhand der Datenlage nicht beurteilt werden, ob Ketamin substanzielle oder anhaltende kognitive Wirkungen induziert (ebd.).

Eine Untersuchung aus dem Jahr 2020 beschäftigte sich mit der Frage, wie **Umweltreize unter einer Ketamin-Narkose** vom Gehirn und den neuronalen Netzwerken verarbeitet werden. Demnach führt Ketamin zu einer stärkeren Aktivierung und Reiz-gekoppelten Reaktion im Gehirn. Die Untersuchung von Nervensignalen aus der Hörrinde von Mäusen zeigte, dass die sich wechselseitig erregenden Nervenzellen aktiver sind, wenn die Mäuse unter Einfluss einer anästhetischen Dosis Ketamin stehen und auditiven Reizen ausgesetzt werden. Ketamin könnte außerdem die Aktivität der erregenden Nervenzellen synchronisieren, während hemmende Prozesse weniger eine Rolle spielen. Die Erkenntnisse über die veränderten sensorischen Filtereigenschaften bei der Verarbeitung von Umweltreizen helfen, ein besseres Verständnis von der pharmakologischen Wirkung des Ketamins zu entwickeln (DEANE et al. 2020).

Risiken und Nebenwirkungen

Grundsätzlich gilt: «Die Einnahme von Ketamin ist frei von lebensbedrohlichen Nebenwirkungen, und in mehreren Fällen, in denen versehentlich eine Überdosis Ketamin verabreicht wurde – bis zum Zehnfachen der normalerweise erforderlichen Dosis –, kam es zu einer langwierigen, aber vollständigen Genesung» (Kolp et al. 2007).

Die Einnahme von Ketamin, ob aus medizinischen Gründen oder zu Rauschzwecken, kann dennoch diverse Nebenwirkungen entfalten. Als Erstes werden klinisch immer sogenannte Alpträume, also die dissoziativ-psychedelischen Effekte und auch damit einhergehende Halluzinationen (Pseudohalluzinationen wie auch echte Halluzinationen) genannt. Zur Vermeidung der dissoziativen Erfahrung, die i.d.R. als Alpträume (Emergenzdelir) bezeichnet wird, erhalten klinische Patienten Ketamin im Verbund mit einem hochdosierten Benzodiazepin, z.B. Diazepam, Midazolam oder Flunitrazepam.

Herz-Kreislauf-System

Ketamin wirkt stimulativ auf das Herz-Kreislauf-System ein, die Substanz führt je nach Dosis zu einer Erhöhung der Herzfrequenz, der Herzleistung und des Blutdrucks sowie auch des Hirndrucks, seltener zu Arrhythmien (unregelmäßigem Herzschlag), obgleich Ketamin eigentlich antiarrhythmische Eigenschaften aufweist. Daher kann Ketaminkonsum für Personen mit Bluthochdruck und schweren Herzerkrankungen, mit Schlaganfallrisiko oder erhöhtem Hirndruck eine Gefahr darstellen. «Das akute kardiale Risiko ist erhöht, wenn Ketamin zusammen mit Stimulanzien eingenommen wird» (Morgan und Curran 2011).

Atmung

Obwohl unter korrekt appliziertem Ketamin die Spontanatmung erhalten bleibt, kann es doch zu respiratorischen Zwischenfällen wie Atemdepression und Apnoe kommen, z.B. wenn die Substanz in hoher Dosierung zu schnell, also in weniger als 60 Sekunden injiziert wird. Dies gilt insbesondere für die intravenöse Injektion. «Beschrieben sind auch Laryngospasmus, insbesondere bei Kindern, und andere Formen von Atemwegsobstruktion» (Walger 2002).

Niere, Blase und Harnwege

Unter Missbrauch von Ketamin i.v. wurden in Studien dosisabhängig bei etwa 26 % der Personen **Symptome der unteren Harnwege** beobachtet (Reif et al. 2023; Zhang und Ho 2016; Zhang et al. 2016). Die erst Anfang der 2000er bekannt gewordene ketamininduzierte ulzerative Zystitis (geschwürige Blasenentzündung durch chronischen Ketamingebrauch bzw. -missbrauch) kann schwerwiegende und potenziell lang anhaltende Auswirkungen auf die Betroffenen haben. Die Erkrankung äußert sich in dezidierten Symptomen, wie in gesteigerter Häufigkeit und Dringlichkeit des Wasserlassens, Dranginkontinenz, Dysurie und schmerzhaftem Wasserlassen mit Blutbeimengung (Hämaturie) (Shahani et al. 2007; Morgan und Curran 2011). «Computertomografische Aufnahmen (CT) dieser Patienten zeigten eine deutliche Verdickung der Blasenwand, eine geringe Blasenkapazität und perivesikuläre Verstrickungen, die auf eine schwere Entzündung schließen lassen. Bei der Zystoskopie wiesen alle Patienten eine schwere ulzerative Zystitis auf» (Morgan und Curran 2011). Die Beendigung des Ketaminkonsums brachte eine gewisse Verbesserung der Symptome. Die Ätiologie der ketamininduzierten ulzerativen Zystitis ist unklar, tritt aber offensichtlich ausschließlich (oder zumindest hauptsächlich) bei chronischen Konsumenten auf. In diesem Fall sollten Urologen und Suchtmediziner in die Behandlung mit einbezogen werden (ebd.).

Bei häufigem Konsum größerer Dosierungen Ketamins kann außerdem eine Harnstauungsniere (Hydronephrose) resultieren. In einer Studie über ketamininduzierte ulzerative Zystitis wiesen 51 % der Probanden eine ein- oder beidseitige Hydronephrose auf (Chu et al. 2008). «Bei der Erstuntersuchung wiesen vier Patienten auch eine Papillennekrose (Zerstörung von Nierenzellen) auf, die bei einem Patienten mit vollständiger Obstruktion der Harnröhre zu Nierenversagen führte» (Morgan und Curran 2011).

K-Krämpfe / K-Bauch (K-cramps / K-belly)

In einer Studie mit 90 starken Ketaminkonsumenten berichtete ein Drittel spontan über starke Unterleibsschmerzen nach längerem Konsum, die sogenannten «K-Krämpfe» (Muetzelfeldt et al. 2008; Morgan und Curran 2011). Häufig nehmen Betroffene dann mehr Ketamin, um die Schmerzen zu stillen, was Versuche vereitelt, den Ketamingebrauch aufzugeben. «Die Ätiologie der K-Krämpfe ist nach wie vor unklar, jedoch wurde in drei kleinen Fallstudien (ein, drei bzw. zwei Patienten) über ‹kolikartige› Schmerzen im oberen Magenbereich bei jungen Ketaminkonsumenten berichtet, die alle auch eine abnorme Leberfunktion aufwiesen» (Morgan und Curran 2011, Ng et al. 2009; Selby et al. 2008; Wong et al. 2009). Im Rahmen von Computer-Tomographie-Untersuchungen der Patienten «wurde eine Erweiterung des Hauptgallengangs mit einem glatten, sich verjüngenden Ende festgestellt, das an Choledochuszysten erinnert (angeborene Erkrankungen, die mit einer gutartigen zystischen Erweiterung der Gallengänge einhergehen). Diese Symptome verschwanden, als die Patienten kein Ketamin mehr nahmen» (Morgan und Curran 2011).

Toleranzausbildung

Wie Studien an Kindern und Versuchstieren (Affen und Ratten) schon früh ergaben, bildet sich bei wiederholter Verabreichung von Ketamin schnell eine Toleranz, fachsprachlich Tachyphylaxie, aus (Cumming 1976; Bree et al. 1967; Byer und Gould 1981). Dies könnte, wie die Forscher schlussfolgern, auf die Induktion von Leberenzymen zurückzuführen sein (Livingston und Waterman 1978). Eventuell spiegelt dies darüber hinaus neuronale Anpassungen in Bezug auf die Anzahl der Rezeptoren oder die Rezeptorsensibilität wider. «Häufige Ketaminkonsumenten berichten, dass sie ihre Dosis im Laufe der Zeit erhöhen, wobei in einer Studie ein Anstieg von 600 % vom ersten bis zum aktuellen Konsum festgestellt wurde» (Morgan und Curran 2011; Morgan et al. 2008).

Neurologische Veränderungen

Im Zusammenhang mit Ketaminkonsum wurde über eine erhöhte Dopamin-Rezeptorbindung (D1) im rechten präfrontalen Kortex berichtet, was auf eine Hochregulierung der dopaminergen Rezeptoren hinweist (Narendran et al. 2005; Morgan und Curran 2011). Außerdem wurden bei Ketaminabhängigen im Vergleich zu Kontrollpersonen Anomalien der weißen Substanz beobachtet (Liao et al. 2010; Morgan und Curran 2011).

Körperliche Reaktionen/Unverträglichkeit

Bei manchen Nutzern oder Patienten kann es nach Verabreichung von Ketamin zu Unverträglichkeits- oder seltener zu anaphylaktischen Reaktionen kommen, die sich im besten Fall nur in einer Hautrötung äußern (Walger 2002). 1996 ist ein Fall eines psychonautischen Ketamin-Nutzers bekannt geworden, der nach Injektion von Ketamin über Tage hinweg schwere körperliche Reaktionen zeigte:

> «Ich hatte vor kurzem die Gelegenheit, Ketamin auszuprobieren und hatte eine schlimme körperliche Reaktion darauf. Beide Male wurde ich nach der Einnahme von K mehrere Tage lang extrem krank. Mein Immunsystem schien zusammenzubrechen, und ich hatte starke grippeähnliche Symptome, die fast eine Woche lang anhielten. Ich war am Boden zerstört. Ich habe für die Experimente neue sterile Nadeln und reines Ketamin in Flaschen verwendet, sodass ich nicht glaube, dass es von einer externen Infektion herrührte. Ich habe mit mehreren Leuten darüber gesprochen, und es scheint, dass ich der erste bin, von dem sie jemals von dieser Art von Reaktion gehört haben. In der Tat sehr seltsam. Ich denke, ich werde mich von Herrn K fernhalten» (Toad 1996).

Weitere Nebenwirkungen

Des Weiteren können psychovegetative Stimulation, Angstzustände, Übelkeit und Erbrechen (bei Bewusstlosigkeit Erstickungsgefahr bedenken! Stabile Seitenlage!), Brustschmerzen, Koma, Paranoia, Sturz- oder Stoßverletzung (bei orientierungslosem Umherlaufen), Schwindelanfälle, übermäßiger Speichelfluss (Hypersalivation), Sehstörungen (Nystagmus, Diplopie), Übelkeit und der Verlust des motorischen Koordinationsvermögens sowie eine Erhöhung des Muskeltonus resultieren (Gehling und Tryba 2002; Reif et al. 2023; Walger 2002).

In der medizinischen Fachliteratur ist zuweilen die Rede von durch Ketamin-Narkosen induzierte «Flashbacks», die selbst mehrere Wochen nach der Ketamingabe potenziell auftreten sollen (Büttner 1990; Meyers und Charles 1978).

Toxizität

Ketamin weist eine sehr geringe Toxizität auf. «Der intraperitoneale LD50-Wert bei erwachsenen Mäusen und Ratten betrug etwa das 100fache der durchschnittlichen intravenösen Dosis für den Menschen und etwa das 20fache der durchschnittlichen intramuskulären Dosis» (Schulte-Steinberg und Reimann 1988).

Eine Studie untersuchte die mit Ketamin assoziierten Todesfälle in England. Dafür wurde die Datenbank des National Programme on Substance Abuse Deaths (Nationales Programm für Todesfälle durch Drogenmissbrauch) durchsucht, «und zwar auf der Grundlage von Textsuchen nach der Todesursache, dem Urteil des Gerichtsmediziners und positiven Toxikologie-Ergebnissen für die Begriffe ‹Ketamin› und/oder ‹Norketamin›» (Corkery et al. 2021). «Von 1997 bis 2005 ereigneten sich jährlich weniger als fünf Todesfälle, bei denen Ketamin im Spiel war. Die Zahl der Todesfälle stieg bis 2009 und stagnierte bis 2016; danach stieg die Zahl der Todesfälle auf etwa 30 pro Jahr» (ebd.). Die Betroffenen waren hauptsächlich männlich, mittleren Alters, berufstätig und (in der Vergangenheit) Drogenkonsumenten. Aber: «In den meisten Fällen wurde Ketamin zusammen mit anderen Substanzen nachgewiesen. Die Haupttodesursache (74,6 %) war eine versehentliche Vergiftung. In anderen Fällen könnte Ketamin das Urteilsvermögen beeinträchtigt haben» (ebd.).

Kontraindikationen

Personen, die an folgenden Krankheiten, Verletzungen und medizinischen Auffälligkeiten leiden, sollten keinesfalls Ketamin zu sich nehmen bzw. verabreicht bekommen: Aorten- und Mitralstenose (Verengung der Aorta oder Mitralklappe), Aortenaneurysma (erweiterte Hauptschlagader), Augenverletzungen, Eingriffe im Nasen- und Rachenraum, Eklampsie (schwangerschaftsbedingter Krampfanfall), EPH-Gestose (Präeklampsie, Vorstufe der Eklampsie), frischer Herzinfarkt, Glaukom (Grüner Star), Koronarinsuffizienz bzw. koronare Herzkrankheiten, Herzklappenerkrankungen, Hyperthyreose (Schilddrüsenüberfunktion), Hypertonie, manifester Hirndruck (Schädel-Hirn-Trauma), Nabelschnurvorfall, Phäochromozytom (Tumor der Nebenniere), psychiatrische Erkrankungen und Uterusruptur (Gebärmutterwand-Einriss) (Foidl und Kroesen 1990; Walger 2002).

Die Kombination von Ketamin und Monoaminoxidase-Hemmern (MAO-Hemmern, MAOI[30]) ist nicht empfehlenswert, obwohl z.B. Esketamin und Tranylcypromin eine therapeutische Option für behandlungsresistente Depressionen darstellen, denn «die gleichzeitige Verabreichung von Ketamin und MAOI wird derzeit nicht empfohlen, da die Gefahr von hypertensiven Krisen besteht» (Ludwig et al. 2021). Aber: «Obwohl bei Patienten, die Tranylcypromin und Esketamin erhielten, statistisch signifikante Veränderungen des Blutdrucks festgestellt wurden, waren diese Veränderungen

30 MAO-Inhibitoren (= Hemmer)

klinisch unbedeutend. Somit scheint die Kombination von Esketamin und diesem MAOI bei Standarddosen sicher zu sein. Die Dosis-Wirkungs-Beziehung mahnt zur Vorsicht bei höheren Tranylcypromin-Dosen» (ebd.).

«Meine Freundin nahm vor ein paar Jahren Prozac[31], und ich gab ihr etwas Ketamin: Sie dachte, ihr Kopf würde explodieren. Wir können von Glück reden, dass sie noch lebt.» BF 1994

Abhängigkeit und Langzeitfolgen

«Viele häufige Konsumenten berichten, dass sie versuchen, den Ketaminkonsum einzustellen, es ihnen aber nicht gelingt.»

MORGAN und CURRAN 2011

Schon in den 1970er und 1980er Jahren warnten diverse Autoren vor einer missbräuchlichen Verwendung von Ketamin durch die Drogenszene (BAER und PARKAS 1981; FISCHER 1974; REIER 1971; WEST 1975). «West schilderte einen Fall von Ketanest-Abhängigkeit mit i.m.-Dosen bis zu 1500 mg[32], die über mehrere Monate hinweg gespritzt wurden. Ketanest wurde nach FISCHER (1974) auf dem schwarzen Markt wegen seiner halluzinogenen Eigenschaften verkauft. REIER (1971)[33] gab für die Dosierung bei illegalem Gebrauch etwa 1 mg/kg i.m. an und betonte, dass gerade die Tatsache, dass häufig positive Erlebnisse auftraten, einen Grund für diesen Missbrauch darstelle. Dies sei auch ein Unterschied zum LSD. Auch DITTRICH (1985) ging davon aus, dass Ketamin in der Subkultur zur Erzeugung von veränderten Wachbewusstseinszuständen verwendet werde» (BOLLE 1988: 41f.).

Die von vielen Gebrauchern als verführerisch erlebten Wirkungen können dazu verleiten, immer und immer wieder Ketamin nehmen zu wollen. «Meiner Ansicht nach ist die Wahrscheinlichkeit, dass Ketamin zu einer Abhängigkeit führt, viel größer als bei jeder anderen psychedelischen Droge (...). Meiner Meinung nach ist die Gruppe, die die Kontrolle über ihren Konsum verliert, wahrscheinlich nicht größer als 15 % derjenigen, die die Erfahrung als lohnend empfinden. (...) Es ist interessant, dass

31 Fluoxetin, ein Antidepressivum vom SSRI-Typus, also ein Serotonin-Wiederaufnahmehemmer.

32 Im Buch steht fälschlicherweise 1500 mg/kg, was hier korrigiert wurde.

33 Im Buch steht fälschlicherweise 1974.

viele der (...) ernsthaft zwanghaften Konsumenten am oberen Ende der Intelligenzskala angesiedelt sind» (JANSEN 2001: 166f.).

Auch der als hartgesottene Psychonaut bekannte D.M. Turner (Joseph Anthony Vivian) warnte bereits in den 1990ern vor der Gefahr einer psychischen Abhängigkeit:

> «Ein wichtiger Faktor bezüglich der sicheren Anwendung von Ketamin ist sein sehr hohes Potential, psychisch davon abhängig zu werden. Ein reichlich hoher Prozentsatz von Menschen, die Ketamin nehmen, nimmt es solange, bis der Vorrat verbraucht ist. Ich habe das bei Freunden beobachtet, die ich über Jahre kannte, die regelmäßig Psychedelika konsumierten und sonst nie Probleme damit hatten, ihren Drogenkonsum zu kontrollieren. Und ich habe gesehen, wie das Leben vieler, die eine Abhängigkeit entwickelten, aus dem Lot geriet. Nachdem ich selbst etwa zwei Jahre lang einmal pro Woche Ketamin genommen hatte, stellte ich fest, daß ich eine Abhängigkeit entwickelt hatte. Auch wenn es keine so ernsten Formen, wie oben beschrieben, annahm, bedurfte es einiger Anstrengung, um den Kreislauf des regelmäßigen Gebrauches zu durchbrechen – obgleich ich mir der dadurch ausgelösten nachteiligen Auswirkungen bewusst war. Seit dieser Zeit habe ich Ketamin nur noch gelegentlich genommen, stelle aber fest, dass es mich eine beständige Willensanstrengung kostet, es nicht regelmäßig zu nehmen. Unter meinen Bekannten gibt es nur wenige, die es, wenn sie Zugang dazu haben, in einer angemessenen Weise nutzen können» (TURNER 2014: 72f.).

Der US-amerikanische Psychonaut James L. Kent hat ein paar **Faustregeln zur Vermeidung von Abhängigkeit** aufgestellt:

- Nimm niemals mehrere Dosen in einer einzigen Sitzung. Nimm jede Dosis immer vollständig und warte einige Tage bis zu einer Woche, bevor du erneut Ketamin einnimmst.
- Nimm Ketamin niemals impulsiv oder nur aus Langeweile. Dies kann zu langfristigen Fressattacken und/oder einem übermäßigen Konsumverhalten führen.
- Halte eine strikte Routine ein, die es dir ermöglicht, die Ergebnisse jeder Sitzung zu maximieren. Es gibt keinen Grund, den ganzen Tag [im Ketamin-Realm] zu sein, wenn du weißt, was du vorhast; und
- Lass deinen Ketaminkonsum niemals Vorrang vor deinen Verpflichtungen im Alltag haben. (...) Wenn du deinen Konsum mäßigst und mit den Füßen auf dem Boden bleibst, wird es dir gut gehen. Wenn du nachlässig und unvorsichtig wirst, wird dich Ketamin herunterziehen» (KENT 1998).

Eine Studie befasste sich im Tierversuch mit Ratten mit den langfristigen Folgen des Ketamingebrauchs, wenn der Konsum im Jugendalter beginnt, und damit zusammenhängend das Abhängigkeitspotenzial von Ketamin (Bates und Trujillo 2019). Dafür wurden jugendliche und erwachsene Ratten über einen Zeitraum von zehn Tagen einmal täglich mit 25 mg/kg Ketamin behandelt (siehe zu dieser Studie auch den Abschnitt zu den Auswirkungen von Ketamin auf Gedächtnis und Kognition ab Seite 65). Das Ergebnis: «Der wiederholte Konsum von Ketamin führt zu lang anhaltenden Neuroadaptionen, die möglicherweise zur Abhängigkeit beitragen» (ebd.).

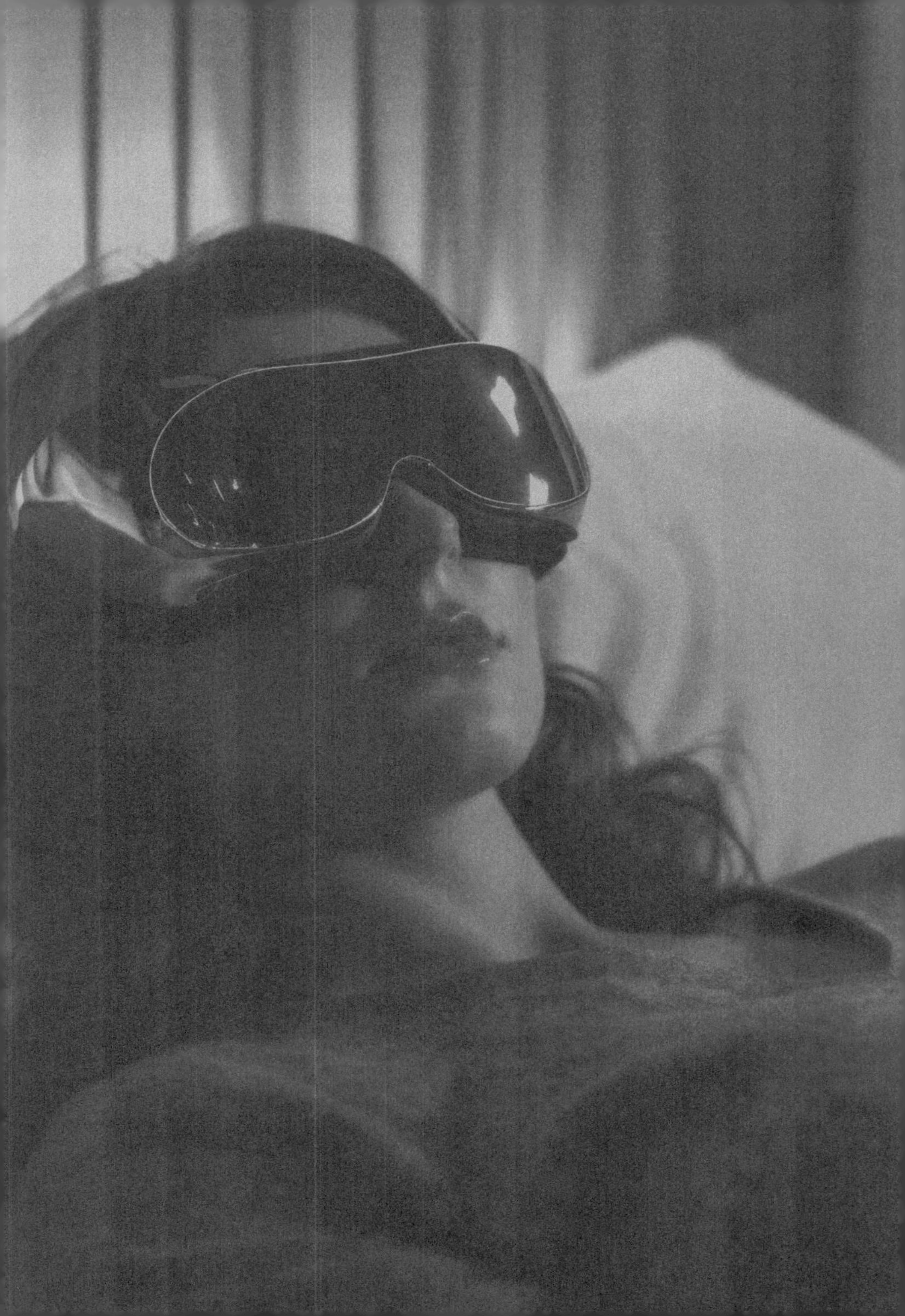

KAPITEL 4

Ketamin in Psychiatrie, Psychotherapie und Psycholyse

Zur Einführung

Ketamin wurde für seinen Einsatz in Psychologie und Psychiatrie bereits in den 1970er Jahren erforscht. Der Psychiater Salvador Roquet, ein mexikanischer Pionier der Psychedelischen Psychotherapie, entdeckte Anfang der 1970er Jahre, dass subanästhetische Dosen Ketamins «mentale Zustände hervorrufen, die mit psychoanalytischen Techniken und indigenen Heilpraktiken in einem Ansatz kombiniert werden können, den er ‹Psychosynthese› nannte» (Kolp et al. 2007; Mathai et al. 2022; Roquet 1974; Yensen 1973; Wolfson 2014).

Auf den Grundlagen der Narkoanalyse[34], eines Vorgängers der substanzunterstützten Therapie, verabreichten die Forscher Hefez und Lanyi 1972 insgesamt 14 Versuchsteilnehmern Ketanest zur pharmakologischen Unterstützung der Psychotherapie. Sie beschrieben als Folge der augmentierten Sitzung Abreaktionen, euphorische Zustände und Gefühlsreaktionen, die von Weinen begleitet waren (ebd.). Die Therapeuten waren

34 Die Narkoanalyse (auch Narkotherapie, Narkosynthese, Narkohypnose, Narkokatharsis, Narkodiagnose), ein Begriff, der von J. Stephen Horsley (1943) geprägt wurde, war ein Zweig der Pharmako-Psychiatrie, der sich psychotroper Mittel zur Aufdeckung verdrängter bzw. verschütteter Seeleninhalte bediente und entsprechend zur Augmentation psychotherapeutischer Sitzungen bzw. psychiatrischer Behandlungen bemüht wurde. Allerdings nicht nur das. Die Narkoanalyse wurde überdies als kriminalistisches Werkzeug («Wahrheitsdrogen», «Wahrheitsserum») und sogar als Foltermethode verwendet (Kieninger 2011: 19). «Zur Durchführung einer Narkoanalyse wird der Proband durch die Gabe eines Narkotikums in einen geistigen Dämmerzustand, eine Art Halbnarkose versetzt. Ziel ist es, das kritische Bewusstsein auszuschalten, die Kommunikationsfähigkeit dabei jedoch aufrechtzuerhalten. Dieses Stadium kann auf zwei Wegen erreicht werden. Zum einen durch eine geringe Dosierung des verabreichten Narkotikums und zum anderen durch das Erwarten der Aufwachphase nach der Verabreichung einer Vollnarkose» (ebd.: 21). Zu Beginn wurden zu diesem Zweck Alkohol, Äther, Lachgas und sogar verschiedene Giftpflanzen verwendet. Später kamen LSD und Barbiturate (Derivate der Barbitursäure) dazu. «Letztlich kehrte man auch von der Verwendung von psychoaktiven Drogen ab, da deren halluzinogene Eigenschaften die Ergebnisse teils erheblich beeinträchtigten. Übrig blieben damit die Barbiturate als bevorzugte Stoffgruppe» (ebd.: 22).

«beeindruckt von der dramatischen Verbesserung der Konversionssymptome[35] in zwei Fällen – in beiden Fällen waren die Symptome erst vor kurzem aufgetreten und traten nach einer belastenden Situation auf. Andererseits war die Verbesserung bei der reaktiven Depression weniger ausgeprägt, während bei der chronischen Neurose oder der neurotischen Persönlichkeit keine Veränderung festgestellt werden konnte» (ebd.).

In der ersten Studie über Ketamin und dessen eventuelle Nutzbarkeit als psychiatrischer bzw. psychotherapeutischer Katalysator aus dem Jahr 1973, die von den iranischen Forschern Enayat Khorramzadeh und Atta Ollah Lofty durchgeführt worden war, wurden 100 Patienten mit unterschiedlichen psychiatrischen Diagnosen einbezogen, z.B. Depressionen und Angstzustände, Phobien und Zwangsneurosen, Konversionsreaktionen, Hysterie, Hypochondriasis, Spannungskopfschmerzen sowie Colitis ulcerosa (Khorramzadeh und Lotfy 1973; Kolp et al. 2007). «Es wurden drei verschiedene Ketamin-Dosierungen verwendet [0,2 bis 1,0 mg/kg Körpergewicht], und es wurde festgestellt, dass eine minimale anästhetische Reaktion für die erwartete abreaktive Wirkung erforderlich war. Insgesamt führte Ketamin in einer Dosierung von 0,4-0,6 mg/kg Körpergewicht bei fast allen Probanden zu einer minimalen anästhetischen Wirkung und einer abreaktiven Reaktion. Die abreaktive Wirkung korrelierte gut mit den bewusstseinserweiternden Wirkungen von Ketamin» (Khorramzadeh und Lotfy 1973). Auch die dissoziativ-psychedelische («psychotomimetische») Komponente, die bei Ketamin ganz besonders ausgeprägt ist, spielte damals bereits eine Rolle für die Substanz-unterstützte Behandlungsmethode:

«Es wurde festgestellt, dass Ketamin eine schnell wirkende Droge mit kurzer Wirkdauer ist. Es führte zu Regression, Introvertiertheit, Labilität der Stimmung und Wahrnehmungsstörungen. Außerdem führte es zum Verlust des Zeitgefühls und zur Loslösung von der Umwelt. Es aktivierte die unbewussten und verdrängten Erinnerungen, während es den Patienten

---

35 Symptome im Rahmen einer Konversionsstörung. «Zur Konversionsstörung gehören neurologische Symptome oder Defizite, die sich unbewusst und unwillkürlich entwickeln und die üblicherweise motorische und sensorische Funktionen umfassen. Die Manifestationen stimmen jedoch nicht mit bekannten pathophysiologischen Mechanismen oder anatomischen Verhältnissen überein. Beginn, Exazerbation und Aufrechterhaltung der Konversionssymptome werden im Allgemeinen auf psychische Faktoren wie Stress oder Trauma zurückgeführt» (www.msdmanuals.com, 29.10.2023).

vorübergehend in die Kindheit mit einer erschreckenden Realität zurückversetzte und traumatische Ereignisse mit intensiven emotionalen Reaktionen wieder aufleben ließ. Einige erinnerten sich an Ereignisse, die zu ihrer Krankheit geführt hatten. Interessanterweise zeigten die Patienten ein gutes Maß an Wortgewandtheit, und die Hemmungen waren verschwunden» (ebd.). Insgesamt berichten die Forscher über anhaltende Verbesserungen der jeweiligen Krankheitsbilder der fraglichen Patienten: «Nach einem Jahr Nachbeobachtung waren fast alle Patienten wieder gesund, obwohl zwei eine zweite Injektion benötigten. Die Komplikationen waren sehr gering und umfassten Beklemmung (2 Probanden), Übelkeit (3 Probanden) und Erbrechen (2 Probanden). Zusammenfassend lässt sich sagen, dass Ketamin ein sicheres Psychotomimetikum zu sein scheint» (ebd.).

Eine nachgeschaltete Studie untersuchte drei Jahre später anhand eines Fragebogens die Korrelationen zwischen der Persönlichkeitsstruktur der Probanden und der dissoziativ-psychedelischen Wirkung des Ketamins (früher häufig als «Traumerleben» bezeichnet). Es stellte sich heraus, dass Probanden, die in Bereichen betreffend Neurotizismus und Psychotismus hohe Werte aufwiesen, auch dazu neigten, unter Ketamin-Einfluss deutlich negativere Erlebnisse zu haben (KHORRAMZADEH und LOTFY 1976).

Überhaupt wuchs von Anfang der 1970er und in den 1980er Jahren die Bekanntheit dieser interessanten Substanz und führte zu anhaltendem Interesse in der Psychotherapie (GOLECHHA et al. 1985; GROF 1983; SAPPINGTON et al. 1979). So nutzte der argentinische Psychiater Alberto Fontana Ketamin als Ergänzung zu einer Psychotherapie mit depressiven Patienten, «um durch eine Auflösungs- und Todeserfahrung eine Regression auf eine pränatale Ebene zu ermöglichen, auf die eine Fortschrittserfahrung folgte, die als einer Wiedergeburt ähnlich angesehen wurde» (KOLP et al. 2007; FONTANA und LOSCHI 1974). Schließlich wurde Ketamin u.a. durch die Arbeiten von John C. Lilly und Stanislav Grof einer größeren Öffentlichkeit bekannt (GROF 1983; LILLY 1981+1984).

1988 publizierte der Mediziner und Psychotherapeut Ralf H. Bolle, ein ehemaliger Schüler des Pioniers der Psycholytischen Therapie Hanscarl Leuner (Göttingen), sein Buch *Am Ursprung der Sehnsucht*, in dem er auf «tiefenpsychologische Aspekte veränderter Wachbewusstseinszustände am Beispiel des Anästhetikums Ketanest» eingeht (BOLLE 1988). Diese

Verquickung von psychoanalytischen Betrachtungsweisen und Zuständen veränderten (Alltags-)Bewusstseins unter dem traumartigen Einfluss von Ketamin kann eine Brücke zwischen westlicher Psychotherapie und dem Schamanismus schlagen, innerhalb dessen ebenfalls u.a. psychologische Behandlungen vorgenommen werden, allerdings – und im Gegensatz zum Ansatz der modernen Psychotherapie – auf Grundlage eines ganzheitlichen Weltbildes.

Dazu Christian Rätsch als Herausgeber der entsprechenden Buchreihe *Ethnomedizin und Bewusstseinsforschung*, innerhalb derer Bolles Werk erschienen war: «Exemplarisch am Narkosemittel Ketanest zeigen [Ralf Bolles] Forschungen, dass die heilsamen Strukturen und Wirkprinzipien des archaischen Schamanismus in jedem Menschen verborgen liegen. So verstanden, ist das Ketanest möglicherweise ein Schlüssel zu den anderen Wirklichkeiten, die unser Sein bestimmen. Hier eröffnen sich wertvolle Einblicke in die Geheimnisse des Menschen und des gesamten Kosmos. In diesem Sinne ist die tiefenpsychologische Betrachtung nicht eine Ent-Zauberung dieser Wirklichkeiten, sondern eine fruchtbare Begegnung, die unter dem Zeichen eines ganzheitlichen Verständnisses des Menschen steht» (Rätsch 1988).

Um die Phänomenologie einer durchschnittlichen Ketamin-Erfahrung zu skizzieren, bedient Ralf Bolle sich des Zitats eines Erlebnisberichts eines Patienten, der nach der Sitzung Entsprechendes formulierte:

> «Bald danach wird mir angenehm warm. Alle Gegenstände verlieren ihre Form, sie verfließen. Alles gehört nun irgendwie zusammen. Es lassen sich keine einzelnen Dinge mehr erkennen. Ich sehe Farben in allen möglichen Formen. Der Hintergrund ist türkis, ein schöner sanfter Farbton. Ich empfinde dieses Chaos als sehr angenehm und lebendig. Es kommt mir so vor, als hätten die Gegenstände ihre künstliche Form verloren und alles hätte zu seiner wahren Bedeutung zurückgefunden. Ich bin aber nicht in der Lage, die Bedeutung und damit im Zusammenhang stehenden Gefühle in Sprache zu übersetzen. Ich stehe nicht wie sonst unter Druck, sehe mich zu keiner Leistung genötigt. Es ist ja auch kein Mensch vorhanden, der etwas von mir erwarten könnte. Ich habe das Gefühl, das alles gehe nur mich etwas an. Manchmal habe ich auch ängstliche Gefühle, aber es ist so an der Grenze, dass es fast ein angenehmer Nervenkitzel ist. Einmal erhebt sich auch eine schwarze Gestalt auf dem Hintergrund, entweder ist es ein Affe oder ein in schwarze Binden gewickelter Mensch. Ich sehe das mit Erstaunen, es kommt mir aber nicht vor wie ein Lebewesen. Dann merke ich, wie die Wirkung nachlässt» (Bolle 1988: 63f.).

Der Mediziner und Therapeut Bolle konkludiert zur Nutzbarkeit von Ketamin für psychotherapeutische Zwecke:

> «Aus dem Protokoll der Versuchsperson wurde deutlich, dass die angewandten Begriffe der Beschreibung des erlebten Zustandes nahe an Begriffe reichten, die aus der Terminologie der Narzissmustheorien und der Konzepte über die Entstehung der frühkindlichen Objektbeziehungen der Psychoanalyse stammen. Diese Konstrukte erlauben es sehr gut, die Erfahrungsweisen unter dem Einfluss von Ketanest sowohl zu verstehen, als auch in einen weitgesteckten Rahmen einzuordnen. Phänomene, wie eine allgemeine Entdifferenzierung der Umwelt und eine harmonische Verschränkung von Innen und Außen, werden als ein Ausdruck genetisch sehr früher, in die prä- bzw. perinatale oder aber sehr frühe Säuglingsphase zurückreichender Erlebniskategorien verstanden» (ebd.: 64). Auch «traten Beziehungen zu den imaginierten Objekten in eher archaischer Form auf, aber auch die Beziehung, die während der Sitzung zum Therapeuten bestand, war von Erlebnisqualitäten geprägt, die diesen frühen Phasen der Bewusstseinsentwicklung zuzuordnen waren. Daraus ergaben sich Schwierigkeiten in der Beschreibung, Definition und auch dem Verstehen von Ketanest-Erfahrungen, die unmittelbar mit dem Gegenstand der Untersuchung als solchem zusammenhingen. Die in Frage stehenden Inhalte entsprangen präverbalen Entwicklungsphasen und ließen sich dementsprechend nur sehr bedingt mit Worten adäquat mitteilen. Aus der Praxis der psychoanalytischen Therapie war insofern auch geläufig, dass Patienten, bei denen zeitweise die Strukturen sehr früher Objektbeziehungen im Vordergrund stehen, eher über Stimmungen und Symbole wortlos kommunizierten, als mittels der Begrifflichkeit der Sprache» (ebd.: 64f.).

Dies verdeutlicht gut, dass Erlebnisinhalte unter Einfluss von Ketamin nicht suffizient psychotherapeutisch auswert- und nutzbar sind, weil im Anschluss an die Erfahrung nur wenig vom (häufig beeindruckenden) Kernerlebnis behalten werden kann. Sprich: Die Inhalte der Erfahrung werden nach Wiedereintritt ins Alltagsbewusstsein rasch verblassen und – abgesehen von einem zurückbleibenden Gesamteindruck – bald ganz vergessen sein. Dies ist bei Verwendung von Ketamin noch deutlich stärker ausgeprägt als bei anderen potenten Psychedelika wie N,N-DMT und 5-MeO-DMT, wo ähnliche Phänomene bekannt sind. Und so gab es, bevor Ketamin für die Psychotherapie und Psychiatrie an Interesse gewann, «nur relativ wenige Arbeiten, die sich mit den Möglichkeiten befassten, die Ketanest-Imaginationen für die Psychotherapie nutzbar zu machen. Allerdings fanden sich einige, wenn auch mehr beiläufige Bemerkungen, die die

Aufmerksamkeit in diese Richtung lenkten. So erwähnten Rumpf und Kollegen (1969)[36], dass bei der Hälfte seiner Versuchspersonen ein persönlicher und ein situativer Bezug zu den Inhalten der Imaginationen auffiel. (...) Dennoch befassten sich die Arbeiten kaum mit den inter- und intrapsychischen Aspekten der Erlebniswelt unter Ketanest-Einfluss und ihrer Symbolik, sondern eher mit den enggefassten Phänomenen der Abreaktion. In diesem Zusammenhang deutete West (1975) kurz an, dass amerikanische Psychiater begonnen hätten, Ketanest in der Absicht anzuwenden, Abreaktionen zu ermöglichen, um Widerstände bzw. Blockierungen in der Psychotherapie zu überwinden» (Bolle 1988: 44).

1985 nutzte der russische Arzt Evgeny Krupitsky in der damaligen Sowjetunion Ketamin als Hilfsmittel für eine Form der Verhaltenspsychotherapie (Kolp et al. 2014). Im Rahmen von Krupitskys intitialen Studien zur **Therapie von Alkoholismus bzw. Abhängigkeitsstörungen** wurden neben Ketamin auch andere psychedelische Substanzen verwendet, um möglichst tiefgreifend dysphorische Effekte herbeizuführen («aversive Konditionierung»), die von den Patienten anschließend mit dem Konsum von Alkohol assoziiert werden sollten (Krupitsky et al. 1992; Sivolap und Savchenkov 1994). Weil die Probanden aber eher dazu neigten, unter Ketamineinfluss transzendentale und damit gute, lebensbejahende Erfahrungen zu machen, wich Krupitsky von seinem Vorhaben ab und ging zu einem Verfahren der Behandlung von Alkohol- und Opioidkonsumstörungen über, das der Transpersonalen Psychotherapie näher steht, zur damit entstandenen **Ketamine Psychedelic Psychotherapy** (KPP) bzw. **Ketamine Psychedelic Therapy** (KPT) (Kolp et al. 2014; Krupitsky et al. 2002+2007; Krupitsky und Grinenko 1997), siehe dazu auch den Abschnitt weiter unten ab Seite 104. «Darüber hinaus wiesen diese Studien darauf hin, dass Ketamin mit psychotherapeutischen Maßnahmen kombiniert werden kann, um bedeutsame und dauerhafte Veränderungen der psychologischen Einstellungen, des Selbstkonzepts und der allgemeinen Funktionsfähigkeit zu bewirken. Die Forschungsarbeiten von Krupitsky wurden schließlich durch die Neuzulassung von Ketamin in Russland beendet, da die Bedenken hinsichtlich des Freizeitkonsums zunahmen» (Mathai et al. 2022; Kolp et al. 2014).

---

36 Rumpf et al. 1969

Ein Kollege aus Krupitskys Team, Dr. Igor Kungurtsev, «wissenschaftlicher Mitarbeiter am Psychoneurologischen Forschungsinstitut Bechterew in St. Petersburg, Russland, und niedergelassener Psychiater [sowie] stellvertretender Vorsitzender der St. Petersburger Transpersonal Association und Mitglied des Beirats der Albert Hofmann Stiftung» (KUNGURTSEV 1991), der später in die USA übersiedelte, befasste sich Anfang der 1990er Jahre wiederum mit Ketamin zur psychotherapeutischen Behandlung von Alkoholismus. Der nachfolgende Artikel ist die deutsche Übersetzung des Artikels *«Death-Rebirth»-Psychotherapy with Ketamine («Tod und Wiedergeburt»-Psychotherapie mit Ketamin)* von 1991 und einer der ersten Berichte über die psychedelische Forschung in Russland sowie die erste veröffentlichte Studie über die Ergebnisse einer ketamingestützten Psychotherapie. Der Text dokumentiert überdies, wie Kungurtsev die Idee, in Patienten eine aversive Konditionierung herbeizuführen, überwand – nämlich mithilfe einer Reihe von Bioassays (Selbstversuchen) mit Ketamin.

«Vor etwa fünf Jahren erhielt unser Forschungsteam vom Zentralen Pharmakologischen Komitee in Moskau die Genehmigung, Ketamin als Zusatz zur Psychotherapie mit Alkoholikern zu verwenden. Ketamin ist ein in der modernen Medizin verwendetes Anästhetikum, das auch in subanästhetischen Dosen eingesetzt werden kann, um sicher und zuverlässig transpersonale Zustände mit tiefgreifendem Heilungspotenzial zu induzieren. Dieser Beitrag gibt einen Überblick über die Phänomenologie des Ketamin-Zustands, das Verfahren der ketaminunterstützten Psychotherapie und die vorläufigen Ergebnisse unserer Studie mit alkoholkranken und neurotischen Patienten.

Ketamin, 2-(o-Chlorphenyl)-2-(methyl-amino)cyclohexanon HCl, hat gegenüber anderen Psychedelika als Zusatz zur Psychotherapie mehrere Vorteile. Die psychoaktive Wirkung hält etwa eine Stunde lang an. Darüber hinaus ist Ketamin nicht wie andere Psychedelika zeitlich begrenzt. In niedrigeren Dosen (etwa ein Sechstel bis ein Zehntel der üblicherweise in der Chirurgie verwendeten Dosis) führt es zu tiefgreifenden transpersonalen Zuständen. Meine Kollegen und ich haben das transpersonale Paradigma aufgrund unserer persönlichen und klinischen Erfahrungen mit Ketamin übernommen, bevor wir uns mit der Literatur über Psychedelika und veränderte Bewusstseinszustände vertraut gemacht hatten.

Zunächst versuchten wir, Ketamin ausschließlich als Mittel zur Erhöhung der Suggestibilität des Patienten einzusetzen. Der Psychotherapeut konnte dann Nüchternheitssuggestionen tiefer in das Unterbewusstsein des Patienten einbringen.

Anästhesisten haben berichtet, dass Ketamin häufig Verwirrtheitszustände, Gefühle von Tod und Sterben sowie unangenehme Halluzinationen hervorruft.

Dies wird als ‹Emergenzreaktion› bezeichnet und gilt als negative Nebenwirkung von Ketamin bei chirurgischen Patienten, die auf diese psychologischen Auswirkungen nicht vorbereitet sind.

In der Folge kamen wir auf die Idee, dass wir diese Gefühle von Tod und Sterben mit dem Geruch und Geschmack von Alkohol in Verbindung bringen könnten (Modell der aversiven Konditionierung). Kurz nach Beginn unserer Forschung stießen wir jedoch auf Situationen, die mit diesem Paradigma unvereinbar waren. Nach einer Ketamininjektion berichteten viele unserer Patienten von sehr seltsamen Erfahrungen. Sie begannen zu berichten, dass sie sich von ihrem Körper losgelöst fühlten und in fremden Welten ‹schwebten›. Einige von ihnen sprachen zum ersten Mal in ihrem Leben über Gott, den Sinn des Lebens und ihre Beziehungen. Obwohl wir versuchten, unseren Patienten zu helfen, negative Assoziationen zu bilden und eine Abneigung gegen Alkohol zu entwickeln, war ihre Erfahrung tiefgreifender und mystischer, manchmal ohne Bezug zu unseren Vorschlägen oder zur Psychotherapie.

Zu diesem Zeitpunkt führte ich eine Reihe von Selbstverabreichungen durch, die meine Vorstellung von der Ketaminerfahrung völlig veränderten. Ich probierte verschiedene Dosierungen aus, um die für unsere Patienten am besten geeignete Stufe zu finden. Drei oder vier Minuten nach der ersten Injektion spürte ich, wie diese Welt zu verschwinden begann, und ich erlebte mich als einen Bewusstseinspunkt, der in fremden Welten schwebte. Das ungewöhnlichste Gefühl war, dass ich keinen Körper hatte und ‹ich› doch irgendwie existierte. Die nächste Entwicklung war unbeschreiblich. In der ersten Phase schien ich nur als ein Bewusstseinspunkt zu existieren, aber dennoch existierte ‹ich›. Dann gab es eine Phase, in der sogar dieses körperlose Selbstgefühl zu verschwinden begann, und ich spürte einen echten Schrecken vor dem Tod. In diesem Moment gelang es mir, mich zu ergeben und loszulassen. Alles, was blieb, war das Gewahrsein; es gab kein ‹Ich› als mich, als einen individuellen Bewusstseinspunkt. Es war, als gäbe es nur das, was sich seiner selbst bewusst war.

Diese Erfahrung hat meine Sicht auf Ketamin grundlegend verändert und mir neue Einblicke in einige esoterische Konzepte des Buddhismus und anderer östlicher Philosophien gegeben. Sie hat auch mein Verständnis von Tod und Sterben tiefgreifend verändert.

Nach dieser Sitzung hatte ich mehrere Tage lang ein Gefühl der inneren Hingabe, als ob mein Leben ein Spiel wäre, das ich mit Leichtigkeit spielen würde. Während ich meinen täglichen Aktivitäten nachging, war ich innerlich sehr ruhig und zentriert. Es war ein bemerkenswertes Gefühl. Nach diesem Selbstexperiment änderten wir unser Paradigma und wählten einen transpersonalen Ansatz. Wir bezeichnen diese Behandlung jetzt als ‹Tod-Wiedergeburt›-Psychotherapie.

Die Forschung findet in einem vergleichsweise großen Krankenhaus für die Behandlung von Alkoholikern in der Nähe von St. Petersburg statt. Die Patienten dieses Krankenhauses sind alle freiwillig dort. Die Psychotherapie beschränkt sich in der Regel auf den Bereich des Alkoholmissbrauchs, und das Ziel der Behandlung ist die Überwindung der so genannten ‹Alkoholverleugnung›.

Ein typischer Patient in unserem Ketaminprogramm bleibt etwa einen Monat in der Klinik. In der ersten Phase der Therapie behandeln wir das Alkoholentzugssyndrom und alle damit verbundenen Angstzustände oder affektiven Störungen. Anschließend beginnen wir mit einer rationalen, kognitiven Psychotherapie, um eine mentale Einstellung zur Nüchternheit und eine negative Haltung gegenüber Alkohol zu erreichen. Wir gehen jedoch über das Problem des Alkoholmissbrauchs hinaus und befassen uns mit umfassenderen Themen wie der Lebensgeschichte, den Beziehungen und der Weltanschauung des Patienten.

Im weiteren Verlauf des Programms teilen wir ihnen mit, dass sie sich einer neuen Behandlung unterziehen werden, die es ihnen ermöglicht, die unterbewussten Wurzeln ihrer Probleme zu sehen und zu spüren. Wir helfen unseren Patienten zu verstehen, dass ihr Alkoholproblem nur ein oberflächliches Symptom ist – die Manifestation tiefer liegender Probleme.

Am Tag der Sitzung geben wir dem Patienten eine intragluteale Injektion von etwa 150 mg Ketamin (ca. 2 mg pro kg). Wir bevorzugen die intramuskuläre Injektion, weil die Wirkung langsamer eintritt und der transpersonale Zustand länger anhält. Bei einer intravenösen Injektion hält die Wirkung nur etwa fünfzehn bis zwanzig Minuten an, nach einer intramuskulären Injektion dagegen etwa fünfundvierzig Minuten bis eine Stunde.

Wir sagen dem Patienten, dass er in einige ungewöhnliche Bewusstseinszustände eintreten wird und dass er sich von seinem Körper losgelöst fühlen kann. Wir weisen sie auch an, sich ganz der Erfahrung hinzugeben. Ich habe unseren ursprünglichen Ansatz aufgegeben zu versuchen, während der Sitzung etwas Bestimmtes im Patienten hervorzurufen. Unter dem Einfluss von Ketamin, vor allem in diesen Dosen, hat man keinen direkten Kontakt zur normalen Realität. Der Psychotherapeut kann zwar versuchen, die Erfahrung zu beeinflussen, aber es wird vergeblich sein. Wir stehen jedoch zur Verfügung, um den Patienten emotional zu unterstützen, wenn er dies wünscht.

Wie bei anderen Psychedelika verstärkt auch die Musik das Ketamin-Erlebnis. Wir haben Komponisten gefunden, deren Musik sich besonders gut für Ketamin-Sitzungen eignet, z.B. Jean Michael Jarre oder Kitaro. Nach fünfundvierzig Minuten bis einer Stunde erholt sich der Patient langsam von dem Erlebnis. Während der Erholungsphase, die etwa anderthalb bis zwei Stunden dauert, beginnt der Patient zu spüren, dass die normale Realität zurückkehrt, aber ein Teil seines Bewusstseins befindet sich noch in einer anderen Welt, einer anderen Dimension. An diesem Punkt der Sitzung beginnt der Patient in der Regel, seine Erfahrung zu beschreiben, und wir beginnen mit der Interpretation. Nach der Sitzung ruht sich der Patient aus, und wir bitten ihn, einen detaillierten Bericht über seine Erfahrung an diesem

Abend zu schreiben. Am nächsten Tag findet eine Folgesitzung statt, in der das Erlebnis ausführlich besprochen wird. Wenn mehrere Patienten am selben Tag Ketaminsitzungen haben, führen wir sie als Gruppentherapie durch. Wir versammeln diese Patienten am Tag vor der Behandlung und am Tag danach in einer Gruppe, denn wenn sie alle die Erfahrung teilen, ist sie in der Regel stärker.

Was die durch Ketamin ausgelösten spirituellen Erfahrungen betrifft, so ist es interessant, dass viele Menschen, die nie über Spiritualität oder den Sinn des Lebens nachgedacht haben, von Erfahrungen berichteten, von denen man nur in spirituellen Texten oder östlichen Lehren lesen kann. Zu Beginn einer Ketaminsitzung erleben die Betroffenen häufig die Trennung des Bewusstseins vom Körper und die Auflösung des Körper-Ichs. Für viele Patienten ist es eine tiefe Einsicht, dass sie ohne ihren Körper als reines Bewusstsein oder reiner Geist existieren können. Viele von ihnen sagten, dass sie aufgrund ihrer Erfahrung die christliche Vorstellung von der Trennung von Seele und Körper verstanden haben und dass sie nun glauben, dass ein Teil von ihnen nach dem Tod weiter existieren wird. In mehreren Fällen berichteten die Personen von einem Kontakt mit Gott, wobei es sich in der Regel nicht um eine anthropomorphe Figur handelt. Sie beschreiben einen Ozean aus strahlend weißem Licht, manchmal ein goldenes weißes Licht, das mit Liebe, Glückseligkeit und Energie erfüllt ist. Nachdem sie in ihr normales Bewusstsein zurückgekehrt sind, sind sie sich sicher, dass sie Kontakt mit einer höheren Macht hatten. Es gab auch mehrere Fälle, in denen Menschen Jesus Christus sahen, der sich ihnen näherte. Es scheint eine Ironie des Schicksals zu sein, dass so viele unserer Patienten durch ihre eigene Erfahrung zu einer spirituelleren Lebensauffassung bekehrt wurden, obwohl sie in einem Land leben, in dem die Menschen seit Generationen mit dem Atheismus erzogen wurden.

Eine zweite Beobachtung ist, dass viele Patienten von der Existenz anderer Dimensionen oder anderer Welten berichten, die parallel zu unserer sind. Sie berichten in der Regel, dass diese anderen Dimensionen genauso real oder realer erscheinen als unsere eigene. Einige Patienten erleben diesen ‹Ego-Tod› oder die Auflösung des individuellen Selbstbewusstseins, wie ich es erlebt habe. Natürlich benutzen sie diese Begriffe nicht. Sie sagen vielleicht: ‹Ich habe aufgehört zu existieren, ich bin verschwunden, und doch war etwas da. Es war, als wäre ich das ganze Universum oder der ganze Kosmos geworden›. In meiner Erfahrung hatte ich auch das Gefühl des Zusammenbruchs von Raum und Zeit, und ich fühlte wirklich, dass Raum und Zeit Illusionen waren. Es war, als ob ich zu einem einzigen Punkt ohne Raum und Zeit kollabiert wäre, und von diesem Punkt aus schien sich das ganze Universum zu manifestieren.

Eine weitere interessante Beobachtung, wenn auch nicht Gegenstand unserer Forschung, ist die Korrelation zwischen der Art der Persönlichkeit und der Art der Erfahrung unter Ketamineinfluss. Menschen, die sehr kontrolliert sind und Schwierigkeiten haben, loszulassen, oder die Probleme mit Beziehungen haben, machen oft negative Erfahrungen mit Ketamin. Für sie ist die Auflösung des individuellen Selbstbewusstseins furchtbar. Für andere Patienten, die entspannter und fähig sind, sich hinzugeben, die eine tiefe Liebesfähigkeit besitzen, ist die Erfahrung in der Regel glückselig, sogar ekstatisch.

Die Wirkung von Ketamin ist im Vergleich zu anderen psychoaktiven Substanzen einzigartig. Stanislav Grof hat die psychedelische Erfahrung und andere Erfahrungen mit veränderten Bewusstseinszuständen in drei Hauptkategorien eingeteilt: die psychodynamische Ebene, auf der sich die Menschen an vergangene Ereignisse ihres Lebens erinnern, insbesondere an Kindheitserinnerungen; die perinatale Ebene oder die Erinnerung an die Geburtserfahrung; und die transpersonale Ebene, zu der die mystische Erfahrung gehört. ‹Transpersonal› bezieht sich auf Erfahrungen, die über die eigene Persönlichkeit hinausgehen und die Überschreitung der räumlichen oder zeitlichen Grenzen des gewöhnlichen Bewusstseins beinhalten. Man kann auch mythologische Themen oder archetypische Figuren wie Götter oder Göttinnen erleben, oder die Erweiterung des Bewusstseins auf den gesamten Kosmos usw.

Ketamin unterscheidet sich von anderen Psychedelika dadurch, dass es in mittleren Dosen normalerweise nicht die psychodynamische Ebene anspricht. Stattdessen wird man fast in den transpersonalen Bereich ‹geschleudert›. Die anderen wichtigen Psychedelika, wie LSD und Meskalin, wirken allmählicher und sanfter, und in mittleren Dosen aktivieren sie in der Regel die psychodynamische Ebene. Um transpersonale Zustände hervorzurufen, sind normalerweise höhere Dosen dieser Substanzen erforderlich.

Die Wirkung von Ketamin hängt natürlich auch von der Dosierung ab. Bei niedrigen Dosen bleibt man in Kontakt mit der gewöhnlichen Realität, aber mit geschlossenen Augen kann man seltsame Bilder sehen. Dabei handelt es sich nicht um menschliche Gestalten, sondern meist um geometrische Formen wie Kugeln oder Dreiecke oder einfach um offene Räume.

Nach der Behandlung wird der Patient aus dem Krankenhaus entlassen. Alle zwei oder drei Monate sehen wir sie zu Nachuntersuchungen. Wir haben Daten über Patienten gesammelt, die sich nach einem einmonatigen Krankenhausaufenthalt einer ketamingestützten Psychotherapie unterzogen haben. Etwa 68 Prozent dieser Patienten bleiben ein Jahr lang nach der Behandlung nüchtern. Dies ist eine sehr hohe Erfolgsquote im Vergleich zu anderen Programmen für Alkoholismus. In der Kontrollgruppe, die sich aus Patienten zusammensetzte, die in derselben Klinik waren, das gleiche Durchschnittsalter hatten und sich im gleichen Entwicklungsstadium des Alkoholismus befanden, lag der Prozentsatz derer, die ein Jahr lang nüchtern blieben, bei etwa 45 bis 50 Prozent. Wir haben also statistisch bewiesen, dass die Erfahrung mit Ketamin sehr nützlich ist. Wir sind der Meinung, dass diese positiven Ergebnisse bei der Aufrechterhaltung der Nüchternheit nicht nur darauf zurückzuführen sind, dass es uns gelungen ist, eine gewisse Nüchternheit und eine tiefere Ablehnung des Alkohols zu erreichen, sondern dass sich auch die Werte, die Beziehungen und die Weltanschauung dieser Patienten verändert haben. Sie begannen, andere Ziele, andere Werte und andere Freuden in ihrem Leben zu sehen, und das war der Hauptgrund für ihre Nüchternheit. Für uns war dies viel interessanter als das begrenzte Problem, nüchtern zu bleiben.

Außerdem haben wir vor und nach der Ketaminbehandlung mehrere psychologische Tests durchgeführt. Wir haben die Patienten dem MMPI[37] unterzogen, und nach der Sitzung nahmen die Skalen, die Angst und Depression anzeigten, statistisch gesehen ab, obwohl diese Patienten nicht primär neurotisch oder depressiv waren. Die gleichen Ergebnisse wurden auch durch die Zung-Skalen für Angst und Depression bestätigt, aber wir waren an mehr als diesen klinischen Symptomen interessiert. Wir versuchten auch, die Veränderungen in den Werten und der Weltanschauung nach der Behandlung zu messen. Es war schwierig, ein Instrument zur Messung dieser Veränderungen zu finden, aber die beiden Skalen, die wir am nützlichsten fanden, waren der *Omega Life Changes Questionnaire* von Kenneth Ring und die *Self-Assessment Spirituality Scale* von Charles Whitfield. Kenneth Ring ist Professor für Psychologie an der Universität von Connecticut, der umfangreiche Forschungen über Nahtoderfahrungen durchgeführt hat, und er hat den Fragebogen zu Lebensveränderungen entwickelt. Er besteht aus etwa dreißig Fragen, die die Werte, Ziele und die Einstellung des Einzelnen zu materiellen Dingen usw. bewerten. Unsere Patienten zeigten die deutlichsten Veränderungen in genau dieser Skala. Den Ergebnissen dieses Fragebogens zufolge haben sie sich einer spirituelleren Weltanschauung zugewandt. Wir verwendeten auch die *Self-Assessment Spirituality Scale* von Charles Whitfield, einem amerikanischen Forscher, der versucht hat, Spiritualität in die Alkoholentwöhnung einzubringen. Darüber hinaus haben wir ein eigenes Instrument entwickelt, das so genannte ‹Repertory Grid›, das psychosemantische Felder misst. Es misst die Bedeutungen von Schlüsselwörtern wie Leben, Liebe, Tod, Verzweiflung, Jesus Christus, usw. Mit diesem Instrument können wir Veränderungen in der Einstellung des Patienten zu verschiedenen Aspekten des Lebens messen. Diese Skala zeigte auch, dass unsere Patienten zu einer umfassenderen, spirituelleren Weltsicht übergegangen sind.

Auch unsere anekdotischen Beobachtungen bestätigten diese Veränderungen. Einige Patienten begannen nach ihren Ketamin-Sitzungen Gedichte zu schreiben, während andere zu malen begannen. Viele von ihnen begannen, sich mehr mit der Natur verbunden zu fühlen, und berichteten beispielsweise, dass sie nach der Behandlung häufiger in die Natur gingen. Als einige Patienten zu ihren Familien zurückkehrten, bemerkten sie Probleme in ihren Beziehungen oder bestimmte Eigenheiten ihrer Ehepartner und Verwandten, die sie vor der Behandlung nicht kannten. Ketamin scheint die Fähigkeit zur distanzierten Beobachtung zu verbessern.

---

37 Minnesota Multiphasic Personality Inventory, Persönlichkeitstest der Psychiatrie und Klinischen Psychologie.

Ich möchte auch einige ungewöhnliche Anekdoten im Zusammenhang mit unserer Forschung erzählen. Etwa ein Jahr, nachdem wir mit unserer Studie begonnen hatten, erschien eine Gruppe von zwei Männern und einer Frau in unserem Krankenhaus, die sehr seltsam aussahen, seltsame Kleidung trugen und seltsam glänzende Augen hatten, die unscharf zu sein schienen. Sie nannten sich ‹Magier› und sagten, sie hätten bei ihren Meditationen und magischen Praktiken gespürt, dass in diesem Krankenhaus einige Menschen andere Seelen in die ‹Astralebene› schleuderten. Sie waren gekommen, um zu sehen, was wir taten, wie eine ‹Astralpolizei›. Bis dahin hatten wir die Ergebnisse unserer Arbeit nicht veröffentlicht, und nur wenige Fachleute wussten davon. Außerdem befindet sich dieses Krankenhaus in einem Vorort von St. Petersburg und ist nicht sehr bekannt. Also beschrieben wir unsere Arbeit und zeigten ihnen unser Krankenhaus. Sie waren begeistert! Sie erzählten uns auch, dass sie selbst Ketamin für ihre magischen Untergrundpraktiken verwendeten. Soweit ich unseren Gesprächen entnommen habe, ähnelt ihre Praxis in gewisser Weise der von Carlos Casteneda oder weist enge Parallelen auf. Sie waren in den Wald gegangen und hatten Kraftplätze und Kraftwerke gefunden, um dort zu meditieren. Diese Bekanntschaft war für uns nützlich, denn wie sich herausstellte, besaßen sie eine enorme Menge an psychedelischer Untergrundliteratur, die ins Russische übersetzt war. Als wir zum transpersonalen Paradigma übergingen, begannen wir mit der Literatursuche und schickten Anfragen an mehrere Bibliotheken, darunter auch an die Hauptstaatsbibliothek in Moskau. Obwohl sie diese Literatur wahrscheinlich hatten, war das zwei oder drei Jahre her, vor den Veränderungen in Russland, und sie schickten sie uns nicht. So gaben uns die Magier zum Beispiel Peter Staffords *Psychedelics Encyclopedia*. Später gab es eine weitere interessante Episode mit diesen Magiern. Einer der Männer erzählte mir, dass sie auch Pilze verwendeten, die in den Wäldern in der Nähe von St. Petersburg wuchsen, um psychedelische Zustände hervorzurufen. Zuerst glaubte ich ihm nicht, aber er gab mir ein getrocknetes Exemplar, und ich identifizierte es in der *Psychedelics Encyclopedia* als *Psilocybe semilanceata.*

Bislang wurden insgesamt etwa 400 Patienten mit dieser Methode behandelt. Unsere Ergebnisse zeigen, dass die ketamingestützte Psychotherapie bei der Behandlung von Alkoholismus deutlich wirksamer ist als die nichtmedikamentöse Standardpsychotherapie. Darüber hinaus führt die ketamingestützte Psychotherapie zu positiven Veränderungen im Leben, die über das begrenzte Ziel der Aufrechterhaltung der Nüchternheit hinausgehen und tief greifende Veränderungen der Werte, der Beziehungen und der Weltanschauung einschließen. In naher Zukunft planen wir, unsere Arbeit mit alkoholkranken Patienten fortzusetzen und diesen Ansatz mit neurotischen Patienten durch wiederholte Ketaminsitzungen weiterzuentwickeln» (KUNGURTSEV 1991)[38].

38 Nachgedruckt aus der Herbstausgabe 1991 des Bulletins der Albert Hofmann Stiftung.

Soweit also die Erkenntnisse Igor Kungurtsevs von Anfang der 1990er Jahre. Wie deutlich später herausgefunden wurde, kann Ketamin dabei helfen, das «Suchtgedächtnis» bei Konsumgebrauchsstörungen bzw. Abhängigkeitsmustern umzuprogrammieren und damit schädlichen Alkoholkonsum reduzieren. Dies fand eine Studie mit starken gewohnheitsmäßigen Biertrinkern heraus (Das et al. 2019). Bei einer Abhängigkeit handelt es sich im Grunde um ein erworbenes dysfunktionales Verhalten. Fachleute sprechen von «Maladaptive Reward Memories», also maladaptiven Erinnerungen, die bei Alkoholkranken den Griff zur Flasche katalysieren. Es ist also sozusagen die Vorfreude auf die Droge, in dem Fall den Alkohol, die Gedankenmuster bezüglich des bevorstehenden Genusses eines Bieres werden als positiv empfunden.

Im Rahmen der Studie bekamen die Probanden an Tag 1 ein Bier, das sie nach Lösung einer Aufgabe trinken durften. Die Aufgabe bestand darin, Bilder von alkoholischen und nicht-alkoholischen Getränken anzusehen und zu bewerten, wie groß ihre Vorfreude auf das zu erwartende Glas Bier ist. Tag 2 verlief genauso, nur wurde den Probanden nach Lösen der Aufgabe das versprochene Bier verwehrt. An Tag 3 erhielten die Teilnehmer nach erfolgter Aufgabenlösung eine Ketamin-Infusion, anstatt des Bieres. «Die Ketamin- und Placebokonzentrationen wurden mit Hilfe eines pharmakokinetischen (Domino-)Infusionsmodells 30 Minuten lang auf 350 ng/dl gehalten» (ebd.). Eine zweite Probandengruppe erhielt die intravenöse Ketamin-Infusion, ohne dafür Aufgaben lösen zu müssen, die Kontrollgruppe ein Placebo. Bei allen mit Ketamin behandelten Probanden gingen Konsum und Craving deutlich zurück, was zum Teil für bis zu neun Monate anhielt. Die Teilnehmer aus Gruppe 1 konnten ihren Konsum dauerhaft um etwa die Hälfte verringern. Die Effektivität sei umso besser, je höher der Ketaminspiegel zum Zeitpunkt der Sitzung ist (ebd.).

Ketamin wird außerdem unterstützend zur Behandlung von anderen Substanzkonsumstörungen verwendet (Ezquerra-Romano et al. 2018; Jones et al. 2018; Worrell und Gould 2021). Eine Review von 2018 untersuchte sieben entsprechende Studien zum Thema, zwei davon beschäftigten sich mit alkoholkranken Patienten, zwei mit Kokain- und vier mit Opioidabhängigkeiten (Jones et al. 2018). Die Probanden der placebokontrollierten Studien wurden jeweils im Rahmen einer Psychotherapie mit geringen (0,2 mg/kg KG) bis höheren Dosen (2,5 mg/kg KG) Ketamin behandelt, größtenteils per intravenöser Infusion. «Die Ergebnisse deuten darauf hin, dass Ketamin die Abstinenz von mehreren missbräuchlichen Substanzen erleichtern kann, und rechtfertigen eine breitere Untersuchung in der Suchtbehandlung» (ebd.).

2020 untersuchten Forscher mit einer Pilotstudie die Wirksamkeit von Ketamin bei der Behandlung von alkoholabhängigen Probanden. Die Wissenschaftler wollten wissen «ob eine einmalige subanästhetische Infusion von Ketamin, die Erwachsenen mit Alkoholabhängigkeit verabreicht wurde, die an einer Motivationssteigerungstherapie teilnehmen, das Trinkverhalten beeinflusst» (Dakwar et al. 2020). Dazu erhielten die Probanden nach einer fünfwöchigen ambulanten Therapie und nach dem Zufallsprinzip eine 52-minütige intravenöse Verabreichung von Ketamin (0,71 mg/kg), die Kontrollgruppe erhielt das Benzodiazepin Midazolam (0,025 mg/kg). Die Probanden «konsumierten vor der Teilnahme an der Studie durchschnittlich fünf Getränke pro Tag. Ketamin erhöhte die Wahrscheinlichkeit der Abstinenz signifikant, verzögerte die Zeit bis zum Rückfall und verringerte die Wahrscheinlichkeit von Tagen mit starkem Alkoholkonsum im Vergleich zu Midazolam. Die Infusionen wurden gut vertragen, kein Teilnehmer wurde aufgrund von unerwünschten Ereignissen aus der Studie ausgeschlossen» (ebd.). Die Forscher schlussfolgern aus der Untersuchung, dass eine «einmalige Ketamininfusion das Trinkverhalten von Personen mit Alkoholabhängigkeit, die an einer motivationsfördernden Therapie teilnahmen, verbesserte. Diese vorläufigen Daten deuten auf neue Wege in der integrierten pharmakotherapeutischen und verhaltenstherapeutischen Behandlung der Alkoholabhängigkeit hin» (ebd.).

Auch die **anxiolytischen Qualitäten des Ketamins** wurden früh in zwei Studien untersucht (Sappington et al. 1977+1979). Das Ziel der Studien war, «die Rolle der physiologischen Erregung bei der Therapie der induzierten Angst[39] zu bewerten» (Sappington et al. 1979), die auch mit depressiven Symptomen einhergehen kann. Hierfür wurden 21 normale Probanden (Schüler) «entweder einer konventionellen induzierten Angst, einer induzierten Angst, die durch das Medikament Ketamin während der Erregung ergänzt wurde, oder einer unbehandelten Gruppe zugeteilt. Die Ketamingruppe war der konventionellen Gruppe überlegen, die wiederum der Gruppe ohne Behandlung bei der Verringerung des negativen Affekts in Stresssituationen überlegen war. Der größte Teil der Verringerung betraf den depressiven Affekt» (ebd.).

39 Zu Studienzwecken bewusst herbeigeführte Angst in Probanden oder Versuchstieren.

Es ist ein Fallbericht eines 44-jährigen männlichen Hospizpatienten bekannt, der unter schweren chronischen Angstzuständen und Depressionen sowie komorbiden körperlichen Erkrankungen litt, die chronische Schmerzen verursachten. Alle Behandlungsansätze waren erfolglos geblieben. «Eine einzige niedrig dosierte (0,5 mg/kg) subkutane Testinjektion von Ketamin führte jedoch zu einer dramatischen Linderung dieser Symptome für 80 Stunden» (McNulty und Hahn 2012). Um diesen Erfolg aufrechtzuerhalten, stellten die Therapeuten eine aromatisierte orale Ketaminlösung her (40 mg/5 ml), «die nicht im Handel erhältlich ist (...). Durch die Aromatisierung der Lösung wird der bittere Geschmack von Ketamin überdeckt und die Behandlung schmackhaft gemacht. Wir haben festgestellt, dass Ketamin eine gut verträgliche und wirksame Behandlung für die Trias aus schweren Angstzuständen, chronischen Schmerzen und schweren Depressionen bei einem Hospizpatienten mit mehreren Begleiterkrankungen darstellt» (ebd.).

Eine neuere Studie von 2018 befasste sich mit der Effektivität einer Ketamin-unterstützten Therapie bei Sozialphobien (Taylor et al. 2018). Die Forscher führten eine «doppelblinde, randomisierte, placebokontrollierte Crossover-Studie an 18 Erwachsenen mit sozialphobischer Angststörung durch und verglichen die Auswirkungen von intravenösem Ketamin (0,5 mg/kg über 40 Minuten) und Placebo (normale Kochsalzlösung) auf die Symptome der Sozialphobie. Die Ketamin- und Placebo-Infusionen wurden in zufälliger Reihenfolge verabreicht, wobei zwischen den Infusionen eine 28-tägige Pause eingelegt wurde. Die Bewertung der Ängstlichkeit wurde 3 Stunden nach der Infusion vorgenommen und 14 Tage lang verfolgt» (ebd.). Die Ergebnisse «stehen im Einklang mit früheren Arbeiten, die darauf hindeuten, dass Ketamin bei Patienten mit schweren Depressionen anxiolytische Wirkungen hat (...). (...) Darüber hinaus ergab eine 2017 durchgeführte Studie[40] mit 12 Erwachsenen mit generalisierter Angststörung und/oder sozialer Angst, dass Ketamin die Angstsymptome reduzierte; allerdings handelte es sich um eine Open-Label-Studie und es gab keine Placebo-Kontrolle (...). Bemerkenswert ist, dass in unserer Studie die Gesamtstichprobe trotz der Verringerung der Symptome nach der Ketaminbehandlung weiterhin mäßige soziale Angstsymptome aufwies. Zwei der sechs Ketamin-Responder

40 Glue et al. 2017

wiesen 24 Stunden nach der Ketamin-Infusion immer noch mäßige soziale Angstsymptome auf, die mit dem LSAS[41] gemessen wurden. Darüber hinaus führte Ketamin in unserer Studie nicht zu einer signifikanten Verbesserung der depressiven Symptome. Mehrere Studien haben die Wirksamkeit von Ketamin bei behandlungsresistenten Depressionen nachgewiesen (...). Die mangelnde Wirksamkeit in unserer Studie ist wahrscheinlich darauf zurückzuführen, dass die meisten Patienten in unserer Studie eine leichte bis mittelschwere Depression hatten, im Gegensatz zu den schwereren behandlungsresistenten schweren Depressionen, die in klinischen Ketaminstudien untersucht wurden» (ebd.).

Off-Label bei psychiatrischen Störungen

Eine Umfragearbeit von 2017 untersuchte den klinischen Off-Label-Gebrauch von Ketamin bei psychiatrischen Störungen. Die Daten wurden mithilfe eines Fragebogens erhoben, der von 57 Ärzten ausgefüllt wurde, die entsprechende Patienten mit Ketamin behandeln. Die hauptsächlichen Erkrankungen, die von den teilnehmenden Medizinern mit intravenösem, oralem oder intranasalem Ketamin behandelt werden, sind schwere depressive Störungen, bipolare Störungen und Posttraumatische Belastungsstörungen (PTBS). Die Autoren kommen zu dem Schluss, «dass der Einsatz von Ketamin bei psychiatrischen Störungen im klinischen Umfeld dringend weiter erforscht werden muss, um evidenzbasierte Behandlungsschemata und die Sicherheit der Langzeitanwendung zu ermitteln» (Wilkinson et al. 2017a).

Ketamin im Bolus?

In einer Review (Meta-Analyse) über die «mit Ketamin assoziierten psychopathologischen Ergebnisse bei gesunden Freiwilligen und Patienten mit Schizophrenie», die 725 gesunde Probanden umfasste (73,6 % männlich), die Ketamin- und Placebobedingungen ausgesetzt waren, «wurde festgestellt, dass die akute Verabreichung von Ketamin mit schizophrenieähnlichen oder psychotomimetischen Symptomen in Verbindung gebracht wird, wobei die positiven Symptome stärker zunahmen als die negativen, und wenn ein Bolus verabreicht wurde. Diese Ergebnisse legen nahe, dass Bolusdosen bei der therapeutischen Anwendung von Ketamin vermieden werden sollten, um das Risiko der Auslösung vorübergehender positiver (psychotischer) Symptome zu minimieren» (Beck et al. 2020). Weitere Erkenntnisse der Review:

- Razemisches Ketamin und S-Ketamin waren bei den gesunden Teilnehmern mit einem statistisch signifikanten Anstieg der vorübergehenden Psychopathologie verbunden.
- Zwischen den analysierten Studien bestand eine erhebliche Inkonsistenz der Ergebnisse.
- Ein Bolus mit anschließender Dauerinfusion erhöhte die Assoziation von Ketamin mit positiven Symptomen im Vergleich zur alleinigen Infusion.
- Für eine Meta-Analyse der Untersuchungen zur Schizophrenie standen nicht genügend Studien zur Verfügung (ebd.).

---

41 Liebowitz Social Anxiety Scale, Fragebogen zur Beurteilung des Schweregrads einer sozialen Phobie.

Forscher befassten sich mit dem therapeutischen Nutzen von Ketamin bei **Posttraumatischen Belastungsstörungen (PTBS)** (Feder et al. 2014). In die randomisierte, doppelblinde Crossover-Studie zum Vergleich von Ketamin mit einer aktiven Placebo-Kontrolle (Midazolam) wurden 41 Patienten mit chronischer PTBS im Zusammenhang mit einer Reihe von Traumata aufgenommen. Die Probanden erhielten eine intravenöse Infusion von Ketaminhydrochlorid (0,5 mg/kg) bzw. Midazolam (0,045 mg/kg), um die Effektivität und «Sicherheit einer einzelnen intravenösen subanästhetischen Dosis von Ketamin zur Behandlung von PTBS und damit verbundenen depressiven Symptomen bei Patienten mit chronischer PTBS» zu untersuchen (ebd.).

> «Die Infusion von Ketamin führte im Vergleich zu Midazolam 24 Stunden nach der Infusion zu einer signifikanten und raschen Verringerung des Schweregrads der PTBS-Symptome (...). Eine stärkere Verringerung der PTBS-Symptome nach der Behandlung mit Ketamin war sowohl in der Crossover-Analyse als auch in der Analyse des ersten Zeitraums zu beobachten und blieb auch nach Anpassung an den Ausgangswert und den Schweregrad der depressiven Symptome über 24 Stunden signifikant. Ketamin wurde auch mit einer Verringerung der komorbiden depressiven Symptome und mit einer Verbesserung des klinischen Gesamtbildes in Verbindung gebracht. Ketamin wurde im Allgemeinen gut vertragen, ohne dass klinisch signifikante anhaltende dissoziative Symptome auftraten» (ebd.).

Zukunftsmusik: Telemedizin und Ketamin – die Kombination von elektronischer bzw. Internet-basierter Kognitiver Verhaltenstherapie, also der therapeutischen Interaktion zwischen Patient und Therapeut per E-Mail, Chat, Messenger etc., und Ketamin-Medikation wird derzeit auf ihre Tauglichkeit und Anwendbarkeit für Patienten mit refraktärer PTBS hin untersucht, was eine interessante künftige Option der Telemedizin sein könnte (Philipp-Muller et al. 2021).

Ob Ketamin auch bei **Anorexie** (Anorexia nervosa, Magersucht) hilfreich ist, untersuchten Forscher der Universität Cambridge im Vereinigten Königreich Ende der 1990er Jahre an jungen Frauen, und dies mit guten Ergebnissen (Mills et al. 1998). «In der Studie wurden Ketamin-Infusionen zur Behandlung von 15 Patientinnen mit einer langen Vorgeschichte von Essstörungen eingesetzt, die alle chronisch und resistent gegenüber verschiedenen anderen Behandlungsformen waren. Neun Patientinnen, die auf die Behandlung mit Ketamin-Infusionen ansprachen, zeigten eine anhaltende Remission» (Kolp et al. 2007; Mills et al. 1998). 2021 trug ein

Forschungsteam in einer Reviewarbeit die bisherigen Erkenntnisse zusammen, inwieweit Ketamin zur Behandlung von Anorexie in Kombination mit psychiatrischen Komorbiditäten (Depressionen, Angststörungen, Sozialphobie, PTBS etc.) nützlich sein kann (KEELER et al. 2021). «Ketamin hat sich als wirksame Behandlung für eine Reihe von psychiatrischen Störungen erwiesen, u.a. Depressionen, Angststörungen, Sucht und PTBS. In diesem Zusammenhang wurde es kürzlich zur Behandlung von behandlungsresistenten Depressionen als Nasenspray zugelassen» (ebd.).

Die Forscher sehen in der Auswertung diverse wichtige Gründe für die Anwendung von Ketamin bei Anorexia nervosa.

> «Ketamin kann die Neuroplastizität, die Neurogenese und das Hippocampusvolumen fördern und die Neuroinflammation abschwächen. Als schnell wirkendes Antidepressivum kann Ketamin auch Depressionen bei Patienten mit Anorexia nervosa verringern, die ein Behandlungshindernis darstellen können. In Kombination mit Therapien kann Ketamin auch die kognitive Flexibilität, Offenheit, Aufgeschlossenheit und Loslösung vom eigenen Ich fördern und gleichzeitig eine therapeutische Bindung herstellen. Bei der Behandlung von Anorexia nervosa mit Ketamin sind jedoch bestimmte Sicherheitsaspekte zu beachten» (ebd.).

Auch auf **suizidales Verhalten** bzw. entsprechende Tendenzen soll Ketamin sich positiv auswirken können. Immerhin liege die klinische Wirksamkeit von intravenösem Ketamin bei der Verringerung von Suizidgedanken zwischen 29 % und 79 % (ZHANG et al. 2016). Die Ergebnisse einer Reviewarbeit von 2018, die zehn randomisierte klinische Studien (2002 bis 2018) über die «Wirkung von Ketamin und Esketamin auf Selbstmordgedanken und -risiken» auswertete, zeigen «eine bemerkenswerte und schnelle Wirksamkeit von Ketamin und Esketamin (innerhalb von 24 Stunden bei mehr als der Hälfte der Patienten und mit einem Nutzen, der bis zu einer Woche anhält) bei der Verringerung von Suizidgedanken bei Patienten mit Major-Depression, bipolarer Depression, Krebs oder anderen Erkrankungen. Die häufigsten unerwünschten Wirkungen von Ketamin wurden in klinischen, randomisierten Studien nicht als problematisch angesehen, auch wenn dissoziative und psychotomimetische Nebenwirkungen bei Ketamin häufiger auftraten als bei den Vergleichsmedikamenten (Midazolam oder Placebo)» (DE BERARDIS et al. 2018). Die Forscher schlussfolgern weiter, dass «der Wirkmechanismus von Ketamin bei der Behandlung von suizidgefährdeten Patienten mehrere Wege [umfasst], doch scheint vor allem das glutamaterge

System eine zentrale Rolle zu spielen (...). Es wird vermutet, dass eine Dysregulation der Glutamat-Neurotransmission die Grundlage für kognitive Verzerrungen bei Suizidpatienten sein könnte, was die Vorteile einer Ketaminbehandlung erklären würde» (ebd.).

Die offene Pilotstudie *Oral Ketamine Trial on Suicidality* mit 32 erwachsenen Probanden zwischen 22 und 72 Jahren untersuchte die Wirksamkeit von oralem Low-Dose-Ketamin bei chronischer Suizidalität über einen Zeitraum von sechs Wochen hinweg (Can et al. 2021). Der Anteil an weiblichen Probanden betrug 53 %. Gewöhnlich werden suizidale Patienten mit intravenösem Ketamin behandelt. In diesem Fall erhielten die Patienten eine Initialdosis von 0,5 mg/kg KG auf oralem Weg. Höchstdosierung waren 3 mg/kg KG. Die Suizidalität und die depressiven Symptome wurden anhand des BSS-Fragebogens (Beck Scale for Suicide Ideation) sowie überdies mithilfe von standardisierten Skalen eruiert. Die Studie zeigte, dass 69 % der Probanden innerhalb der sechs Behandlungswochen eine signifikante klinische Verbesserung ihres Zustands erreichen konnten. Bei 50 % der Studienteilnehmer hatte die Verbesserung der suizidalen Tendenzen auch vier Wochen nach der Behandlung noch Bestand (ebd.). Somit ist die orale Applikation ebenso wirksam wie die intravenöse.

Ab den 2000er Jahren – genauer seit Publikation der ersten placebokontrollierten und doppelverblindeten Studie zur antidepressiven Wirkung von Ketamin (Berman et al. 2000) wie auch einer weiteren randomisierten, placebokontrollierten, doppelblinden Crossover-Studie (Zarate et al. 2006) mit der Fragestellung, «ob mit einem Antagonisten am N-Methyl-D-Aspartat-Rezeptor bei Patienten mit schweren Depressionen eine schnelle antidepressive Wirkung erzielt werden kann» – fokussierte sich das Interesse der Psychiater und Psychologen auf genau diesen Einsatzbereich. Zur Geschichte der Verwendung von Ketamin als Antidepressivum siehe unten ab Seite 110.

Esketamin ist eine potenzielle **Modellsubstanz** für die **Schizophrenie-Forschung**, weil es «in subanästhetischen Dosen bei gesunden Probanden Verhaltensveränderungen verursachen kann, die vergleichbar mit dem Zustand einer akuten Psychose sind» (Müller 2021). Dies begründet sich in einer reduzierten funktionellen Konnektivität im Salienznetzwerk des Gehirns (ebd.). Beim Salienznetzwerk handelt es sich vereinfacht ausgedrückt um «eine Gruppe von Hirnregionen, die beim Wechsel zwischen Verhaltensweisen eine Rolle spielen könnte»[42]. Ketamin-Razemat wird nicht nur zur Untersuchung der schnellen antidepressiven Wirkung bei Mäusen verwendet, sondern in höheren Dosierungen (6 mg/kg KG) ebenfalls als Tiermodell für Schizophrenie, «wobei ein Verlust der Myelinscheide10[43] diskutiert wird» (Weckmann 2018).

42 www.mpg.de/18043298/neuro_jb_2021, 30.10.2023

43 Auch Axonscheide, Markscheide = isolierende Schicht peripherer Nervenzellen, die die Weiterleitungsgeschwindigkeit erhöht.

Ketamin-gestützte Psychotherapie (KAP)

In den 2000ern beschäftigte sich eine steigende Anzahl an Therapeuten mit Ketamin als Psychotherapeutikum und Hilfsmittel und die Ketamin-gestützte Psychotherapie (KAP; *Ketamine Assisted Psychotherapy*), die «theoretisch auf den Prinzipien der Psychedelischen Therapie beruht», entstand (Mathai et al. 2022; Dames et al. 2022; Dore et al. 2019; Early 2014; Halstead et al. 2021; Kolp et al. 2006+2007; Ragnhildstveit et al. 2021). Daher sind bei dieser Form der substanzgestützten Psychotherapie auch Faktoren wie Set und Setting von Relevanz – im Gegensatz zu Ansätzen des «biochemischen Paradigmas», das postuliert, dass die therapeutischen Effekte des Ketamins allein auf biochemischen Mechanismen beruhen (s.u. Seite 122). Die KAP setzt dagegen voraus, dass mithilfe des Ketamins ein für die Psychotherapie nutzbringender veränderter Bewusstseinszustand – eine Psycholyse – erreicht wird («psychotherapeutisches Paradigma») und integriert eine «Strategie der Dosiseskalation, um verschiedene Trancezustände zu erreichen, die sich bis hin zu vollständigen außerkörperlichen Erfahrungen steigern» («psychedelisches Paradigma») (Bennett et al. 2022; Dore et al. 2019; Kolp et al. 2014).

Mit niedrig dosiertem Ketamin verfolgen Therapeuten im Rahmen der KAP zwei Ziele: Zum einen die Abreaktion und Aufarbeitung vergangener entwicklungsbedingter und spezifischer Traumata, zum anderen einen neuen Geisteszustand, «der frei von der Vergangenheit und ihren zwanghaften Belastungen ist und eine neue und unmittelbare Erfahrung des Selbst und der Verbindung ermöglicht. Dies beruht auch auf der Fähigkeit von Ketamin, die Stimmung zu verbessern, oder besser gesagt, depressive und zwanghafte Bewusstseinszustände zumindest teilweise hinter sich zu lassen, und zwar für die Dauer der Verabreichung und häufig auch noch nach der Sitzung. Die Patienten erleben oft weniger Angst und einen aufkommenden Optimismus innerhalb des neuen, freieren Geisteszustandes, der durch die Erfahrung hervorgerufen wird. Wir ergreifen Maßnahmen, um dieses befreitere Bewusstsein zu verankern, indem wir das Festhalten und Wiederholen von Einsichten und Wesensaussagen betonen, die als Erinnerung dienen können, um für Veränderungen wach zu bleiben. Und weil wir mit ‹Geisteszuständen› als solchen arbeiten, können wir mit dieser neuen

Offenheit und emotionalen Flexibilität jene ausgelösten Geisteszustände hervorheben und betonen, die wir oft als unser unvermeidliches, festes Selbst betrachten» (Wolfson 2016a).

Die Therapeuten sind «der Ansicht, dass Ketamin Patienten mit einer Vielzahl von Diagnosen zugutekommen kann, wenn es zusammen mit einer Psychotherapie verabreicht wird und seine psychedelischen Eigenschaften genutzt werden, ohne dass ein intravenöser Zugang erforderlich ist. Seine seit Jahrzehnten bewährte Sicherheit macht es ideal für die Anwendung in der Praxis und unter Aufsicht zuhause. Die einzigartige Erfahrung, die Ketamin mit seinen biologischen, erfahrungsbezogenen und psychologischen Auswirkungen ermöglicht, wurde auf die Optimierung der Behandlung in der Praxis zugeschnitten und zu einer Methode weiterentwickelt, die wir als Ketamin-gestützte Psychotherapie (KAP) bezeichnen» (Dore et al. 2019).

Eine zusätzliche therapeutische Option ist die Durchführung einer Verhaltenstherapie nach der psychoaktiven Erfahrung mit Ketamin. «Bei dieser Strategie wird davon ausgegangen, dass Ketamin über den Zeitraum seiner unmittelbaren psychoaktiven Wirkung hinaus ein Zeitfenster mit erhöhter Neuroplastizität und anderen neuronalen Anpassungen schafft, die kognitive und verhaltensbezogene Interventionen erleichtern» (Mathai et al. 2022; Dakwar und Nunes 2016; Wilkinson et al. 2019; Hasler 2020). Neuroplastizität meint, vereinfacht erklärt, die Fähigkeit des Gehirns, durch Input und wiederholtes Training und nicht nur durch biochemische Prozesse veränderbar zu sein. Damit würde Ketamin die Rolle eines «Psychoplastogens» erfüllen (Mathai et al. 2022). Hier haben wir es mit einem Paradoxon zu tun, denn «Ketamin [erhöht] die Neuroplastizität, obwohl es NMDA-Rezeptoren blockiert, einen entscheidenden Vermittler der Plastizität» (Krystal et al. 2019; Krystal et al. 2013; Duman et al. 2016).

Die Behandlungen der KAP werden in der Regel mit intramuskulären und/oder sublingualen Applikationen durchgeführt. «Das Ziel der intramuskulären Ketaminbehandlung ist es, einen nicht-alltäglichen (‹veränderten›) Bewusstseinszustand zu schaffen, um tiefgreifende transpersonale (‹transzendentale›, ‹mystische›, ‹spirituelle›, ‹religiöse›) Gipfelerlebnisse zu ermöglichen» (Wolfson 2016b).

Zur Vorbereitung und Dosisfindung werden die Patienten zuweilen mit sublingualem Ketamin in Form von Lutschtabletten behandelt, wobei bei manchen Patienten diese Tabletten bereits ausreichen, um den gewünschten psychotherapeutischen Effekt zu erzielen. «Der Zweck der sublingualen Ketamin-Lutschtabletten-Sitzungen besteht darin, eine robuste antidepressive oder andere Wirkung zu erzielen (PTBS usw.), die oft mit der Zeit durch wiederholte Verabreichung der Lutschtabletten eintritt. Bei manchen Personen können die Lutschtabletten zusammen mit den i.m.-Sitzungen[44] verabreicht werden, aber für viele andere kann die Erfahrung mit den Lutschtabletten durchaus ausreichend und heilend sein. Die sublinguale Methode ist in ihrer Wirkung der intravenösen Methode gleichwertig und viel weniger teuer und umständlich» (ebd.).

Eine Fallstudie von 2023 berichtet von einem 61 Jahre alten Patienten mit schweren Depressionen, insbesondere durch lebenslange Selbstzweifel und übermäßige Selbstkritik, die ihn seit seinem 21. Lebensjahr begleiten und über die Jahre behandlungsresistent geworden sind (YEUNG et al. 2023). Der Mann versuchte schließlich eine KAP, in der Hoffnung, hierdurch schnelle Resultate erzielen zu können.

In seiner ersten Ketaminsitzung erhielt er eine 100-mg-Lutschtablette, gefolgt von einer weiteren 100-mg-Lutschtablette nach 20 Minuten, die der Patient selbst verlangte. Diese Behandlung bewirkte nach Angaben des Patienten eine zwar insgesamt positive Erfahrung, war aber auch von Zweifeln, «etwas falsch zu machen», und leichtem Misstrauen gegenüber den Therapeuten geprägt. Die zweite KAP-Session wurde mit initialen 50 mg intramuskulär und einem Booster von weiteren 30 mg (15 Minuten später) veranstaltet, «mit dem Ziel, eine tiefere Bewusstseinsveränderung und eine Lockerung der Ich-Grenzen zu erreichen. Er vertrug die beiden Dosen gut und berichtete über keine Nebenwirkungen. Er wirkte während der gesamten Erfahrung recht entspannt und blieb offenbar bis zum Ende, als die Wirkung des Ketamins nachließ, in einem inneren Raum ohne Interaktion mit den Therapeuten.

In der Erholungsphase nach der zweiten Ketaminbehandlung gab er wiederholt an, dass die Erfahrung sehr positiv und entspannend war und dass er sich bemühte, loszulassen, ‹mit dem Strom zu schwimmen› und nicht ängstlich zu werden. (...) Er erinnerte sich an einen Traum, in dem er sich mit seinem Vater unterhielt, der (in dem Traum) eine bedrohliche Gestalt war» (ebd.). Im Rahmen der Integration nach der zweiten Sitzung berichtete der Patient, «dass er keine dauerhaften Veränderungen feststellen konnte und dass er von den KAP-Sitzungen nicht profitiert hatte» (ebd.).

44 i.m. = intramuskulär

Ketamin für Indigene?
2021 hat sich ein Forschungsteam die Frage gestellt, ob eine Ketamin-unterstützte Psychotherapie eventuell auch innerhalb indigener Ethnien zur Anwendung kommen könnte. «Die Ketamintherapie in Verbindung mit einer kulturell angepassten, traumainformierten Psychotherapie im Rahmen einer kulturübergreifenden Partnerschaft könnte einen entscheidenden Schritt zur Operationalisierung und Optimierung der Behandlungseffektivität in verschiedenen Bevölkerungsgruppen darstellen und eine Grundlage für eine verbesserte Lebensqualität für indigene Völker bieten» (Muscat et al. 2021). Nach Ansicht der Forscher könnte sich eine Psychotherapie in Kombination mit Ketamin «in einzigartiger Weise in ein indigenes Gesundheitssystem integrieren lassen, da die therapeutischen Wirkungen von Ketamin auf mehrere neuropsychologische, physiologische, biologische und verhaltensbezogene Systeme einwirken, die durch intergenerationale komplexe Entwicklungstraumata geschädigt wurden. Ketamin hat das Potenzial, als zentrale Behandlungsmodalität zu dienen, um die herum kulturell engagierte Behandlungsansätze organisiert werden könnten, da die kurze Veränderung des normalen Wachbewusstseins in vielen indigenen Gesellschaften bereits ein vertrautes und wesentliches Element der Heilungskultur ist. In indigenen Gemeinschaften besteht ein großer Bedarf und Wunsch nach einer respektvollen und heiligen Partnerschaft zur Förderung effektiverer psychischer Gesundheitsergebnisse und einer besseren Lebensqualität» (ebd.).

Psychedelische Ketamin-Psychotherapie (KPP) / Psychedelische Ketamintherapie (KPT)

Mit einer Verquickung psychoanalytischer Techniken, schamanischer Rituale und subanästhetischer Dosierungen Ketamins entwickelte der mexikanische Psychiater Salvador Roquet schon Anfang der 1970er Jahre einen neuen «Ansatz für Psychedelische Psychotherapie (...). Er setzte dieses Verfahren hauptsächlich zur Behandlung neurotischer Patienten ein, obwohl er auch einige Erfolge bei Persönlichkeitsstörungen und ausgewählten psychotischen Patienten beschrieb» (Kolp et al. 2007; Roquet 1974). Schon 1973 nutzte Roquet Ketamin für zwei Zwecke: «1) zur Erzeugung einer eigenständigen psychedelischen Erfahrung und 2) als auflösendes und erdendes Mittel in einer Reihe von anderen Sitzungen. Er verwendete es in einer schrittweisen Folge, wobei drei Verabreichungen während eines 24-stündigen Gruppenprozesses als eine Sitzung angesehen wurden» (Wolfson 2014). Dabei setzte Roquet «manchmal aversive Reize ein, um bei seinen Patienten psychologisch schwierige Bewusstseinszustände hervorzurufen, während sie unter dem Einfluss verschiedener Psychedelika wie psilocybinhaltigen Pilzen, Peyote, *Datura*, Ketamin und LSD standen. Im Jahr 1974 wurde Roquet wegen Drogenhandels und Verbrechen gegen die Gesundheit seiner Patienten angeklagt. Die Anklage wurde am 30. April 1975 nach einem Prozess vor dem Obersten Gerichtshof fallengelassen, in dem er für nicht schuldig erklärt wurde»[45].

Dr. Evgeny M. Krupitsky setzte Ketamin erstmals 1985 in der ehemaligen Sowjetunion zur Behandlung von Alkoholismus ein. Er entwickelte die *Ketamine Psychedelic Psychotherapy* (KPP), auch *Ketamine-Psychedelic-Therapy* (KPT) genannt, und «behandelte mehr als 1000 Patienten ohne Komplikationen. In einer seiner zahlreichen kontrollierten Studien blieben fast 70 % der mit Ketamin behandelten Patienten während einer einjährigen Nachbeobachtungszeit alkoholabstinent, während die Abstinenz in einer Kontrollgruppe, die mit einer traditionelleren Therapie behandelt wurde, nur 24 % betrug» (Kolp et al. 2007).

Seitdem erforschen Krupitsky und Kollegen am Leningrader Regionalzentrum für Alkohol- und Drogenabhängigkeitstherapie die Psychedelische Ketamintherapie zur Behandlung von Alkoholismus und Heroinabhängigkeit. Die Forscher kamen zu dem Schluss, «dass die KPT eine sichere und wirksame Behandlung von Alkoholismus und anderen Drogenabhängigkeiten, wie von Heroin und Ephedrin, sowie eine wirksame Behandlung von Posttraumatischen Belastungsstörungen, reaktiven neurotischen Störungen und Depressionen, vermeidenden Persönlichkeitsstörungen und eine gewisse Wirksamkeit bei der Behandlung von phobischen Neurosen, Zwangsneurosen und histrionischen[46] Persönlichkeitsstörungen darstellt» (ebd.; Krupitsky und Grinenko 1997).

In einer Review anlässlich des 10. Jahrestags der KPT fassen die Autoren zusammen, was es mit der Therapiemethode auf sich hat. Demnach besteht die KPT aus drei Phasen.

Phase 1 ist die vorbereitende Phase. «In dieser Phase wird mit den Patienten eine vorbereitende Psychotherapie durchgeführt. Während dieser psychotherapeutischen Sitzungen wird dem Patienten erklärt, dass die Behandlung seiner Alkoholabhängigkeit in einem besonderen Bewusstseinszustand herbeigeführt wird, in dem er tiefe Erfahrungen macht, die ihm helfen, die negativen Seiten und Folgen des Alkoholmissbrauchs und die positiven Seiten der Nüchternheit zu erkennen. Solche Erkenntnisse und einschneidenden Erlebnisse der negativen Aspekte des Alkoholismus und der positiven Seiten der Nüchternheit bewirken, dass der Alkoholmissbrauch in der Folge psychologisch nicht mehr akzeptiert wird und eine stabile Ausrichtung auf die Nüchternheit erfolgt» (Krupitsky und Grinenko 1997).

45 erowid.org/culture/characters/roquet_salvador/roquet_salvador.shtml, 30.10.2023

46 Die histrionische Persönlichkeitsstörung zeichnet sich durch einen extrovertierten, egozentrischen und übermäßig dramatisierenden Charakter aus.

Die **zweite Phase** stellt die eigentliche Ketaminbehandlung dar. Dabei wird dem Patienten zunächst Aethimizolum[47] (ein Antihistaminikum) und anschließend Bemegride (3-Ethyl-3-Methylglutarimid, ein ZNS-Stimulans und Antidot gegen Barbituratvergiftung) injiziert und dann Ketamin (Krupitsky et al. 1992). «Wir verwenden Ketamindosen von 2-3 mg/kg, i.m. Wir bevorzugen den intramuskulären Weg, weil die Wirkung allmählicher eintritt und die psychedelische Erfahrung länger anhält. Bei einer intravenösen Injektion hält die Wirkung nur etwa fünfzehn bis zwanzig Minuten an, während sie nach einer intramuskulären Injektion etwa fünfundvierzig Minuten bis eine Stunde anhält. Bemegride verstärkt die durch Ketamin hervorgerufenen emotionalen Erfahrungen und Visionen (Krupitsky et al. 1995), Aethimizolum fördert die stabile Fixierung von Erfahrungen im Langzeitgedächtnis (Smirnov und Borodkin 1979). Darüber hinaus handelt es sich bei beiden Medikamenten (Aethimizol und Bemegride) um Analeptika, die die kortikale Aktivität verstärken und somit die Möglichkeiten für einen psychotherapeutischen Dialog mit dem Patienten während der Ketaminsitzung erweitern. In den letzten Jahren sind wir dazu übergegangen, vor der KPT-Sitzung einen zentralen Kalziumkanalantagonisten (Nimodipin, 60 mg pro Tag, oral) zu verschreiben, um die Erinnerung der Patienten an ihre psychedelische Erfahrung zu verbessern, denn es wurde gezeigt, dass Kalziumkanalantagonisten die durch Ketamin bei Ratten hervorgerufenen Gedächtnisstörungen umkehren (Saha et al. 1990). In unserer speziellen Studie haben wir auch gezeigt, dass Nimodipin die Erinnerung an die Ketaminsitzung (an psychotherapeutische Vorschläge und psychedelische Erfahrungen) verbessert» (Krupitsky et al. 1995).

In der **dritten Phase** absolviert der Patient eine Gruppenpsychotherapie. Während dieser Sitzung besprechen und interpretieren die Patienten mit dem Psychotherapeuten die individuelle Bedeutung des symbolischen Inhalts ihrer therapeutischen Ketamin-Erfahrung. «Dieses Gespräch zielt darauf ab, dem Patienten zu helfen, einen Zusammenhang zwischen seiner psychedelischen Erfahrung und den Problemen seiner Persönlichkeit und seines Lebens (vor allem im Zusammenhang mit dem Alkoholmissbrauch) herzustellen und dadurch seinen Wunsch nach einem neuen, nüchternen Leben zu erkennen und zu festigen. Wir versuchen in dieser Phase auch, unseren Patienten zu helfen, neue Einstellungen zu sich selbst und zur Welt um sie herum, neue Werte und eine spirituellere Weltsicht zu akzeptieren, die durch die psychedelische Erfahrung mit Ketamin hervorgerufen werden. Die einzigartig tiefgreifende und kraftvolle psychedelische Erfahrung verhilft ihnen oft zu neuen Einsichten, die es ihnen ermöglichen, neue, oft unerwartete Bedeutungen, Werte und Einstellungen zu sich selbst und der Welt zu integrieren. Wir versammeln diese Patienten am Tag vor der Behandlung und am Tag danach in einer Gruppe, denn wenn sie alle die Erfahrung teilen, ist sie in der Regel noch stärker» (ebd.).

Die Untersuchungen der Autoren zu den der KPT zugrundeliegenden psychologischen Mechanismen haben ergeben, «dass die ketaminunterstützte psychedelische Therapie alkoholkranker Patienten eine Harmonisierung des Persönlichkeitsprofils des *Minnesota Multiphasic Personality Inventory* (MMPI), eine positive Veränderung des nonverbalen (meist unbewussten) Selbstkonzepts und der emotionalen Einstellungen zu

47 Etimizol (1-Ethyl-4-N,5-N-Dimethylimidazol-4,5-Dicarboxamid)

verschiedenen Aspekten des Selbst und anderer Menschen, positive Veränderungen der Lebenswerte und -ziele, wichtige Einsichten in den Sinn des Lebens und eine Steigerung des spirituellen Entwicklungsniveaus bewirkt. Am wichtigsten ist, dass diese psychologischen Veränderungen nachweislich einen nüchternen Lebensstil begünstigen. Die Daten aus biochemischen Untersuchungen zeigten, dass die pharmakologische Wirkung von KPT sowohl den monoaminergen als auch den opioidergen Neurotransmitter-Stoffwechsel beeinflusst, d.h. jene neurochemischen Systeme, die an der Pathogenese der Alkoholabhängigkeit beteiligt sind. Die Daten der computergestützten EEG-Analyse zeigten, dass Ketamin die Theta-Aktivität in den zerebrokortikalen Regionen von Alkoholikern erhöht» (ebd.).

Mittlerweile haben sich Mediziner und Therapeuten verschiedene Spielarten der Ketamintherapie ausgedacht. Beispielsweise die als **Ketamin-augmentierte Hypnotherapie (KAHT)** bezeichnete Kombination von Ketamininfusion und Psychotherapie, die u.a. bei Depressionen und Suizidalität Anwendung findet. Hier werden bis zu 0,5 mg/kg KG Ketamin als Infusion über einen Zeitraum von 40 Minuten appliziert (also handelt es sich im Grunde um die bekannte Ketamin-Infusionstherapie KIT[48]). Während der dissoziativ-psychedelischen Erfahrung wird der Patient hypnotherapeutisch und anästhesiologisch betreut und es gibt eine Nachbereitung. Im Vorfeld der Therapie soll mindestens eine psychotherapeutische Sitzung stattfinden.

Ein weiteres Beispiel sind die kombinierten **tDCS/Ketamin- und rTMS/Ketamin-Behandlungen**, die eine Facharztpraxis in Lüneburg anbietet. Hinter diesen kryptischen Bezeichnungen stecken die repetitive transkranielle Magnetstimulation (rTMS) und die transkranielle Gleichstromstimulation (tDCS; transcranial direct current stimulation), die jeweils in Kombination mit Ketamininfusionen durchgeführt werden. Diese wirken laut Webpräsenz des Anbieters «bio-physikalisch. Ketamin greift in die Biochemie des Hirnstoffwechsels, in die Regulation von Bio-Botenstoffen ein»[49]. Die Behandlungen sollen bei Depressionen (laut Website «immer häufiger in

48 Siehe hierzu den Abschnitt auf Seite 113.

49 ketaminpro.de, 30.10.2023

Kombination mit Minocyclin[50] und Botox[51]»), Angst- und Zwangsstörungen, Migräne, PTBS, Fibromyalgie, neuropathischem Schmerz und anderen Indikationen hilfreiche Dienste leisten.

Im Internet findet man kommerzielle Angebote, die teilweise obskur anmuten, wie z.B. das **Ketamin-Hypnose-Paket (KHP)**: «Sophie-Charlotte Adler entwickelte diese innovative Methode in der psychosomatischen Klinik ‹Instituto Dr. Scheib› auf Mallorca und hat mittlerweile schon über 500 Patient:innen in Spanien und Deutschland erfolgreich damit behandelt. Ihr Ketamin-Hypnose-Paket schafft ein **therapeutisches Erlebnis rund um die Ketamin-Infusion**. KHP beinhaltet eine psychologische Vorbereitung, eine hypnotherapeutische Begleitung während der Ketaminreise und eine Integrationssitzung nach der Erfahrung»[52]. Das therapeutische Erlebnis rund um Ketamin. Wenn das nicht mal aussichtsreiche Nachrichten sind. Urlaub auf Keta.

Ketamin-verstärkte Psychotherapie (KEP)

Eli Kolp aus den USA entwickelte auf Basis von Krupitskys KPT die *Ketamine-Enhanced Psychotherapy* (KEP), also die Ketamin-verstärkte Psychotherapie, zunächst zur Behandlung von Patienten, die unter Alkoholismus leiden (Kolp et al. 2007). «Wie die KPT-Technik von Krupitsky stützt sich auch die KEP-Behandlung von Kolp ausdrücklich auf die transpersonalen Effekte von Ketamin, um psychotherapeutische Veränderungen zu erleichtern» (ebd.). Daher arbeitete Kolp neben den Alkoholabhängigen auch mit terminalen Krebspatienten, die unter einer massiven Angst vor dem Sterben bzw. dem Tod litten.

«Aufgrund seiner Verwandtschaft mit Nahtoderfahrungen könnte Ketamin bei der Behandlung von Todesangst bei Menschen mit unheilbaren Krankheiten besonders hilfreich sein, da es die Möglichkeit bietet, eine direkte Erfahrung der persönlichen Existenz als nicht-physisches Wesen zu

50 Ein Antibiotikum aus der Gruppe der Tetracycline.

51 Botox (Botuliumtoxin) ist ein ein neurotoxisches Protein und wird nicht nur zur Glättung von Hautfalten, sondern auch zur Behandlung von Depressionen verwendet. Es hemmt vereinfacht gesagt die Kommunikation zwischen Gehirn und Stirnmuskel und vermindert damit die Rückkoppelung negativer Gefühlszustände.

52 www.acsmindworks.com/ketaminhypnosepaket, 30.10.2023

machen, die die Entscheidungsfindung und eine starke Veränderung der Einstellung zu Tod und Sterben durch Erfahrung unterstützt» (ebd.). Vom Herbst 1996 bis zum Frühjahr 1999 unterzogen sich mehr als 70 Patienten dieser Ketamin-Therapie in Kolps psychiatrischer Privatpraxis in den USA.

Psychotherapeutische Ziele der Ketaminbehandlung (Studien, Fallbeispiele); nach Mathai et al. 2022

Therapieziel	Quellen
Alkoholgebrauchsstörung	Dakwar et al. 2020; Grabski et al. 2022; Krupitsky et al. 1992; Krupitsky und Grinenko 1997
Cannabisgebrauchsstörung	Azhari et al. 2021
Heroingebrauchsstörung	Krupitsky et al. 2002+2007
Kokaingebrauchsstörung	Dakwar et al. 2019
Opioidgebrauchsstörung	Ocker et al. 2020
Posttraumatische Belastungsstörung (PTBS)	Pradhan et al. 2018; Shiroma et al. 2020
Bulimie	Ragnhildstveit et al. 2021
Zwangsstörungen, Obsessionen	Adams et al. 2017; Rodriguez et al. 2016
Depressionen, Major-Depression	Wilkinson et al. 2017b+2021
(Induzierte) Angst	Sappington et al. 1979
Mehrfachdiagnosen	Dames et al. 2022; Dore et al. 2019; Halstead et al. 2021; Khorramzadeh und Lofty 1973

Auch niedergelassene Ärzte, meist Hausärzte oder Psychiater, setzen in verschiedenen Ländern Ketamin zur Behandlung psychologischer bzw. psychiatrischer Probleme ein (Kolp et al. 2007; Jansen 2001).

Eine hervorragende Übersicht über verschiedene Studien zu Ketamin in der Psychotherapie haben Mathai et al. 2022 vorgelegt.

Im Fokus: Ketamin bei Depressionen

> *«Zusammenfassend lässt sich sagen, dass Ketamin bei vielen Patienten mit behandlungsresistenten Depressionen auf allen Ebenen der Evidenz, von der anekdotischen bis zur randomisierten kontrollierten Studie, wirksam ist. Die tatsächlichen Ergebnisse hängen vom Schweregrad der Erkrankung, der Dosis, dem Setting und der Art der Verabreichung ab. Es hat den Anschein, dass Patienten mit ‹reinen›, weniger schweren depressiven Episoden bei niedrigeren Dosen schneller und länger ansprechen. Bei einigen kann Ketamin einen dauerhaften Nutzen bringen. Viele werden zumindest eine vorübergehende Erleichterung erfahren, und alle werden die Möglichkeit zu schätzen wissen, eine neue Behandlung für eine schwächende Krankheit auszuprobieren.»*
> Hyde 2015: 69

> *«Ketamin ist ein altes Medikament, das als potenzielle Behandlungsmethode für eine der schwersten aller Krankheiten wiedergeboren wurde: die behandlungsresistente Depression.»*
> Mathew und Zarate 2016: xi

> *«Ketamin könnte als Prototyp für eine völlig neue Klasse von Antidepressiva dienen.»*
> Krystal et al. 2019

Die Frage, ob subanästhetische Dosierungen von Ketamin zur Behandlung von Depressionen geeignet sind, beschäftigt die Wissenschaft seit vielen Jahren. Ketamin ist als Antidepressivum deshalb von Interesse, weil postuliert bzw. gehofft wird, dass es, im Gegensatz zu den bisher gängigen medikamentösen Ansätzen, nicht mehrere Wochen der kontinuierlichen Einnahme benötigt, um sein therapeutisches Potenzial zu entfalten, sondern annähernd sofort wirken soll. «Auf der Grundlage der frühen Hinweise, dass der nicht-kompetitive NMDA-Antagonist MK-801[53] antidepressive Eigenschaften aufweisen könnte, indem er der stressbedingten Beeinträchtigung der Langzeitpotenzierung im Hippocampus entgegenwirkt, wurden zahlreiche Studien durchgeführt, die die rasche antidepressive Wirkung von Ketamin in Tiermodellen belegen» (De Berardis et al. 2018). Überdies stehen die Fragen im Raum, ob erstens die psychotomimetischen, also dissoziativ-psychedelischen Effekte für die antidepressiven Wirkungen (mit-) verantwortlich sind, und zweitens, welche Ketaminform die nutzbringendste zur Behandlung von Depressionen ist, Esketamin, Arketamin oder das Razemat.

53 Dizocilpin, ein Antikonvulsivum

«In den 1950er Jahren wurde die sog. **Monoamin-Hypothese** aufgestellt, bei der man eine zu niedrige Aktivität der serotonergen und noradrenergen Synapsen im Gehirn vermutete und diesen Mangel für das Auftreten von Depressionen verantwortlich machte. Folglich wurden Medikamente entwickelt, die die Konzentration von Monoamin-Neurotransmittern erhöhen. Monoaminooxidase-(MAO)-Hemmer erhöhen die Monoamin-Konzentration, indem sie die Monoaminooxidase, ein Enzym, das Monoamine metabolisiert, inhibieren» (WEBER 2022). Seit den 1990ern wurde dann allerdings eine gestörte Glutamat-Neurotransmission als ursächlich für die Ausbildung von neuropsychiatrischen Erkrankungen angenommen, u.a. von Depressionen und Schizophrenie (LI et al. 2019; MUSAZZI et al. 2012; PILC et al. 2013; TRULLAS und SKOLNICK 1990; WEBER 2022).

Herkömmliche Antidepressiva wirken «hauptsächlich auf Proteine, die die Funktion von Neuromodulatoren wie Serotonin und Noradrenalin beeinflussen. So blockieren beispielsweise SSRI wie Prozac die Funktion des Proteins, das Serotonin nach seiner Freisetzung zurück in die Zelle transportiert. Ketamin wird als etwas anderes angepriesen, weil es auf ein völlig anderes Neurotransmittersystem (Glutamat) und Protein (NMDA-Rezeptoren) einwirken könnte, um seine antidepressiven Eigenschaften zu erzeugen» (MOGHADDAM 2021: 101f.). In anderen Worten: Die bisher etablierten konventionellen Antidepressiva weisen alle einen «ähnlichen Wirkmechanismus auf: Sie erhöhen die Monoamin-Konzentrationen im synaptischen Spalt. Ketamin wirkt am Glutamatsystem und hat deshalb deutlich andere Eigenschaften als herkömmliche Antidepressiva: rascher Wirkungseintritt (Stunden bis Tage), relativ hohe Ansprechrate und eine im Durchschnitt gute Wirksamkeit auch bei denjenigen Patienten, die auf monoaminerge Antidepressiva nicht oder ungenügend ansprechen» (SCHORETSANITIS und HASLER 2015).

Eine aktuelle Übersichtsarbeit befasste sich mit der u.a. von Karl Jansen präferierten Glutamat-Hypothese zur Wirkweise von Ketamin – in diesem Fall bei behandlungsresistenten Depressionen. Diese kommt eventuell auch bei der Erforschung und pharmakologischen Therapie dieses Krankheitsbildes zum Tragen. Denn weil auch «50 Jahre nach der Aufstellung der Monoamin-Hypothese einige Patienten nicht auf die Behandlung von Depressionen ansprechen, einschließlich selektiver Serotonin-Wiederaufnahmemedikamente», und sich die Hinweise darauf häufen, «dass Patienten mit behandlungsresistenten Depressionen schwerwiegende Anomalien im Bereich der Neuroplastizität und der neurotrophen Faktoren aufweisen, gewinnt die Glutamat-Hypothese als neue Hypothese zur Überwindung von Monoamin-Beschränkungen zunehmend an Aufmerksamkeit» (Kim et al. 2023). Auch eine andere Studie, die ein Jahr zuvor publiziert worden war, kommt zu diesem Schluss: In Anbetracht der Grenzen der auf der Monoamin-Hypothese basierenden Pharmakotherapie könnten Glutamat und damit verbundene glutamaterge Signalwege eine Alternative und eine ergänzende Option für die Entwicklung neuer Interventionsstrategien darstellen (Khoodoruth et al. 2022). Immerhin wird Glutamat mit «strukturellen und maladaptiven morphologischen Veränderungen in verschiedenen Hirnregionen in Verbindung gebracht, die mit Stimmungsstörungen einhergehen» (Kim et al. 2023). Wie klinische und präklinische Untersuchungen ergaben, kann eine niedrig dosierte Ketamin-Monotherapie chronischen Stress und Depressionen innerhalb von 24 Stunden lindern. Dies gibt Grund zur Vermutung, «dass Ketamin die Plastizität des Gehirns anregt. Erhöhte Glutamatspiegel in den Frontallappen, AMPAR-Aktivierung und AMPAR-Zirkulation sind wahrscheinlich für diese antidepressiven Wirkungen verantwortlich» (ebd.)[54].

«Um entscheiden zu können, wer eine Ketaminbehandlung gegen Depressionen ausprobieren sollte, muss für jeden Patienten eine Risiko-Nutzen-Abwägung vorgenommen werden. Bei Patienten, bei denen das Gleichgewicht (...) eindeutig zur ‹Versuchsseite› tendiert, handelt es sich um solche in der Palliativmedizin, die unter Schmerzen, Angstzuständen und Depressionen leiden. In dieser Situation ist es vorrangig, schnell wirkende, effektive und möglichst nebenwirkungsarme Behandlungsoptionen abzurufen, wobei alle Bedenken hinsichtlich möglicher langfristiger Nebenwirkungen irrelevant sind. Ketamin kann auf einfache, nicht-invasive Weise verabreicht werden (z.B. oral, sublingual und intranasal) und lässt sich gut mit anderen Wirkstoffen kombinieren – z.B. mit Opiaten, die in dieser Situation häufig zur Symptomlinderung eingesetzt werden» (Hyde 2015: 123).

54 Ketamin kann auch verwendet werden, um mutmaßliche extrasynaptische NMDA-Rezeptoren im Ruhezustand zu hemmen und so die Bildung neuer Synapsen zu ermöglichen (Kim et al. 2023).

«Es herrscht ein breiter Konsens, dass der NMDA-Rezeptor-Antagonismus für die anästhetische, analgetische, psychotomimetische und dissoziative Wirkung von Ketamin verantwortlich ist. Da man ebenfalls einen Zusammenhang der NMDA-Rezeptor-Modulation mit der antidepressiven Wirkung von Ketamin vermutete, wurde unter den Ketamin-Enantiomeren bevorzugt Esketamin in klinischen Studien untersucht. 2016 belegten Singh et al. erstmals, dass Esketamin, nachdem es therapierefraktären depressiven Patienten intravenös in einer subanästhetischen Dosis (0,2 mg/kg) verabreicht worden war, eine umfassende antidepressive Wirkung hervorrief. Nebenwirkungen wie Kopfschmerzen, Schwindel und Dissoziation wurden zwar beobachtet, verschwanden aber innerhalb von vier Stunden nach der Infusion. Diese Ergebnisse wurden in weiteren Studien bestätigt, bei denen depressiven Patienten Esketamin intravenös (0,25 mg/kg) oder intranasal (28-84 mg zweimal wöchentlich) verabreicht worden war, was schließlich 2019 zur Zulassung des (S)-Enantiomers als Antidepressivum führte. Beim direkten Vergleich von razemischem Ketamin (0,5 mg/kg) mit Esketamin (0,25 mg/kg) nach intravenöser Applikation schien das Razemat allerdings eine längere antidepressive Wirkung bei Patienten auszulösen» (WEBER 2022).

Die antidepressive Wirkung von Ketamin und Esketamin könnte vom Ausmaß und der Qualität der psychologischen Wirkungen abhängen, die sich zwischen den Enantiomeren stark unterscheiden können. Frühere Daten deuten darauf hin, dass das (S)-Ketamin-Isomer ein stärkeres Anästhetikum wie auch Analgetikum ist als (R)-Ketamin und auch ausgeprägtere dissoziative und psychotomimetische Wirkungen in subanästhetischen Dosen hervorruft.

Zu den psychopharmakologischen Forschungen, die mit Ketamin durchgeführt wurden, gehörte die Untersuchung schizophrenieähnlicher psychotischer Zustände (Modellpsychose) (GOUZOULIS-MAYFRANK et al. 2005; HONEY et al. 2006), bei denen dissoziative Bewusstseinszustände modelliert wurden (CHAMBERS et al. 1999). Darüber hinaus haben mehrere Studien gezeigt, dass sich behandlungsresistente Depressionen während und nach einer **Ketamin-Infusionstherapie (KIT)** deutlich verbessern. Die KIT umfasst Infusionen von subanästhetischen Dosen vom Razemat (R/S)-Ketamin (razemisches Gemisch) entweder als Einzeldosis oder als wiederholte Dosen (AAN HET ROT et al. 2010; BERMAN et al. 2000; KUDOH et al. 2002; MCINNES und ETTENSOHN 2019; MURROUGH et al. 2013; RASMUSSEN et al. 2013; SHIROMA et al. 2014a; ZARATE et al. 2006).

Auch Esketamin wird für die KIT verwendet, wenn auch weniger erfolgreich. Bei behandlungsresistenten Depressionen lagen die Ansprechraten nach Infusionen von Esketamin (0,4 und 0,2 mg/kg) bzw. Razemat (0,5 mg/kg) bei bis zu 67 % (SINGH et al. 2016) bzw. 91,6 % (SHIROMA et al. 2014a), das «Ansprechen» wurde in diesen Studien jedoch unterschiedlich definiert.

Ketamin-Infusionstherapie (KIT) in Deutschland

Das Informationsblatt der Berliner Charité erläutert: «Die Behandlung von Depressionen mit Ketamin ist seit Mai 2019 in den USA zur Behandlung von Depressionen zugelassen. In Deutschland und Europa gilt das Verfahren als experimentell und sollte nur in Ausnahmefällen und in ausgewählten Behandlungszentren durchgeführt werden. Da bislang lediglich wenige Tausend depressive Patienten mit Ketamin behandelt worden sind, kennt man leider noch keine eindeutigen Faktoren, die ein Ansprechen auf dieses Verfahren zuverlässig vorhersagen. An der Charité bieten wir die Behandlung in der Regel Patienten an, bei denen übliche Antidepressiva nicht wirksam sind, bei denen ein schneller Wirkeintritt erwünscht ist und bei denen positive Vorerfahrungen mit Ketamin bestehen»[55]. Nach diversen vorbereitenden Untersuchungen «erhalten Sie in der Regel insgesamt sechs Infusionen über einen Zeitraum von zwei Wochen (d.h. drei Infusionen pro Woche, montags, mittwochs, freitags). Mindestens einmal pro Woche wird ein Arzt Sie mittels eines strukturierten Interviews nach Wirkung und Nebenwirkung der Behandlung befragen. Die Behandlung wird unter ärztlicher Überwachung durchgeführt. Sie liegen dabei auf einer Liege oder in einem Bett. Es werden Elektroden angelegt, mit denen Herzschlag, Blutdruck und die Sauerstoffsättigung im Blut kontinuierlich überwacht werden. Es wird ein Zugang in eine Armvene gelegt, über die dann Ketamin in einer dem Körpergewicht angepassten Dosierung über einen Zeitraum von etwa 40 Minuten gegeben wird. In dieser Zeit sind Sie in einem leichten Schlaf».

Auf der Grundlage der Ergebnisse von klinischen randomisierten, kontrollierten Phase-III-Studien zur Wirksamkeit und Sicherheit des Pharmakons bei den gegebenen Krankheitsbildern wurde intranasales Esketamin (Handelsname Spravato) 2019 von der US-amerikanischen Food and Drug Administration (FDA) und auch von der Europäischen Arzneimittel-Agentur (EMA) zugelassen. Die jeweils mehrwöchigen Studien wurden an Patienten im Alter von 18 bis 86 Jahren durchgeführt. Esketamin erhielt seine Zulassung anschließend für zwei Indikationen: die Behandlung von therapieresistenten Major-Depressionen bei Patienten, die auf mindestens zwei verschiedene Therapieoptionen nicht angesprochen haben (hier wird Esketamin zusammen mit einem Antidepressivum vom Typ SSRI[56] bzw. SNRI[57] verordnet) und die Behandlung erwachsener Patienten mit mittelgradiger oder schwerer Depression, die als psychiatrischer Notfall eingestuft werden (auch diese Therapie wird von der Einnahme eines oralen Antidepressivum begleitet). Im letzteren Fall wird von einem Facharzt für

55 can.charite.de/fileadmin/user_upload/microsites/ohne_AZ/m_cc15/anem/PDF/Informationsblatt_Ketamin_V2019.pdf (abgerufen 9. Juni 2023)

56 Serotonin-Wiederaufnahmehemmer

57 Serotonin-Noradrenalin-Wiederaufnahmehemmer

Psychiatrie entschieden, ob Esketamin als Zusatzmedikation verordnet werden soll (Agboola et al. 2020; Anghelescu 2023; Cusin et al. 2019; Gensthaler 2021; Hashimoto 2019; Reif et al. 2023)[58].

«Esketamin ist seit vielen Jahren das erste Medikament mit einem neuen Wirkmechanismus zur Behandlung von Depressionen, das von der FDA zugelassen wurde. Für Menschen, die an einer chronischen Krankheit wie der Major Depression leiden, ist jede neue Behandlungsmöglichkeit eine positive Entwicklung. (...) Esketamin eignet sich möglicherweise am besten für Patienten mit schwerer therapieresistenter Depression, die auf mehrere andere Therapien nicht ansprechen oder diese nicht vertragen» (Cusin et al. 2019). Da jedoch nur zwei der Zulassungsstudien positive Ergebnisse zeigten und aufgrund des Risikos schwerwiegender unerwünschter Wirkungen, wurde die Zulassung im Rahmen der Strategie zur Risikobewertung und -minderung eingeschränkt. Überdies ist die Datenlage «unzureichend, um spezifische Leitlinien für die Verabreichung von Esketamin zu formulieren, da es keine Belege für positive oder negative prognostische Faktoren dieser Behandlung gibt und die Dauer der Verabreichung nicht einhellig akzeptiert wurde» (Vasiliu 2023).

Eine Medikamenten-Review der American Academy of Family Physicians, die sich mit Esketamin befasst, kommt überdies zu dem Schluss: «Aufgrund der hohen Kosten, der großen Sicherheitsbedenken und der erforderlichen Patientenüberwachung sollte Esketamin nur bei Patienten in Betracht gezogen werden, die keine Elektrokrampftherapie oder intravenöses Ketamin erhalten oder vertragen können» (Jalloh 2020). Die genannten Sicherheitsbedenken beziehen sich auf Dissoziation, Missbrauchspotenzial und dezidierte Nebenwirkungen wie Anstieg von Blut- und Hirndruck. Esketamin sollte außerdem «nicht bei Patienten mit schweren Leberfunktionsstörungen oder bei Kindern und Jugendlichen angewendet werden, da diese Gruppen nicht untersucht wurden. Esketamin beeinträchtigt nachweislich die neuronale Entwicklung, wenn es trächtigen oder stillenden Tieren verabreicht wird, und sollte daher nicht bei schwangeren oder stillenden Frauen angewendet werden» (ebd.).

---

58 Siehe hierzu auch das Merkblatt des deutschen BfArM: www.bfarm.de/SharedDocs/Downloads/DE/Arzneimittel/Pharmakovigilanz/Risikoinformationen/EducationMaterial/Anlagen/esketamin-spravato-patienten.pdf

Esketamin als Nasenspray (14 mg pro Hub, 28 mg pro Sprayflasche) wird normalerweise unter ärztlicher Aufsicht appliziert. Die medizinische Überwachung wird insbesondere wegen eventueller Blutdruckepisoden (Hypertonie) vorgeschrieben, die unter Esketamin auftreten können, weshalb Patienten mit erhöhtem Blutdruck speziell beobachtet werden sollten. Spravato wird jedoch nicht von den Krankenversicherern finanziert, sondern nur auf einem Privatrezept verordnet.

Dosierungsschema
Behandlungswoche 1 bis 4: zweimal wöchentlich. Initialdosis: 56 mg (S)-Ketamin (Spravato), danach 56 mg bzw. 84 mg.
Behandlungswoche 5 bis 8: einmal wöchentlich 56 mg bzw. 84 mg.
Ab Behandlungswoche 9: einmal pro Woche oder alle zwei Wochen 56 mg bzw. 84 mg.

Eine Studie, die in Australien durchgeführt wurde, hat sich mit der Verwendung von Ketamin-Generika zur Behandlung von therapieresistenten Depressionen befasst. Generika sind kostengünstig und eine Alternative zum viel zu teuren Nasenspray Spravato. Dieses beinhaltet pro Sprayflasche gerade mal eine Dosis (28 mg Esketamin) bzw. sogar nur eine halbe Dosis für Patienten, die 56 mg pro Anwendung benötigen – dies entscheidet der Psychiater anhand des Krankheitsbildes. Und das bei einem Preis von über 300 Euro pro Flasche. Zum Vergleich: Ketamin-Generika – ob razemisches Ketamin Inresa, Ketalar oder Ketanest oder Esketamin (Ketanest-S) – kosten den Selbstzahler nur einen Bruchteil des Preises von Spravato. Fünf Stechampullen zu 10 ml Esketamin Inresa (1 ml = 25 mg) kosten den Patienten im Fall der Eigenfinanzierung 125 Euro, für das originale Ketanest-S von Pfizer müssen für zehn Ampullen zu 2 ml auf einem Privatrezept 67 Euro gezahlt werden. Zwar ist Esketamin für die Therapie von behandlungsresistenten Depressionen zugelassen, das Razemat eignet sich aber ebenso für diesen Zweck. Und das ist sogar noch günstiger. Fünf Stechampullen Ketamin Inresa mit 10 ml Inhalt (500 mg), also insgesamt 2,5 Gramm Ketamin, kosten den Patienten mit Privatrezept um die 56 Euro. Kaufte man diese Menge in Form von Spravato-Nasenspray, schlüge dies mit etwa 30.000 Euro zu Buche!

Im Rahmen der australischen Studie reichten zwei wöchentliche subkutane Applikationen über vier Wochen hinweg aus, «um bei jedem fünften von 179 Patienten und Patientinnen mit schwerer therapieresistenter

Depression, die im Anschluss noch einen Monat nachbeobachtet wurden, eine komplette Remission zu erzielen. Ein Drittel erlebte eine Symptomverbesserung um mindestens 50 Prozent» (Bach 2023). Die Remissionsrate der Placebogruppe (Probanden erhielten statt Kochsalzlösung das kurzwirksame Benzodiazepin Midazolam) lag bei 2 Prozent. «Neben der Verwendung von Midazolam und der subkutanen Anwendung des Ketamins unterschied sich die Studie auch hinsichtlich der Teilnehmerinnen und Teilnehmer. So wurden selbst Depressionspatienten eingeschlossen, die bereits eine Elektrokonvulsionstherapie (EKT) erhalten hatten. In der Regel wird die EKT nur angewandt, wenn andere Behandlungen versagt haben» (ebd.). Arbeiten, die den Kosten-Nutzen-Faktor (für die USA) untersuchen, haben Agboola et al. 2020 und Cusin et al. 2019 vorgelegt.

Ketamin und Elektrokonvulsionstherapie

Ketamin ist als augmentierendes Pharmakon für die Elektrokonvulsionstherapie (EKT) in der Diskussion. Forscher befassten sich mit der Frage,

- ob die Applikation von Ketamin während einer EKT zu einer höheren Effektivität der Therapie führen kann?
- ob Verbesserungen bei der Bewertung des Schweregrads der Depression festgestellt werden können?
- ob diese Behandlungsmethode zu geringeren Gedächtnisstörungen führt als das Standard-Narkosemittel? (Fernie et al. 2017; Loo und Gálvez 2016).

Eine Review der Studienlage zu diesem Thema bis einschließlich 2015 kommt zu dem Ergebnis: «Die bisherigen Erkenntnisse deuten darauf hin, dass die Zugabe von Ketamin zur EKT zu einem schnelleren Einsetzen der antidepressiven Wirkung führt (ähnlich den Ergebnissen, die mit Ketamin allein, ohne EKT, erzielt wurden), aber nicht zu einer größeren Wirksamkeit am Ende der EKT. Die Ergebnisse geben keinen Aufschluss darüber, ob Ketamin die kognitiven Nebenwirkungen der EKT verringert. (…) Derzeit sprechen die Erkenntnisse nicht für den routinemäßigen Einsatz von Ketamin bei der EKT, aber Ketamin kann für Patienten nützlich sein, die eine schnelle antidepressive Reaktion benötigen» (Loo und Gálvez 2016). Eine doppelblinde, randomisierte und kontrollierte Studie mit intravenösem Ketamin (bis zu 2 mg/kg), die ein Jahr später zur selben Fragestellung mit depressiven Patienten durchgeführt wurde (Kontrollsubstanz bis zu 2,5 mg/kg Propofol i.v.), kam zum selben Schluss: «Ketamin als Anästhetikum erhöht nicht die Wirksamkeit der EKT» (Fernie et al. 2017).

Eine neuere Studie an 365 nicht psychotischen Patienten mit entsprechender Diagnose verglich den Nutzen der Ketamintherapie mit jenem der EKT. 195 Patienten erhielten zur Behandlung ihrer depressiven Symptomatik Ketamin und 170 Patienten wurden mit EKT behandelt. «Die EKT war mit unerwünschten Wirkungen auf das Muskel-Skelett-System verbunden, während Ketamin mit Dissoziation verbunden war. Ketamin war der EKT als Therapie bei behandlungsresistenter Major-Depression ohne Psychose nicht unterlegen» (Anand et al. 2023).

Der Einsatz von Ketamin in der Anästhesie und Psychiatrie kann mit somatischen und insbesondere psychotomimetischen Symptomen wie Wahrnehmungsstörungen, Dissoziationserfahrungen, Euphorie und Angst einhergehen (Short et al. 2018). Es gibt eine anhaltende und kontroverse Debatte darüber, ob das Ausmaß der dissoziativen Symptome ein klinischer Biomarker sein könnte, um die Wirksamkeit von Ketamin bei behandlungsresistenten Depressionen vorherzusagen (Aust et al. 2019; Ballard und Zarate Jr. 2020). Eine neuere Studie zeigte, dass die dissoziative Nebenwirkung des «Floatings» (ein Ketamin-induziertes Schwebeerlebnis)[59] als Unterform der Dissoziation (Depersonalisation) nicht mit der antidepressiven Wirkung von Ketamin in Zusammenhang steht (Acevedo-Diaz et al. 2020). In einer systematischen Übersichtsarbeit wurde nur in drei von acht Studien (37,5 %) ein Zusammenhang zwischen den dissoziativen und psychotomimetischen Wirkungen von Ketamin und Veränderungen der Depression festgestellt (Mathai et al. 2020). Wie eine andere Review zu diesem Thema zeigt, ist die Beziehung zwischen Dissoziation und Ketamin noch immer ein ungelöstes Problem und erfordert einen breiteren Forschungsansatz, der präklinische Modelle, neuronale Systeme und kognitive Prozesse umfasst (Ballard und Zarate Jr. 2020).

Zum Zweck der Anästhesie werden diese dissoziativen und psychotomimetischen Symptome durch die gleichzeitige Verabreichung von Benzodiazepinen bekämpft, sodass eine vollständige Bewusstlosigkeit herbeigeführt wird. In Fällen, in denen subanästhetische Dosen im Rahmen der psychopharmakologischen Forschung und der Behandlung von Depressionen eingesetzt werden, könnte die gleichzeitige Verabreichung anderer Substanzen jedoch unerwünscht sein, da die akuten psychologischen Wirkungen von Ketamin eine Voraussetzung für die Beantwortung der Forschungsfrage sind und dazu beitragen können, die antidepressive Reaktion zu fördern (Aust et al. 2019).

Aust et al. (2019) zeigten in einer Studiengruppe von 31 Patienten mit behandlungsresistenten Depressionen, die mit drei Ketamininfusionen pro

59 Floatingerlebnisse unter Ketamineinfluss sind eine eher seltene Nebenwirkung subanästhetischer Dosierungen des Medikaments. So erlebte, um ein dokumentiertes Fallbeispiel zu bemühen, eine 46 Jahre alte Patientin mit behandlungsresistenter Depression während der Behandlung mit Ketamin (erste Infusion mit 0,3 mg/kg KG Ketamin) ein leichtes Schwebegefühl (www.springermedizin.de/ketamine/24255166; 31.10.2023). Nicht zu verwechseln mit Erfahrungen im Floating-Tank, einer Deprivationsmethode nach John C. Lilly.

Woche (0,5 mg/kg über 40 Minuten) in zwei aufeinanderfolgenden Wochen behandelt wurden, dass die 14 Non-Responder signifikante ketamininduzierte Angstzustände aufwiesen. Darüber hinaus beobachteten STOCKER et al. (2019), dass das durch Ketamin hervorgerufene Gefühl der Leichtigkeit und das Überwinden emotionaler Barrieren mit antidepressiven Wirkungen verbunden waren. Daher sind unter diesen Umständen Ketaminpräparate und -dosen, die mit einer ausgewogenen Mischung aus psychologischen Wirkungen verbunden sind, noch wichtiger und wünschenswerter.

Frühere Studien wiesen auf eine geringere psychotomimetische Aktivität von (S)-Ketamin im Vergleich zu äquivalenten Dosen von (R/S)-Ketamin hin (ADAMS et al. 1992; ENGELHARDT et al. 1994). (S)-Ketamin zeigte im Vergleich zu (R)-Ketamin eine stärkere hypnotische und analgetische Wirkung und verkürzte die Erholungszeit (WHITE et al. 1980+1985). Darüber hinaus zeigte (S)-Ketamin im Vergleich zu (R/S)-Ketamin weniger Schläfrigkeit, weniger Lethargie und weniger Beeinträchtigung der kognitiven Fähigkeiten (MULLER et al. 2016; PFENNINGER et al. 2002).

(R)-Ketamin scheint im Vergleich zu (S)-Ketamin und dem Razemat durch eine erhöhte Synaptogenese in ausgewählten Hirnregionen ein potenteres und länger wirkendes und daher nachhaltigeres Antidepressivum zu sein (CHANG et al. 2019; HASHIMOTO 2019; WEI et al. 2020; YANG et al. 2015). Eine kleine offene Pilotstudie deutete darauf hin, dass (R)-Ketamin bei Patienten mit behandlungsresistenter Depression mit einer schnell wirkenden und anhaltenden antidepressiven Wirkung in Verbindung gebracht werden könnte (LEAL et al. 2021), doch reichen die Daten aus dieser Untersuchung nicht aus, um die Effektivität von (R)-Ketamin bei Patienten mit behandlungsresistenten Depressionen definitiv zu untermauern. Studien mit Versuchstieren und Menschen ergaben, dass sowohl (R)-Ketamin als auch (S)-Ketamin komplementär oder synergistisch zu den antidepressiven Wirkungen von Ketamin beitragen könnten (JELEN et al. 2021). Daher wurden in einer randomisierten, doppelblinden, placebokontrollierten Studie die Auswirkungen von Ketamin-Razemat (R/S-Ketamin) und (S)-Ketamin auf standardisierte neuropsychologische und psychopathologische Messungen verglichen (PASSIE et al. 2021).

«Nach einem anfänglichen Bolus wurden äquivalente subanästhetische Dosen von (R/S)- und (S)-Ketamin oder Placebo durch kontinuierliche intravenöse Infusion an drei Gruppen von jeweils zehn gesunden männlichen Freiwilligen verabreicht. Die Studie verglich die psychologischen Wirkungen äquivalenter Dosen von (R/S)- und (S)-Ketamin anhand validierter psychopathologischer Bewertungsskalen und neurokognitiver Tests systematisch miteinander. Die intravenöse Verabreichung von Ketamin wurde gewählt, da der First-Pass-Metabolismus von Ketamin sehr hoch ist und einer der wichtigsten (aktiven) Metaboliten, Norketamin, bei oraler Verabreichung von Ketamin wesentlich stärker produziert wird» (ebd.).

Zur Einschätzung bzw. Bewertung ihres Zustands füllten die Probanden den 5D-ASC-Fragebogen[60] für Psychopathologie aus. Dabei ergaben sich, was die neurokognitiven und psychopathologischen Eigenschaften angeht, keine erheblichen Unterschiede zwischen dem Razemat und (S)-Ketamin, jedoch deutlich höhere Werte für beide Ketaminpräparate im Vergleich zu Placebo. Allerdings schränkt (S)-Ketamin die neurokognitiven Fähigkeiten möglicherweise etwas weniger ein als das Razemat (ebd.; Doenicke et al. 1992; Pfenninger et al. 1994+2002). «Interessanterweise führte die Verabreichung von (R/S)-Ketamin zu höheren Werten, die die positiv bewerteten Dimensionen *Ozeanische Selbstentgrenzung* (OSE) und *Visionäre Umstrukturierung* (VUS) widerspiegeln (Studerus et al. 2010; Vlisides et al. 2018), während die negativ bewerteten Dimensionen *Angstvolle Ichauflösung* (AIA), *Vigilanzreduktion* (VIR) und *Auditive Wahrnehmungsveränderungen* (AWV) am höchsten waren, wenn (S)-Ketamin verabreicht wurde» (ebd.). (R)-Ketamin scheint also «die ungünstigen Anteile des (S)-Enantiomers am veränderten Bewusstseinszustand auszugleichen und positive psychedelische Erfahrungen zu fördern», deshalb «könnten (R)-Ketamin allein oder (R)-Ketamin-dominante Varianten (z.B. ein Verhältnis von (R)-Ketamin zu (S)-Ketamin von 2:1 bis 4:1) besser geeignet sein, um eine angstfreie und angenehme Bewusstseinsveränderung und Wahrnehmung zu erzeugen, die tiefgreifende und lang anhaltende antidepressive Wirkungen hervorruft» (Passie et al. 2021; Revonsuo et al. 2009). Aus diesem Grund «sind randomisiert-kontrollierte Studien zu (R)-Ketamin und vergleichende Studien mit (S)-Ketamin und (R/S)-Ketamin vonnöten» (ebd.).

60 «5-Dimensional Altered States of Consciousness Rating Scale» (5D-ASC): von Adolf Dittrich, Daniel Lampartner und Maja Maurer enwickelter, 14-seitiger Fragebogen mit 94 Fragen zur subjektiven Selbsteinschätzung von Erfahrungsinhalten in außergewöhnlichen Bewusstseinszuständen (Dittrich et al. 2006+2010).

Forschungen haben gezeigt, dass der aktive Metabolit (2R,6R)-Hydroxynorketamin von (R)-Ketamin eine Rolle bei der Potenz und der anhaltenden antidepressiven Wirkung spielen könnte (Überblick in Hashimoto 2019 und Hillhouse et al. 2019). (R)-Ketamin hat im Vergleich zu (S)-Ketamin eine etwa drei- bis vierfach geringere Affinität zur Blockierung des NMDA-Rezeptors, therapeutisch relevante Konzentrationen von (2R,6R)-Hydroxynorketamin binden nicht an NMDA-Rezeptoren und hemmen diese nicht direkt (Jelen et al. 2021).

Weitere exemplarische Studien

Die antidepressiven Effekte von Ketamin wurden erstmals 1974 in Argentinien untersucht (Fontana und Loschi 1974) und 1975 in Tiermodellen nachgewiesen (Lacerda 2020). Trotz seiner kurzen Halbwertszeit (etwa drei Stunden) hat Ketamin sowohl bei Menschen als auch in Tiermodellen nachhaltige antidepressive Wirkungen gezeigt.

So resultierte z.B. aus dem erzwungenen Schwimmtest bei Mäusen, die mit 3 mg/kg Ketamin behandelt wurden, «eine zeitabhängige antidepressive Wirkung, die bereits nach zwei Stunden einsetzte und bis zu 72 Stunden anhielt, was die schnelle antidepressive Wirkung der Droge widerspiegelt» (Weckmann 2018). Beim erzwungenen Schwimmtest (*Forced Swim Test*, FST), auch Verzweiflungstest genannt, der vor allem die antidepressiven Effekte einer Substanz bestätigen oder widerlegen soll, werden Nager (Mäuse oder Ratten) gezwungen, in einem Wasserbad bis zur Aufgabe um ihr Leben zu schwimmen.

«Dies ist der am weitesten verbreitete Verhaltenstest und sehr zuverlässig für die Vorhersage des therapeutischen Potenzials eines Wirkstoffs» (ebd.), ist aber auf den Menschen nicht übertragbar und von daher höchst zweifelhaft. Neuere Bewertungen dieser recht alten Methode kommen zu dem Schluss, dass dieser Test unwissenschaftlich ist. So zeigen Analysen von Wissenschaftlern, dass sich mit dem FST nicht effektiv feststellen lässt, ob eine Testsubstanz bei der Behandlung menschlicher Depression wirksam ist oder nicht (Sewell et al. 2021; Trunnell und Carvalho 2021).

Rückfallgefahr

Die antidepressiven Wirkungen einer Dosis Ketamin hielten in einer 2007 veröffentlichten Studie bei acht Patienten für eine bis zwei Wochen an, «danach erlitten sie jedoch alle einen Rückfall, was zu Forderungen nach einer wiederholten Ketaminbehandlung führte» (Krystal 2007). Auch in der ersten klinischen Studie über die Wirksamkeit von Ketamin-Infusionen bei Depressionen verabreichten Aan het Rot und Kollegen depressiven Patienten sechs solcher Infusionen (an den Tagen 0, 3, 5, 8, 10 und 12). «Von den neun Patienten, die wiederholte Infusionen erhielten (in Abhängigkeit von ihrem Ansprechen auf die erste Infusion), erlitten acht innerhalb von schätzungsweise durchschnittlich 30 Tagen nach der ersten Infusion bzw. 19 Tagen nach der sechsten Infusion einen Rückfall» (Aan het Rot et al. 2010; Morgan und Curran 2011).

Die erste placebokontrollierte, doppelt verblindete und randomisierte Studie an Menschen untersuchte im Jahr 2000 sieben Probanden mit schweren Depressionen, die an zwei Testtagen jeweils über einen Zeitraum von 40 Minuten entweder intravenöses Ketaminhydrochlorid (0,5 mg/kg) oder Kochsalzlösung erhielten (Berman et al. 2000; Hyde 2016). «Bei den Probanden mit Depressionen kam es innerhalb von 72 Stunden nach der Ketamin-Infusion zu einer signifikanten Verbesserung der depressiven Symptome, nicht aber nach der Placebo-Infusion. Diese Ergebnisse deuten auf eine mögliche Rolle von NMDA-Rezeptor-modulierenden Medikamenten bei der Behandlung von Depressionen hin» (Berman et al. 2000).

Die zweite randomisierte, placebokontrollierte, doppelblinde Crossover-Studie wurde in den Jahren 2004 und 2005 durchgeführt und 2006 publiziert (Zarate et al. 2006). Ziel war, herauszufinden, «ob mit einem Antagonisten am N-Methyl-D-Aspartat-Rezeptor bei Patienten mit schweren Depressionen eine schnelle antidepressive Wirkung herbeigeführt werden kann» (ebd.). Im Ergebnis hielten die Forscher fest, dass mit nur einer i.v.-Dosis Ketamin eine schnelle antidepressive Wirkung erzielt werden konnte, «die innerhalb von zwei Stunden nach der Infusion einsetzte und eine Woche lang anhielt» (ebd.). 18 Studienteilnehmer mit diagnostizierter schwerer behandlungsresistenter Depression erhielten im Rahmen dieser Studie nach einer zweiwöchigen medikamentenfreien Phase «an zwei Testtagen im Abstand von einer Woche entweder eine intravenöse Infusion von Ketaminhydrochlorid (0,5 mg/kg) oder Placebo. Die Probanden wurden zu Studienbeginn sowie 40, 80, 110 und 230 Minuten und 1, 2, 3 und 7 Tage nach der Infusion bewertet» (ebd.). Bei den Versuchspersonen, die Ketamin bekommen hatten, verbesserten sich innerhalb von 110 Minuten nach der Injektion die Symptome der Depression signifikant – im Gegensatz zu den

Probanden, die ein Placebo erhielten. Die antidepressiven Wirkungen hielten bei den Probanden auch in der folgenden Woche an (ebd.).

Die Autoren dieser Studie gingen davon aus, dass nicht die psychoaktiven Wirkungen und auch nicht die unterstützenden therapeutischen Maßnahmen zu den fraglichen Effekten des Ketamins führen, sondern dass die rein biochemischen Mechanismen verantwortlich sind; sie postulierten somit das «biochemische Paradigma» (Bennett 2019).

Zur Beurteilung dieses biochemischen Paradigmas im Vergleich zu zwei anderen Paradigmen, dem psychotherapeutischen und psychedelischen Paradigma, für die Behandlung von manisch-depressiven Patienten (also Personen mit bipolar affektiver Störung) wertete ein Forscherteam 2022 verschiedene Ketaminanwendungen aus seinem klinischen Alltag aus. Im Rahmen des biochemischen Paradigmas werden 0,5 mg/kg KG Ketamin appliziert, beim psychotherapeutischen 0,3 bis 0,9 mg/kg KG und beim psychedelischen Paradigma 1,5 mg/kg KG. Wie oben dargelegt, spricht das biochemische Paradigma lediglich die biochemischen Mechanismen und Prozesse an. Das psychotherapeutische Paradigma setzt auf Interaktion und psychotherapeutische Intervention. Das psychedelische Paradigma strebt eine tiefgreifende Erfahrung eines veränderten Bewusstseinszustands an, der introspektive und transformative Effekte und damit Einsicht in die eigene Psyche ermöglichen soll. Alle drei Behandlungsoptionen stellten sich als wirksam heraus, wobei das biochemische Paradigma lediglich eine kurzzeitige Linderung verschaffen soll (Bennett et al. 2022).

In einer Studie aus dem Jahr 2019 hatte Ketamin «eine robuste und rasche Wirkung auf Depressionen, die unmittelbar nach der Verabreichung von Ketamin eintrat und bis zum Ende des ersten Monats anhielt» (Mandal et al. 2019). Das Team untersuchte 25 «drogenfreie/naive Patienten männlichen Geschlechts mit schweren Depressionen ohne psychotische Störungen, Kopfverletzungen, organische Störungen, kardiologische Probleme oder Drogenmissbrauch» mit einer jeweiligen Einzeldosis von 0,5 mg/kg als intravenösem Bolus über zwei Wochen mit insgesamt sechs Dosen. Sechs Wochen «nach der letzten Ketamin-Dosis kam es zu einer signifikanten Verbesserung der Depression, der Angstzustände und des Schweregrads der Erkrankung. Eine signifikante Verbesserung eine Stunde nach der ersten Dosis wurde bei Depressionen und Angstzuständen festgestellt, nicht jedoch beim Schweregrad der Erkrankung. Bei einigen Patienten wurden vorübergehende unerwünschte Wirkungen beobachtet, die innerhalb von einer Stunde abklangen» (ebd.).

Der partielle NMDA-Agonist D-Cycloserin kann potenziell die Effekte der antidepressiven und antisuizidalen Ketamintherapie unterstützen. Dies fand eine Studie mit 32 Patienten heraus (17 Probanden mit schweren Depressionen, 15 mit bipolaren Störungen). Die Patienten sprachen zu Studienbeginn auf eine Ketamininfusion an und wurden nach dem Zufallsprinzip in eine sechswöchige Behandlung mit D-Cycloserin und eine Placebogruppe unterteilt. Die D-Cycloserin-Probanden erhielten je 250 mg für zwei Tage, 500 mg für zwei Tage, 750 mg für drei Tage und 1000 mg für fünf Wochen. «Die Depressionssymptome wurden zu den Zeitpunkten der Dosistitration[61] und wöchentlich bewertet. (...) In der D-Cycloserin-Gruppe wurde eine bessere Aufrechterhaltung der antisuizidalen Wirkung von Ketamin beobachtet als in der Placebogruppe. D-Cycloserin könnte für Patienten mit behandlungsresistenter Depression, die auf eine Ketamininfusion angesprochen haben, aber ein Restrisiko für Suizidalität aufweisen, von therapeutischem Nutzen sein» (Chen et al. 2019).

Reviews

Eine Review analysierte die Datenlage anhand von randomisierten kontrollierten Studien mit depressiven Probanden (Fond et al. 2014). Die «Meta-Analyse bestätigt die Wirksamkeit von Ketamin bei depressiven Störungen (...). Die Ergebnisse dieser ersten Meta-Analyse sind ermutigend, und es sind weitere Studien erforderlich, um die Wirksamkeit bei bipolaren Störungen und anderen spezifischen depressiven Bevölkerungsgruppen zu untersuchen. Die mittel- und langfristige Wirksamkeit und Sicherheit müssen noch erforscht werden. Bei der Extrapolation[62] ist Vorsicht geboten: Die eingeschlossenen Patienten hatten keine psychotischen Episoden in der Anamnese und keine Alkohol- oder Drogenkonsumstörungen in der Vorgeschichte, was nicht repräsentativ für alle depressiven Patienten ist, die von dieser Therapie profitieren könnten» (ebd.).

---

61 Verfahren zur Ermittlung einer individuellen Dosis.

62 Auf Erfahrungswerten basierende Einschätzung eines Werts.

Eine zusammenfassende Arbeit aus dem Jahr 2018 bezeichnet die Ketamintherapie als Paradigmenwechsel der Behandlung von Depressionen (Krystal et al. 2019). So habe sich Ketamin in einer Einzeldosis als schnell wirksames Antidepressivum erwiesen – und dies auch «bei Patienten, die nicht auf Antidepressiva reagierten, einschließlich Patienten mit bipolarer Störung» (ebd.; Schoretsanitis und Hasler 2015). Darüber hinaus erwiesen sich die antidepressiven Wirkungen von Ketamin als klinisch bedeutsam: Ein Drittel der Patienten mit behandlungsresistenten Symptomen erreichte eine Remission und etwa 50 bis 75 % der Patienten zeigten ein klinisches Ansprechen nach einer Einzeldosis, wobei die Ansprech- und Remissionsraten bei wiederholter Gabe höher waren (Krystal et al. 2019; Wilkinson et al. 2017b). Überdies reduzierte Ketamin alle Symptome einer Depression, vor allem Suizidgedanken (Krystal et al. 2013+2019).

Ein Forschungsteam hatte 2019 zehn systematische Übersichten und randomisierte kontrollierte Studien zur antidepressiven Wirkung von subanästhetischen Ketamininfusionen bei behandlungsresistenten Depressionen in einer Review analysiert. Die Ergebnisse «deuten darauf hin, dass die meisten Forscher zu dem Schluss kamen, dass Ketamin den Schweregrad der Depression in kurzfristigen Bewertungsintervallen signifikant senkt, wohingegen es an Belegen für die langfristigen Auswirkungen fehlt. Die Ketamin-Infusionstherapie wurde im Allgemeinen gut vertragen und hatte nur minimale unerwünschte Wirkungen. Große randomisierte kontrollierte Studien sind erforderlich, um die längerfristige Wirksamkeit, die Verträglichkeit und das Abhängigkeitsprofil von Ketamininfusionen zu untersuchen. Optimale Dosierungsschemata, die die antidepressive Wirkung von Ketamin am besten verlängern, müssen noch ermittelt werden» (Lent et al. 2019).

US-amerikanische Wissenschaftler analysierten retrospektiv die Daten von 9016 Depressionspatienten, die zwischen 2016 und 2020 in einer von 178 Gemeinschaftspraxen in den Vereinigten Staaten eine intravenöse Ketamintherapie (KIT) zur Behandlung ihrer Depressionen erhielten. Die Depressionssymptome wurden mit dem *Patient Health Questionnaire-9* (PHQ-9) bewertet. Die Induktionsphase der Therapie wurde als eine Serie von 4–8 Infusionen definiert, die über 7 bis 28 Tage verabreicht wurden. Von den 537 Patienten, die sich einer Induktion unterzogen und über ausreichende Daten verfügten, zeigten 53,6 Prozent 14 bis 31 Tage nach der Induktion eine ca. 50-prozentige Verringerung des PHQ-9-Scores und 28,9 Prozent eine

Remission, also einen Rückgang des PHQ-9-Scores auf unter 5. Von den Patienten, die zu Beginn der Studie Suizidgedanken hatten, wiesen 73 Prozent eine Verringerung des Suizidwunsches auf. Bei einer Untergruppe (8,4 Prozent) der Patienten nahmen die depressiven Symptome nach der Induktion zu, während 6 Prozent der Patienten über eine Zunahme der Suizidgedanken berichteten. Die Wissenschaftler schlussfolgern, dass die intravenöse Ketamintherapie in Gemeinschaftskliniken eine robuste antidepressive Reaktion hervorrufen kann, während ein kleiner Prozentsatz der Patienten eine Verschlechterung der Symptome berichtet (McInnes et al. 2022).

Eine Review aus dem Jahr 2021 wertete 22 Studien aus, in denen depressive Probanden mit intravenösem Ketamin und weiteren unterschiedlichen Therapieansätzen behandelt wurden, u.a. mit manualisierten Psychotherapien, pharmakologischen Interventionen, intravenöser Monotherapie, Elektrokrampftherapie und transkranieller Magnetstimulation. «Eine Ketaminbehandlung kann bei Erwachsenen mit behandlungsresistenten Depressionen zu einer deutlichen und raschen Verbesserung der Symptome führen. Eine Einschränkung der Ketaminbehandlung bei behandlungsresistenten Depressionen ist die relativ kurze Zeitspanne bis zum Rückfall (z.B. median 2–4 Wochen)» (McMullen et al. 2021). Ziel der Meta-Analyse war es, herauszufinden, ob eine bestimmte Kombinationstherapie die antidepressiven Effekte intravenösen Ketamins verlängern kann. Die dabei analysierten Daten unterstützen die wiederholte Verabreichung von intravenösem Ketamin als wirksame Strategie zur Verlängerung der antidepressiven Wirkung von Ketamin (obwohl dies nicht im Mittelpunkt der vorliegenden Studie steht, hat sich die wiederholte Verabreichung von Esketamin zur Erhaltungstherapie bei Esketamin-Respondern bewährt). Es besteht die Notwendigkeit, multimodale Strategien zu ermitteln, die sicher sind und die Wirksamkeit von Ketamin bei Erwachsenen mit behandlungsresistenten Depressionen verlängern» (ebd.). Das Ergebnis war allerdings eher ernüchternd: «Außer der wiederholten Verabreichung von intravenösem Ketamin hat keine andere Behandlungsmethode die Fähigkeit gezeigt, die akute Wirksamkeit von intravenösem Ketamin bei behandlungsresistenten Depressionen signifikant zu verlängern» (ebd.).

Eine weitere, weitaus kleinere Review von 2021 analysierte die Ergebnisse von insgesamt nur vier randomisierten kontrollierten Studien über

Ketamin als Antidepressivum bei Patienten mit einer schwer behandelbaren Depression (engl. *difficult to treat depression,* DTD) (MOELLER et al. 2021). In diesen wenigen Studien mit insgesamt nur 194 Patienten «waren sowohl die Forscher als auch die Teilnehmer nicht verblindet. Schließlich waren die Ergebnisse zwischen den Studien uneinheitlich, und die Effektschätzungen waren ungenau» (ebd.). Bei einer Behandlung mit Ketamininfusionen «war die Wahrscheinlichkeit einer Remission 14 bis 21 Tage nach Behandlungsbeginn in der Interventionsgruppe signifikant höher als in der Kontrollgruppe (...). Die Auswirkungen der Intervention auf depressive Symptome waren jedoch uneinheitlich (...). Keine Studie untersuchte die langfristigen Auswirkungen, und keine Studie berichtete über Veränderungen des Funktionsniveaus. (...) Wir fanden keine ausreichenden Belege, um Patienten mit DTD die intravenöse Gabe von Ketamin/Esketamin, eine Psychotherapie, die sich auf das Grübeln konzentriert, oder eine kognitive Remediation[63] zu empfehlen» (ebd.).

Eine jüngere Übersichtsarbeit, die die Ergebnisse von kontrollierten und unkontrollierten Studien mit nicht intranasalem Esketamin untersuchte, kam zu dem Schluss, dass nach der aktuellen wissenschaftlichen Lage keine echten Erkenntnisse gewonnen werden können. Die Review untersuchte vier randomisierte kontrollierte Studien zu intravenösem Esketamin und 15 offene Studien zu intravenösem, subkutanem und oralem Esketamin. Die Forscher «fanden heraus, dass die intravenöse, subkutane und möglicherweise auch die orale Verabreichung von Esketamin bei den meisten Patienten mit schweren depressiven Störungen, bipolaren Depressionen und (schweren) behandlungsresistenten Depressionen zu einer wirksamen Verringerung der depressiven Symptome führt» (SMITH-APELDOORN et al. 2022a). Die Schlussfolgerung: Entsprechend appliziertes Esketamin «könnte eine wirksame und sichere Ergänzung der Behandlung von Depressionen darstellen. Da die meisten eingeschlossenen Studien jedoch keine Kontrollgruppe umfassten und die Stichprobengröße gering war, ist die Qualität unserer Ergebnisse begrenzt. Verschiedene Arten und Formulierungen von Ketamin müssen noch direkt miteinander verglichen werden» (ebd.).

Dasselbe Forschungsteam hat eine weitere Review verfasst, diesmal zur Wirksamkeit, Sicherheit und Verträglichkeit der Ketamin-Erhaltungstherapie bei Depressionen. Ausgewertet wurden drei randomisierte kontrollierte Studien, acht offene Studien sowie 30 Fallserien und Berichte über die

63 Die kognitive Remediation oder Remediationstherapie (Cognitive remediation therapy) soll diverse neurokognitive Fähigkeiten verbessern, so z.B. die Aufmerksamkeit, den Umgang mit Gefühlen, das Arbeitsgedächtnis, das Verhalten und die kognitive Flexibilität.

Erhaltungstherapie mit Ketamin. «Wir fanden heraus, dass eine intravenöse, intranasale, orale und möglicherweise auch intramuskuläre und subkutane Ketamin-Erhaltungstherapie bei behandlungsresistenten Depressionen die antidepressive Wirkung aufrechterhalten kann. Tachyphylaxie[64], kognitive Beeinträchtigung, Abhängigkeit sowie schwerwiegende Nieren- und Urinprobleme scheinen selten zu sein. Trotz der methodischen Einschränkungen kommen wir zu dem Schluss, dass die Ketamin-Erhaltungstherapie aus klinischer Sicht ein therapeutisches Potenzial zu haben scheint» (Smith-Apeldoorn et al. 2022b).

Eine andere Review untersuchte die Wirksamkeit, Verträglichkeit und Sicherheit von oralem Ketamin, Esketamin und R-Ketamin bei unipolaren und bipolaren Depressionen (Meshkat et al. 2023). Es wurden 22 Studien ausgewertet und analysiert, davon waren vier randomisierte klinische Studien, eine Fallserie, sechs Fallberichte, fünf offene Studien und sechs retrospektive Übersichtsarbeiten mit insgesamt 2336 Patienten, die chronisch unter schweren Depressionen leiden. Das Ergebnis der Übersichtsarbeit: «Alle eingeschlossenen Studien berichteten über eine signifikante Verbesserung nach der Verabreichung von Ketamin. Ketamin wurde ohne schwerwiegende unerwünschte Ereignisse gut vertragen. Bei den randomisierten klinischen Studien bestand jedoch aufgrund der Analysemethoden und der Überwachung unerwünschter Ereignisse ein hohes Risiko der Verzerrung. Die Ketamin-Dosierung reichte von 0,5 bis 1,25 mg/kg. Die Häufigkeit der Verabreichung lag zwischen täglich und monatlich. Es wurden mehrere wichtige Einschränkungen festgestellt, vor allem die geringe Anzahl der randomisierten klinischen Studien. Insgesamt deuten die vorläufigen Ergebnisse auf eine mögliche antidepressive Wirkung von oralem Ketamin hin» (ebd.).

Abgesehen von den inzwischen zahlreichen Untersuchungen an depressiven Patienten wurde auch eine Vielzahl an Studien forciert, die sich im Tierversuch mit den möglichen zugrundeliegenden physiologischen Mechanismen der antidepressiven Aktivität des Ketamins befassten. Hier eine kleine Auswahl der Arbeiten, die unterschiedliche Ansätze verfolgen und positive Ergebnisse zeigen.

So wurde in wissenschaftlichen Untersuchungen eruiert, dass die

64 Toleranzausbildung

antidepressiven Wirkungen von Ketamin bzw. Esketamin vermutlich durch die Modulation verschiedener Signalwege zustande kommen, die mit der Pathophysiologie der Major-Depression in Verbindung stehen. «Ketamin bewirkt einen starken Anstieg der Glutamat- und Dopaminfreisetzung im präfrontalen Kortex. Außerdem kehrt es die Auswirkungen von chronischem Stress rasch um, indem es die Dichte der dendritischen Stacheln und den Synapsenverlust im präfrontalen Kortex verringert. Die verbesserte Neuroplastizität in Hirnregionen, die in der Pathophysiologie der Depression eine Rolle spielen, wie der Hippocampus und der präfrontale Kortex, wurde mit einer erhöhten Proteinsynthese in Verbindung gebracht» (Lacerda 2020). Die antidepressive Wirksamkeit des Moleküls wird also vermutlich «durch einen Anstieg der Glutamatkonzentration ausgelöst, was zu einer erhöhten Neuroplastizität, Neurogenese und Synaptogenese führt» (Keeler et al. 2021). Man geht davon aus, «dass die Droge die NMDA-Rezeptoren auf den GABAergen inhibitorischen Interneuronen blockiert und dadurch indirekt zu einer erhöhten synaptischen Aktivität der glutamatergen erregenden Neuronen führt. (...) Alternativ dazu könnte die antidepressive Wirkung von Ketamin auf die direkte Blockierung des NMDA-Rezeptors an den glutamatergen erregenden Neuronen zurückzuführen sein» (Weckmann 2018).

Apropos Glutamat: Weil Ketamin als NMDA-Antagonist durch Glutamatanstieg den AMPA-Rezeptor aktiviert (siehe oben den Abschnitt zur Pharmakodynamik ab Seite 49), kamen Forscher auf die Idee, auch anhand dieses Mechanismus die antidepressive Wirksamkeit des Pharmakons zu untersuchen. Das Ergebnis: Nach Vorbehandlung mit einem AMPA-Antagonisten wurden die antidepressiven Effekte von Ketamin vermindert (Maeng et al. 2008; McIntyre et al. 2021; Moghaddam et al. 1997; Zanos und Gould 2018). Dass eine pharmazeutische Hemmung der AMPA-Rezeptoren die antidepressiven Wirkungen von Ketamin im Tierversuch abschwächen kann, weist darauf hin, «dass neben der präsynaptischen NMDA-Blockade auch die Aktivierung postsynaptischer AMPA-Rezeptoren eine wesentliche Rolle bei den molekularen Mechanismen spielt, die diesen Wirkungen zugrunde liegen» (De Berardis et al. 2018). Tierversuche mittels künstlich induziertem chronischem unvorhersehbarem Stress liefern Hinweise darauf, «dass depressionsähnliche Verhaltensweisen mit einer Hochregulierung von Entzündungsmarkern im Hippocampus einhergehen» (ebd.). So wurde in

Tiermodellen nachgewiesen, dass Ketamin nach einer Einzeldosis depressionsähnliche Verhaltensweisen umkehrt und eine anhaltende antidepressive Wirkung hat (ebd.). «Ferner scheinen intrazelluläre Signalproteine eine Rolle zu spielen. Im Hirn von depressiven Patienten sind die Konzentrationen von *brain-derived neurotrophic factor* (BDNF)[65] und von *mammalian target of rapamycin* (mTOR)[66] vermindert. Ketamin scheint die Expression dieser Proteine zu erhöhen, was zumindest im Tierversuch einen Teil der antidepressiven Wirkung von Ketamin erklärt. Die Befunde sind aber inkonsistent und die Übertragbarkeit auf den Menschen ist ungewiss» (Schoretsanitis und Hasler 2015).

2011 studierten Wissenschaftler den Zusammenhang zwischen der antidepressiven Wirkung des Ketamins und den σ-Rezeptoren (Sigma-Rezeptoren), an die die Substanz u.a. bindet und «von denen man annimmt, dass sie Proteinziele für eine potenzielle neue Klasse von Antidepressiva sind. Ziel dieser Studie war es, die Beteiligung von σ-Rezeptoren an der antidepressiv wirkenden Wirkung von Ketamin zu ermitteln» (Robson et al. 2011). Um die Affinität von Ketamin zu σ(1)- und σ(2)-Rezeptoren bewerten zu können, wurden u.a. Konkurrenzbindungsversuche durchgeführt. Die Untersuchung konnte darlegen, «dass der durch den σ-Rezeptor-vermittelte neuronale Umbau[67] zu den antidepressiven Wirkungen von Ketamin beitragen kann» (ebd.).

In einer weiteren Studie an Mäusen von 2016 hat sich ergeben, dass die antidepressiven Effekte von der Aktivität des AMPA-Rezeptors (siehe hierzu auch Seite 48) und von der Hemmung des Enzyms Glykogensynthase-Kinase-3 (GSK3) abhängen. Wie diese Hemmung zu antidepressiven Wirkungen führt, bleibt unklar. Die Inhibierung von GSK3 führt allerdings zu einer Modulation des serotonergen 5-HT2C-Rezeptors. Eine antidepressive Dosis Ketamin reguliert außerdem den Insulin-ähnlichen Wachstumsfaktor 2 (IGF2) im Gehirn hoch, was vermutlich ebenfalls eine Rolle für die antidepressiven Effekte spielt, denn «die Verabreichung eines IGF2-Antagonisten blockierte die antidepressive Wirkung von Ketamin» (Grieco

65 BDNF ist ein Protein und Wachstumsfaktor, der schützende Eigenschaften gegenüber Neuronen des zentralen und des peripheren Nervensystems aufweist und am Wachstum neuer Neuronen und Synapsen beteiligt ist sowie auch das Absterben von Hirnzellen verhindert.

66 mTOR ist ein Protein in Säugetieren, das als zentraler Regulator verschiedener körpereigener Prozesse fungiert und das Wachstum, die Differenzierung und die Vermehrung von Zellen beeinflusst.

67 Ketamin verstärkte in dieser Studie das im in-vitro-Modell durch Nervenwachstumsfaktoren (NGF; Nerve growth factor) herbeigeführte Neuritenwachstum (ebd.).

2016). Der IGF2 ist ein Proteinhormon, das wachstumsregulierende, insulinähnliche und mitogene[68] Aktivitäten aufweist.

2017 erarbeitete eine Wissenschaftlerin im Zuge ihrer Dissertation «ein zusätzliches und neuartiges Modell für die antidepressive Wirkung von Ketamin, das einen wichtigen Einfluss auf den mitochondrialen Energiestoffwechsel hat[69]. Das vorgeschlagene Modell legt nahe, dass Ketamin die synaptische Plastizität erhöht, da es auch die synaptische Aktivität steigert» (Weckmann 2018). Die Ergebnisse der Untersuchung sind «die ersten, die einen Zusammenhang zwischen den für Ketamin beobachteten antidepressiven Wirkungen und dem mitochondrialen Energiestoffwechsel herstellen» (ebd.). Sie deuten auf einen Anstieg desselben «nach einer einzigen Injektion einer niedrigen Ketamin-Dosis hin. Aus all diesen Gründen behaupte ich, dass die Mitochondrien eine entscheidende Rolle bei der Entwicklung von Major-Depression sowie beim Ansprechen auf die antidepressive Behandlung spielen, zumindest bei einer Untergruppe von Patienten mit einer bestimmten Symptomatik» (ebd.).

Depressiv durch Ketamin?
In manchen Fällen könnte Ketamin, obwohl es als Antidepressivum derzeit in enthusiastischer Diskussion ist, auch Depressionen induzieren. In einer Längsschnittstudie (Morgan et al. 2010) wurde über den Zeitraum von einem Jahr eine erhöhte Depression sowohl bei täglichen als auch bei ehemaligen Ketaminkonsumenten festgestellt (anhand des Beck-Depressions-Inventars ermittelt), nicht jedoch bei derzeitigen seltenen Konsumenten (weniger als einmal pro Monat sowie weniger als dreimal pro Woche). «Diese erhöhte Depression lag jedoch nicht auf klinischem Niveau, der Anstieg korrelierte auch nicht mit Veränderungen des Ketaminkonsums» (Morgan und Curran 2011).

Eine Review von 2022, die 79 Studien und 32 Meta-Analysen einschloss, kommt zu dem Ergebnis, dass die mittlere antidepressive Wirkung von Ketamin beträchtlich ist, «aber die Wirkung variiert erheblich zwischen den Patienten. Bei den behandlungsresistenteren Fällen wurde festgestellt, dass die Remission seltener auftrat ($p < 0{,}01$), aber es wurde kein solcher Effekt auf das Ansprechen festgestellt ($p > 0{,}05$). Meta-Regressionen bestätigten auch, dass die therapeutische Wirkung bei

68 Mitose (Zellteilung) induzierend.

69 Mitochondrien gelten als «Kraftwerk der Zelle», weil sie für die Energieproduktion in Form von Adenosintriphosphat zuständig sind. Adenosintriphosphat ist der universale Energieträger der Zellen. Mitochondrien enthalten eine eigene DNS und kommen nur in den Zellen von Eukaryoten (alle Lebewesen, deren Zellen über einen Zellkern verfügen) vor.

wiederholten Behandlungen nicht signifikant abnimmt ($p > 0{,}05$). Diese Ergebnisse zeigen, dass selbst die behandlungsresistentesten Patienten von Ketamin profitieren können und dass eine mittel- bis langfristige Behandlung bei vielen Patienten wirksam ist» (Alnefeesi et al. 2022).

Ein Forschungsteam untersuchte 2022 die für die antidepressive Wirkung des Ketamins verantwortlichen molekularen Mechanismen bei Mäusen (Lopez et al. 2022). Dabei ergab sich, dass der Kaliumkanal Kcnq2 in glutamatergen Neuronen des Hippocampus als nachgeschalteter Regulator der Ketaminwirkung fungiert. In einer die Studie präsentierenden Erläuterung des Max-Planck-Instituts für Psychiatrie wird erhellt: «Dieser Kanal ist dafür bekannt, dass er die neuronale Stabilität aufrechterhält: Er wirkt wie eine Bremse auf Neurone, die aufgrund von Reizen übermäßig stark Impulse abfeuern. Die Wissenschaftler identifizierten den Kanal mit Hilfe eines neuen methodischen Ansatzes, der Einzelzell-RNA-Sequenzierung. Diese Methode war entscheidend, da sie es ermöglichte, zelltypspezifische molekulare Veränderungen zu erkennen»[70]. Dieser Mechanismus könnte u.a. mit für die antidepressiven Effekte verantwortlich sein (ebd.).

Forscher haben im selben Jahr herausgefunden, dass die Neurogenese für die Verhaltenseffekte von Ketamin verantwortlich ist (Rawat et al. 2022). «Ketamin hat Auswirkungen auf viele verschiedene Hirnregionen, darunter auch auf den Hippocampus[71]. Zahlreiche Belege deuten darauf hin, dass eine Funktionsstörung dieser Gehirnregion an Major-Depressionen beteiligt und das Volumen des Hippocampus bei entsprechenden Patienten deutlich verringert ist. Herkömmliche Antidepressiva steigern die Neurogenese im Hippocampus, d.h. die Entwicklung neuer Körnerneuronen, und kehren damit möglicherweise die durch die Depression ausgelösten zellulären Veränderungen um, die Hemmung der Neurogenese blockiert die Verhaltenseffekte dieser Antidepressiva in Nagetier- und Primatenmodellen» (ebd.). Wie die Forscher nachwiesen, bedingt die schnelle Wirkung von Ketamin keine Modifikation der Neurogenese. «Die akute Aktivierung von unreifen

70 www.psych.mpg.de/2852504/mechanism-ketamine-antidepressant-action (abgerufen 3.6.2023)

71 Der Hippocampus (Seepferdchen-förmiges Gehirnareal) ist ein wichtiger Teil des Limbischen Systems und sozusagen der Arbeitsspeicher des menschlichen Gehirns, von wo aus Informationen aus dem Kurzzeitgedächtnis bei Bedarf ins Langzeitgedächtnis übernommen werden. Der Hippocampus kann ein Leben lang neue Nervenzellen generieren.

Körnerneuronen im Hippocampus kann bei Mäusen eine rasche antidepressive Wirkung hervorrufen, was auf einen möglichen zellulären Mechanismus hinweist, der den akuten Wirkungen von Ketamin zugrunde liegt» (ebd.). Damit ist die Aktivierung dieser Neuronen ausreichend, um die schnellen Verhaltenseffekte von Ketamin hervorzurufen.

Bücher zum Thema

Zu Ketamin als Arzneimittel zur Behandlung von Major-Depressionen sind drei interessante Buchwerke in englischer Sprache erschienen:

Ketamine for Depression von Stephen J. Hyde (2015): Das Buch wendet sich an Patienten und Angehörige, wie auch an Personen, die im Gesundheitswesen tätig sind.

Ketamine for Treatment-Resistant Depression von S.J. Mathew und C.A. Jr. Zarate (Hg.) (2016): eher für Fachleute mit Hintergrundwissen und Forscher geschrieben.

Ketamine for Treatment-Resistant Depression: Neurobiology and Applications von Gustavo H. Vazquez et al. (2020): Ebenfalls ein anthologisches Werk für Fachleute.

→ Eine hervorragende und umfassende Literatur-Review zu Ketamin bei Depressionen bis 2015 haben Ryan et al. 2014 vorgelegt.

Ketamin als Antidepressivum: Stress durch Männer?

Eine im August 2022 veröffentlichte **Studie der University of Maryland** (Baltimore, USA) unter Leitung von Tedd Gould hatte zum Ergebnis, dass eine antidepressive Wirkung von Ketamin bei Mäusen abhängig vom Geschlecht der Person ist, die den Stoff verabreicht (Georgiou et al. 2022). So zeigte die Substanz lediglich dann eine depressionslindernde Wirkung, wenn sie den Tieren von Männern appliziert wurde. Dabei erhielten die Versuchstiere nach dem Zufallsprinzip entweder ein Placebo oder Ketamin – appliziert von Männern bzw. Frauen. Der antidepressive Effekt des Ketamins stellte sich jeweils nur ein, wenn ein männlicher Forscher dem Tier die Substanz gab.

Um zu prüfen, ob die jeweiligen Reaktionen auch unter anderen Umständen reproduzierbar sind, wurde der Versuch an verschiedenen Universitäten und von unterschiedlichen Wissenschaftlern durchgeführt. Mit stets gleichem Ergebnis. Wie das Forscherteam herausfand, stand der Körpergeruch der Wissenschaftlerinnen und Wissenschaftler im Zusammenhang mit der Wirkung des Pharmakons. Denn obwohl nur von Männern appliziertes Ketamin wirksam gegen Depressionen ist, fanden Mäuse den Geruch der männlichen Kollegen gar nicht betörend, sondern sogar abstoßend – die Tiere bevorzugten weibliche Körperdüfte.

Die Mäuse zeigten außerdem vermehrt Stressreaktionen, wenn sie von Männern berührt wurden. Grund für die antidepressiven Effekte soll der Stress sein, unter dem die Versuchstiere litten: Das Corticotropin-Releasing-Hormon (CRH) ist unter anderem für Stressreaktionen verantwortlich und wird in Mäusegehirnen offensichtlich u.a. dann ausgeschüttet, wenn sie männlichen Körpergeruch wahrnehmen. Je mehr CRH freigesetzt wurde, desto mehr zeigte sich ein antidepressiver Wirkmechanismus durch Ketamin. Das Forscherteam merkte allerdings an, dass viele weitere Umstände zu derlei Ergebnissen geführt haben könnten. Sie empfehlen dennoch, in zukünftigen Tierversuchen das Geschlecht der Experimentator/-innen mit anzugeben und es in statistische Berechnungen miteinzubeziehen (ebd.).

Ketamin zur Behandlung von Depressionen[72] nach Applikationswegen (Auswahl nach HYDE 2016)

Dosis	Probanden	Zusatz-medikation	Ergebnisse	Studie
Oral				
1,25 mg/kg	4	Venlafaxin	Bei zwei Patienten innerhalb einer Woche rasche Besserung, keine Nebenwirkungen.	PASLAKIS et al. 2010
27 mg	2	«reguläre Medikation»	Beide Patienten reagierten schnell und anhaltend auf eine Einzelbehandlung.	IRWIN und IGLEWICZ 2010
0,5 mg/kg über 28 Tage	14 (palliativ)		Bei 8 Patienten nach 3 Tagen Verbesserung der anxiolytischen Symptome, ab Tag 14 Verbesserung der Depressionen. Milde Nebenwirkungen (Unruhe und Durchfall).	IRWIN et al. 2013
Einzeldosis: 0,5 mg/kg (einmalige Wiederholungsdosis von 0,5 mg/kg)	31 (terminal)		Im Schnitt Verbesserung nach 3-7 Tagen. Keine ernsthaften Nebenwirkungen.	IGLEWICZ et al. 2015
Sublingual				
10 mg (5 Min. im Mund) alle 2–3 Tage oder wöchentlich	26		Verbesserung bei 20 Patienten (77 %).	LARA et al. 2013
0,5–1 mg/kg (Dosierungsintervall: 7–14 Tage)	17	«reguläre Medikation»	Verbesserung bei 76 % der Probanden, keine nennenswerten Nebenwirkungen.	NGUYEN et al. 2015
Initialdosis (je nach Pat.) 10–75 mg, danach (je nach Pat.) 15–90 mg (3–7 mal täglich, je nach Pat.) über 2 Jahre	32		Durchschnittliche Linderung der Symptome (vor allem Schmerzen) bei 50–60 %.	JAITLY 2013
Intranasal				
10 mg initial, danach 30–120 mg täglich (je nach Pat.), Intervall zwischen 3 und 7 Tagen.	40 (Kinder mit bipolarer Störung)		Verbesserung von Depression, Angst und Manie. Nebenwirkungen waren tolerabel.	PAPOLOS et al. 2013
2 x wöchentlich 50 mg über 4 Monate hinweg	1 (seit 10 Jahren Major-Depression plus Migräne)		Vollständige Remission nach 2 Wochen. Milde und vorübergehende Nebenwirkungen.	CLARK 2014
50 mg (2 Behandlungstage)	20 Patienten, von denen 18 die Studie abgeschlossen haben.		24 Stunden nach Gabe von Ketamin signifikante Verbesserung der depressiven Symptome im Vergleich zu Placebo.	LAPIDUS et al. 2014
Subkutan				
0,5 mg/kg (einmalige Einzeldosis)	1 (Depressionen, Schmerzen, Angst)		Wesentliche Verbesserung für 80 Stunden	MCNULTY und HAHN 2012
0,1–0,2 mg/kg	1 (Major-Depression)		Nach der 0,2-mg-Dosis per kg Remission für 5 Monate.	GÁLVEZ et al. 2014

72 Mit 2 Beispielen für zusätzliche bzw. andere Diagnosen: Schmerzen (JAITLY 2013) und Essstörungen (MILLS et al. 1998).

Dosis	Probanden	Zusatz-medikation	Ergebnisse	Studie
Intramuskulär				
1 mg/kg wöchentlich für 7 Monate	1 (terminal)		Vollständige Remission der Depressionen, keine unerwünschten Nebenwirkungen.	ZANICOTTI et al. 2012
0,5 mg/kg, 0,7 mg/kg, 1 mg/kg	2		Bei 1 mg/kg Verbesserung um 70 %.	GLUE et al. 2011
32-100 mg alle 3-4 Tage für mehrere Monate	2 (bipolare Störung)		Bei beiden Patientinnen Verbesserung. Dissoziative Nebenwirkungen und Kopfschmerzen bei einer Pat. während Infusion. Patientin reagierte positiv auf intravenöse Ketamininfusion. Rückfall nach 13 Tagen, orales und intranasales Ketamin halfen nicht. Nach 2 intramuskulären Injektionen Remission.	CUSIN et al. 2012
0,5 mg/kg als langsame intravenöse Infusion über 40 Minuten	2 (Zwangsneurose, schwere Depressionen)		Innerhalb weniger Stunden Linderung der Depression und Verbesserung der Suizidgefahr. «Die Besserung war jedoch nur vorübergehend und hielt bis zu einer Woche an, konnte aber durch weitere wöchentliche oder zweiwöchentliche Injektionen aufrechterhalten werden.»	CHILUKURI et al. 2013
Vergleichsstudie zwischen 0,5 mg/kg i.v. (Einmalgabe) versus 0,25 mg/kg und 0,5 mg/kg i.m. (2 Gaben)	3 Gruppen zu je 9 Patienten		Durchschnittlich 60 % Verbesserung von Stimmung/Depression für im Schnitt 3 Tage.	CHILUKURI et al. 2014
0,5 mg/kg im Rahmen einer psychotherap. Behandl.	120 Patienten in 8 Jahren		«Ketamin weist ein großes Potenzial als neue pharmakologische Strategie zur Behandlung von Depressionen auf (...) selbst in therapieresistenten Fällen». Nur milde Nebenwirkungen, hauptsächlich Übelkeit.	EARLY 2014
Intravenös (Infusion)				
20 mg/h über 10 Stunden hinweg infundiert	15 (chronische Essstörungen)		Bei 9 Patienten Verbesserung nach 2-9 Infusionen (Intervall: 5-21 Tage). Tolerable Nebenwirkungen.	MILLS et al. 1998
15 mg stündlich, über 5 Tage. Steigerung der Dosis bis zum leichten Rausch, aber unterhalb der dissoziativen Dosis.	2		Verbesserung bei beiden Patenten. Bei einem Patienten Rückfall nach mehreren Monaten, der durch eine erneute Infusion behandelt werden konnte.	CORRELL und FUTTER 2006

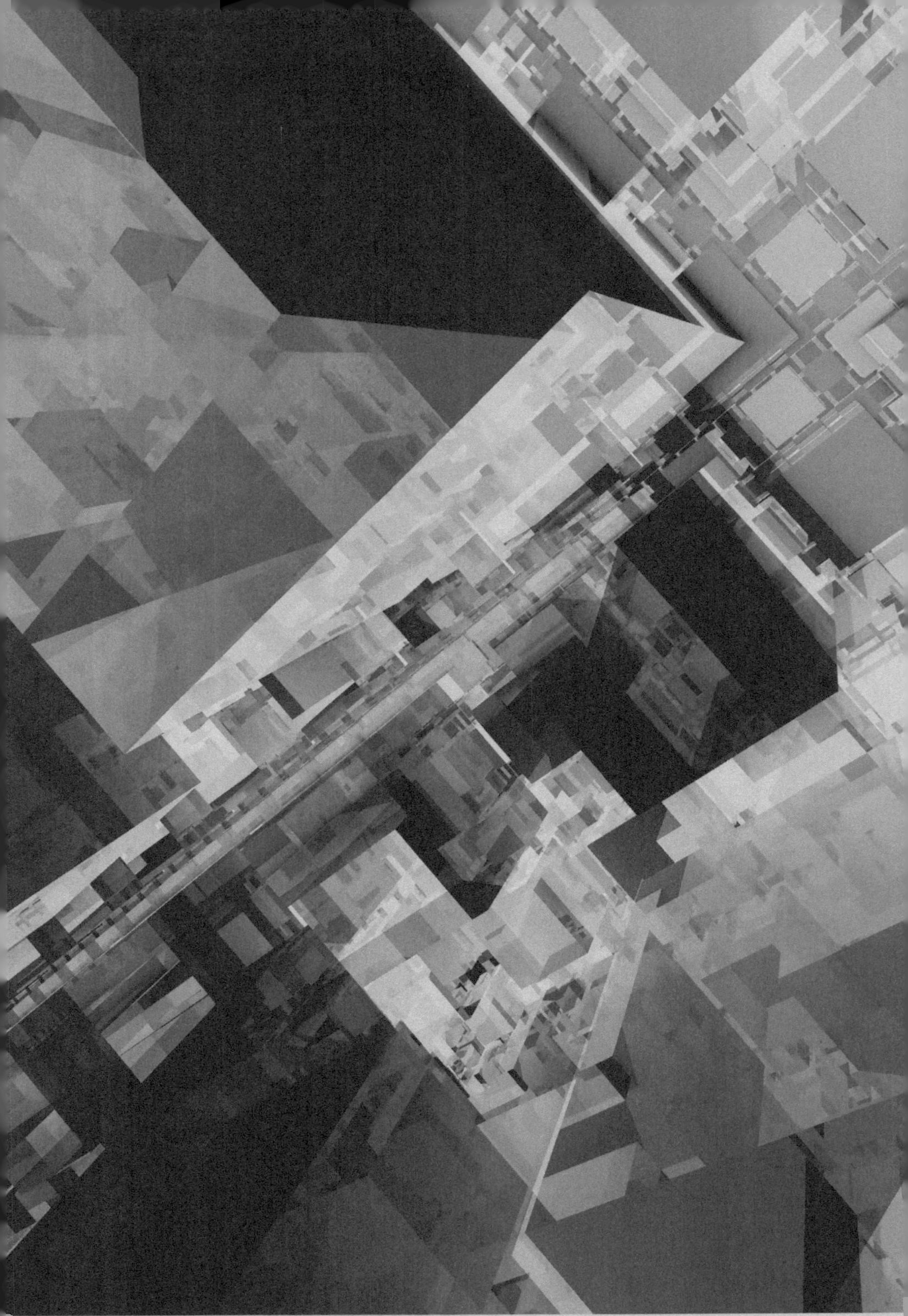

KAPITEL 5

Ketamin-Psychonautik

«Ich denke, Sie sollten sich Vitamin K genauer ansehen. Das ist das, was alle ernsthaften Spieler verwenden.»

STEVENS 1987: 359

Ist Ketamin ein Psychedelikum?

Die Frage, ob Ketamin ein Psychedelikum sei, wirft zunächst auch die Frage nach einer Definition des Begriffs Psychedelikum auf. Der Terminus ist ein aus den griechischen Vokabeln *psyche* (Seele) und *delos* (offenbar) zusammengetzter Neologismus, der vom Psychiater und Drogenforscher Humphry Osmond im Briefwechsel mit Schriftsteller Aldous Huxley als Ersatz für die unpassende Bezeichnung Halluzinogen geprägt wurde und ergo ein Pharmakon beschreibt, das die Seele bzw. Seeleninhalte zu manifestieren in der Lage ist. Nach dieser Definition muss Ketamin zu den Psychedelika gezählt werden. Im Lauf der Zeit haben Anwender jedoch eine Gruppe von sogenannten «klassischen Psychedelika» abgegrenzt, die quasi als Referenzpsychedelika gelten, so die Tryptaminderivate LSD, Psilocybin bzw. Psilocin und Dimethyltryptamin (N,N-DMT) und Verwandte (5-MeO-DMT, Bufotenin) sowie die Phenylethylaminderivate Meskalin, Methylendioxyamphetamin (MDA), 2C-B und Verwandte usw.

Diese Moleküle interagieren mit diversen Serotoninrezeptoren sowie mit verschiedenen anderen Rezeptorensystemen. Ketamin wirkt ebenfalls über eine Vielzahl von Rezeptoren, ist aber hauptsächlich ein NMDA-Rezeptor-Agonist und damit vornehmlich mit dem Glutamatsystem assoziiert. Überdies gehört es nicht zu einer der Stoffklassen klassischer Psychedelika, sondern ist ein Arylcyclohexylamin. Auch die Effekte, die von verschiedenen subanästhetischen Dosierungen von Ketamin herbeigeführt werden, entsprechen nicht dem Profil der genannten Tryptamine und Phenethylamine. Vergleiche mit entsprechend pharmakologisch verwandten Substanzen wären eher mit Lachgas (Distickstoffmonoxid, N_2O), Dextromethorphan (DXM) und Salvinorin A aus *Salvia divinorum* angebracht, wobei auch diese nicht wirklich optimal sind, da Ketamin ein sehr spezielles Pharmakon ist. In entsprechenden Dosierungen kann aber mit

Ketamin durchaus ein Effekt herbeigeführt werden, der dem von Lachgas wie auch von DXM sehr ähnlich ist.

Trotzdem kann die psychoaktive Erfahrung von Ketamin und klassischen Psychedelika gemeinsame Schnittmengen aufweisen. Ketamin induziert in «subanästhetischen Dosen Gefühle der Ich-Auflösung und des Identitätsverlusts, emotional intensive Visionen, Besuche in mythologischen Bewusstseinsbereichen, lebhafte Träume und Erinnerungen an mögliche frühere Inkarnationen, die Erfahrung des psychologischen Todes und der Wiedergeburt des Ichs und Gefühle der kosmischen Einheit mit der Menschheit, der Natur, dem Universum und Gott. Diese beobachtbaren Tatsachen wurden ursprünglich als ‹Emergenzphänomene› beschrieben (...) und stellen eindeutig eine psychedelische Erfahrung dar. Diese nicht-alltäglichen Bewusstseinszustände bieten einen zusätzlichen oder alternativen Mechanismus für die Wirkung von Ketamin, der über rein biologische Erklärungen hinausgeht» (Kolp et al. 2007).

Zuweilen wird «behauptet, Ketamin sei keine psychedelische Droge, weil es anästhesierende und abhängigkeitserzeugende Eigenschaften hat, die LSD, DMT, Psilocybin und Meskalin nicht aufweisen. Dennoch kann es Zugang zu allen Bewusstseinsbereichen verschaffen, die der Psychiater Stanislav Grof auf der Grundlage der LSD-Forschung beschrieben hat. Timothy Leary stellte fest, dass Ketamin und Salvinorin A die stärksten psychedelischen Drogen sind, da sie den höchsten Schaltkreis in seinem Modell des Nervensystems aktivieren» (Jansen 2001: 42).

Wenn man den für die meisten subsumierten Substanzen eher unangebrachten Begriff Halluzinogene verwendet, lassen sich all diese Stoffe gegenüberstellen. Auf der Grundlage seiner klinischen Versuchsreihen hat Hanscarl Leuner schon früh eine Unterteilung in Halluzinogene I. und II. Ordnung vorgenommen, die sich auf wesentliche Unterschiede in den Wirkbildern bezieht, wie sie in der Tabelle wiedergegeben sind.

Halluzinogene I. und II. Ordnung nach LEUNER (1961, 1973)	
Halluzinogene I. Ordnung *Prototypen: LSD, Psilocybin, Meskalin*	**Halluzinogene II. Ordnung** *Prototypen: Ketamin, Lachgas, Atropin*
Klares Bewusstsein	Getrübtes Bewusstsein
Überwachheit	Unterwachheit
Affektive Stimulation	Geringe/keine affektive Stimulation
Trugwahrnehmungen	Trugwahrnehmungen
Synästhesien	Synästhesien
Verändertes Zeit- und Raumerleben	Verändertes Zeit- und Raumerleben
Bildhaftes, assoziatives Denken	Starke Denkstörungen
Erlebnisfluss kohärent, sinnverbunden	Erlebnisfluss inkohärent-fragmentiert
Vermehrte Selbstwahrnehmung	Verminderte Selbstwahrnehmung
Vermehrte Körperwahrnehmung	Verminderte Körperwahrnehmung
Keine mnestischen Störungen	Starke mnestische Störungen

Der Unterschied liegt darin, dass Halluzinogene II. Ordnung – im Unterschied zu Halluzinogenen I. Ordnung – das Bewusstsein trüben, die Selbst- und Körperwahrnehmung verringern sowie stärkere Denk- und Gedächtnisstörungen verursachen.

Rekreatives Ketamin

> *«In der Tat stellt die Ketamin-Erfahrung für manche den Höhepunkt aller möglichen Bewusstseinserfahrungen dar. Der Verlust der Anästhesie ist der Gewinn der Psychedelie: Ketamin verdankt seine anhaltende Beliebtheit bei Ravern und Bewusstseinsforschern denselben Qualitäten, die Ärzte zu unterdrücken versuchen.»* JOHNSON 2018: 149

Die ersten Erfahrungsberichte, die der psychedelischen Gemeinde den Freizeitkonsum von Ketamin schmackhaft machten, erschienen 1965 im Artikel von Edward Domino und Kollegen, in dem die Forscher den Begriff «dissoziative Anästhesie» prägten und Ketamin als potente psychedelische Droge beschrieben:

> «Manchmal hatten einige der Probanden lebhafte traumähnliche Erfahrungen oder offene Halluzinationen. Einige von ihnen erinnerten sich an Fernsehsendungen oder Kinofilme, die sie ein paar Tage zuvor gesehen hatten, oder sie

waren zu Hause bei ihren Verwandten oder befanden sich im Weltraum usw. Einige dieser Phänomene waren so real, dass die Probanden nicht sicher sein konnten, dass sie nicht tatsächlich stattgefunden hatten. In der Regel klangen diese psychischen Entgleisungen innerhalb einer halben Stunde nach dem Aufwachen vollständig ab. Die Versuchspersonen orientierten sich allmählich wieder und äußerten häufig ihr Erstaunen über die Erfahrung; die meisten empfanden die Erfahrung als angenehm und waren bereit, sich einem zweiten Experiment zu unterziehen, obwohl sich 2 weigerten, weiterzumachen. In der Regel erschienen die Versuchspersonen innerhalb von 1 bis 2 Stunden völlig normal, spielten Karten oder Billard oder nahmen anderweitig an den sie umgebenden Aktivitäten teil» (Domino et al. 1965).

Dies blieb findigen psychoaktiven Enthusiasten und Forschern natürlich nicht verborgen. Die Geschichte der breiteren rekreaktiv-psychonautischen Nutzung von Ketamin beginnt daraufhin spätestens mit dem öffentlichen Bekanntwerden der psychoaktiven Effekte des Pharmakons durch den psychedelischen Comickünstler Gilbert Shelton und seine *Fabulous Furry Freak Brothers*, die im Comicstrip «Zwischenfall in L.A.» (Originaltitel: «L.A. Breakdown») ein weißes Pulver schnupfen, von dem sie annehmen, es sei Kokain ... (Shelton und Sheridan 1975, 2021).

1977 präsentierte der US-amerikanische psychedelische Pionier Timothy Leary in seinem Buch *Exo-Psychology* (Deutsch: *Exo Psychologie*, 1981) sein Acht-Schaltkreise-Modell des Bewusstseins. In seinem *Totenbuch* (Original: *Design for Dying*) erörterte er die Verwendung von Ketamin (zusammen mit DMT und Salvinorin A) als eine Methode zur Aktivierung des achten (des neuroatomaren) Schaltkreises (Leary und Sirius 1997: 90; Leary und Sirius 1998: 118; Stevens 1987: 370). Dieser achte Schaltkreis befasst sich mit Quantenbewusstsein, nichtlokalem Bewusstsein und dem Erwachen des Bewusstseins zu sich selbst. Auch Robert Anton Wilson befasste sich in seinem Buch *Prometheus Rising* (Deutsch: *Der neue Prometheus*) mit dem Acht-Schaltkreise-Modell und ordnete Ketamin dem achten und letzten Schaltkreis zu (Wilson 1983: 267). Diese beiden Autoren waren jedoch eher einer eingeweihten Minderheit von Interesse.

1978 wurde Ketamin durch zwei bahnbrechende Bücher deutlich bekannter: Durch den Bewusstseinsforscher John Cunningham Lilly und sein autobiografisches Buch *The Scientist*, in dem er von seinen abenteuerlichen Ketaminforschungen und -erfahrungen berichtet, sowie durch das Buch *Journeys Into The Bright World* von Marcia Moore und ihrem Ehemann, dem Anästhesisten Dr. Howard Alltounian, in dem Moore ebenfalls von ihren unerschrockenen Experimenten mit dem dissoziativen Anästhetikum berichtet. Zu diesen beiden Pionieren der Ketamin-Psychonautik folgen weiter unten ausführliche Erläuterungen und eigene Abschnitte.

Schamanische Rituale und Integration

Unter Berücksichtigung der signifikanten Unterschiede zwischen den psychoaktiven bzw. quasi-psychedelischen Effekten von Ketamin im Vergleich zu den klassischen Psychedelika eignet sich Ketamin sowohl als psychonautische Ritualsubstanz sowie als wie auch immer geartetes Psychotherapeutikum. Dieser Ansicht war auch der Keta-Enthusiast John C. Lilly. Allerdings kam er «am Schluss zu der Ansicht, dass Ketamin als zu riskant für diese Anwendung zu betrachten sei. Man könnte argumentieren, dass der Hauptgrund für diesen Vorbehalt der war, dass der Forschungsgruppe, mit der er arbeitete, offensichtlich eine schamanistische Struktur fehlte, welche die halluzinogene Erfahrung ohne ernsthafte Konsequenzen hätte leiten können: Mehrere erwiesen sich als anfällig für ‹roboterhaftes› Verhalten bis hin zu dem Punkt, an dem es schien, als ob der Körper tatsächlich von fremden Mächten übernommen worden war» (DeKorne 1995: 12).

Dies ist ein springender Punkt, wenn es um das Einbetten entheogener[73] Erfahrungen in unsere Lebensrealität geht. Die ritualisierte Einnahme katalysierender Psychoaktiva bietet – und das ist ihr Sinn – Schutz vor Orientierungslosigkeit und unerwünschten Nebenwirkungen sowie eine Struktur, mit der die Erfahrungen in Raum und Zeit platziert werden und damit in den Alltag/das Alltagsbewusstsein des Klienten integriert werden können.

Psychedelische Rituale sollten allerdings nicht von indigenen schamanischen Kulturen adaptiert bzw. nachgemacht werden, da uns innerhalb unseres Kulturkreises der geistige und kosmologische Hintergrund fehlt (insbesondere die amazonischen Ayahuasca-Rituale werden heute gern von westlichen Psychonauten nachgeäfft, ohne dass verstanden wird, worum es dabei eigentlich geht). Andere Kulturen, andere Kosmologien, andere Rituale. Auch Substanzen, die nicht zur historischen Schatztruhe der indigenen Schamanen gehören, können für entsprechende Rituale sinnbringend verwendet werden. Dabei hört man immer wieder den (idealistisch motivierten) Vorbehalt, dass synthetische, vom Menschen geschaffene Moleküle sich nicht für echte schamanische Innenweltreisen eignen würden. Das ist natürlich Unsinn und einem von außen auferlegten Dogma geschuldet. Erstens würden indigene Schamanen solcherlei Trennung nicht vornehmen – ihnen wäre egal, ob eine Substanz durch Pflanzen, Pilze oder Menschen hergestellt wurde – und zweitens hat sich 2020 erwiesen, dass Ketamin ein Pilzwirkstoff ist (siehe hierzu ab Seite 26). Wir sehen also, dass diese Definitionen zum einen willkürlich sind und zum anderen ohnehin nicht zwingend Bestand haben, denn, wie so oft schon vorher, entdecken wir immer wieder vermeintlich vom Menschen im Labor erfundene Stoffe als natürliche Moleküle. Die Grenzen sind hier also fließend. Außerdem, und hier schließt sich der Kreis zum Schamanismus, entlarven wir uns mit solchen Vorbehalten nur selbst, denn darin ist die Entfremdung zu erkennen, dass wir uns selbst nicht als Teil der Natur erachten – was in schamanischen Kulturen grundsätzlich anders aufgefasst wird. Uns fehlt schlicht der ganzheitliche Ansatz, die ganzheitliche Kosmologie der schamanischen Ethnien.

---

73 entheogen = «das Göttliche im Inneren erweckend». Ein Begriff aus dem Griechischen für entsprechende Substanzen und Erfahrungen, geprägt u.a. von R. Gordon Wasson und Jonathan Ott.

Dosierung und Einnahmeformen

Ketamin hat, je nach Dosis (Set und Setting) und Aufnahmeform, ein extrem breites therapeutisches Fenster. Die Bandbreite der zu erwartenden pharmakologischen Effekte kann in verschiedene grob gerasterte Stufen eingeteilt werden, deren **individuelle** Dosierungen bei den Nutzern jedoch höchst unterschiedlich ausfallen können. Zunächst die Übersicht der Ketamin-Dosierungen nach Applikationswegen, anschließend die Aufschlüsselung möglicher Effekte.

Ketamin-Dosierungen verschiedener Applikationswege
(nach Erowid[74]; Kelly 1999: 68ff.; gemittelt und leicht angepasst)

	Intramuskulär	Intravenös	nasal	oral	rektal
Schwellendosis	10-15 mg	-	10-15 mg	30-50 mg	40-50 mg
Leichte Wirkung	15-30 mg	-	15-30 mg	50-100 mg	50-100 mg
Mittlere Wirkung	25-50 mg	-	30-75 mg	75-300 mg	70-300 mg
Starke Wirkung	40-100 mg	-	60-125 mg	200-450 mg	200-500 mg
K-Hole	60-125 mg	-	100-250 mg	400-500 mg +	400 mg +
Anästhesie	100-200 mg	1-4,5 mg /kg KG	-	-	-

→ Merke: Das Körpergewicht des Konsumenten spielt bezüglich der Dosierung von Ketamin eine größere Rolle als bei vielen anderen Substanzen, wie z.B. LSD, Psilocin etc.

Schwellendosis Mit der üblichen Schwellendosis Ketamin kann eine psychotrope Wirkung resultieren, die mit geringen Dosierungen Alkohols zu vergleichen ist, manche vergleichen den Zustand auch mit gering dosiertem MDMA (3,4-Methylendioxy-N-Methylamphetamin).

Leichte Wirkung Fällt die Dosis etwas höher aus, kann der Rausch an Lachgas erinnern, die Wirkung dauert jedoch länger an.

Mittlere Wirkung Im Spektrum der mittleren Wirkung können sich bei einigen Personen bereits erste dissoziative Effekte zeigen. Der Bezug zur Umwelt und zum eigenen Körper kann als sich teils auflösend erlebt werden, die üblichen Konzepte können ihre Gültigkeit verlieren.

Starke Wirkung Bei einer starken Dosierung werden die dissoziativ-psychedelischen Effekte stärker – die Umwelt scheint sich signifikant zu verändern, gewohnte Alltagskonzepte beginnen sich aufzulösen, die visuellen Sensationen und mentalen Effekte sind besonders intensiv. So kann man Objekte und auch sich selbst als besonders groß bzw. klein wahrnehmen, geometrische Formen in der Außenwelt verlieren ihre im Alltagsbewusstsein als beständig erlebten Eigenschaften. So kann unter Ketamineinfluss das Haus, der Raum, in dem man sich befindet als verschoben, schief, schräg erlebt werden. Regale und Schränke scheinen sich in den Raum hinauszulehnen, feste Materie scheint fluid zu werden.

74 erowid.org/chemicals/ketamine/ketamine_dose.shtml (abgerufen 30.7.2023)

K-Hole Mit einer sogenannten Durchbruchdosierung (zuweilen K-Hole genannt) wird der Bezug zum Körper aufgelöst, der Konsument ist sich häufig nicht darüber bewusst, dass er ein Mensch ist und gerade eine Droge eingenommen hat (siehe hierzu die ausführliche Erläuterung unten).

Anästhesie Wird eine noch höhere Dosierung gewählt als die volle dissoziativ-psychedelische, weist Ketamin die pharmakologische Wirkung auf, für die es entwickelt worden war – der Stoff wirkt dann als Anästhetikum, als Betäubungsmittel, wie es in der klinischen und präklinischen Praxis zum Einsatz kommt, auch in der Veterinärmedizin.

Ketamin wird meist injiziert, die Ketamin-Injektionslösung kann aber auch auskristallisiert, also zu festen Kristallen verdampft werden, die pulverisiert und geraucht, geschnupft oder geschluckt werden können, genau wie PCP. Die Injektionslösung wird dazu auf eine feuerfeste Glasunterlage gebracht, z.B. eine Petrischale, und dann in einem Dörrgerät oder schlicht im Ofen bei geringer Temperatur ausgedampft. Es empfiehlt sich für die schonende Auskristallisierung eine Temperatur nicht über 50 °C – dabei kann zum besseren Abziehen des Wasserdampfs der Ofen mit einem Topflappen oder Kochlöffel einen Spalt offen gelassen werden. Hohe Temperaturen können dazu führen, dass das Ketamin anbackt, gelb wird und einen Teil seiner Potenz einbüßt.

Ketamin rauchen

Manche User rauchen bzw. verdampfen Ketaminkristalle. Diese werden entweder einfach in die Zigarette oder den Joint mit eingedreht und als «Ketarette» (analog der «Kokarette», einer um Kokain bereicherten Zigarette, oder der «Changarette», dem Joint mit Changa), oder aber mittels einer von unten vorsichtig erhitzten Alufolie geraucht. Das Ketamin wird auch mit Glaspfeifen, wie sie zum Vaporisieren von DMT und Verwandten verwendet werden, wie auch mit Verdampfern aller Art konsumiert. Das Phänomen des Ketaminrauchens ist allerdings eher selten, da viele User es als Verschwendung des Stoffes betrachten.

> «Der Unterschied zwischen dem Schnupfen und dem Spritzen von Ketamin ist größer als bei jeder anderen Droge, die ich kenne. Es ist fast wie eine völlig andere Droge. Ich finde, wenn man es schnupft, bekommt man ein rauschartiges Gefühl und die Wahrnehmung ist ein bisschen durcheinander. Wenn du es spritzt, ist deine Welt völlig anders. Einmal habe ich es in einem kleinen Badezimmer im Keller von jemandem gespritzt bekommen, und innerhalb von Sekunden war das Badezimmer so groß wie ein Fußballfeld. Ich konnte die Tür nicht finden, um rauszukommen. Das war eine verrückte Erfahrung» (LANKENAU 2006: 84).

Dazu muss gesagt werden, dass geschnupftes Keta nicht gleich geschnupftes Keta ist. Es kommt, wie oben bereits ausgeführt, maßgeblich auf die Dosis an.

Bei der oralen Einnahme hält Ketamin länger an, und die Peak-Effekte (Wirkungen auf dem Höchstlevel einer Erfahrung) können dosisabhängig weniger ausgeprägt sein.

Einnahmeformen		
intramuskulär	intravenös	subkutan
intranasal	oral	sublingual
rektal	inhalativ	transdermal

Microdosing

Manche behaupten, dass sie mit 2 bis 5 Milligramm geschnupftem Ketamin, also einer Menge unterhalb der Schwellendosis, Depressionen oder depressive Verstimmungen behandeln, ohne dass es zu psychotropen Effekten kommt. Angeblich soll diese Praxis auch nützlich sein, um die Laune zu verbessern (Berger 2019: 66). Berichte anderer Ketamin-Microdoser mit 1 bis 5 mg zeugen von der Wirkungslosigkeit der Anwendung. Was bei dem einen Effekte zeigt, kann beim nächsten wirkungslos sein. Hier kommt es auch in erheblichem Maß auf das Körpergewicht der konsumierenden Person, auf deren (ketaminspezifische) Empfänglichkeit und Tagesform sowie wie immer auf Set und Setting an. Außerdem darf man bei all solchen Berichten, die mich von Usern erreichen, auch nicht vergessen, dass erstens der Placebo-Effekt nicht zu unterschätzen ist und zweitens selten berichtet wird, ob und welche anderen Substanzen die Personen vor der Ketamin-Einnahme genommen haben bzw. chronisch nehmen. Daher sind Erfahrungsberichte aus privater Hand mit Vorsicht zu genießen, wenn sie ausgewertet werden sollen.

Etwa 10 bis 15 (20) mg Ketamin können manche Personen in einen Rauschzustand versetzen, der zuweilen als MDMA-ähnlich beschrieben oder mit geringen Mengen Alkohol verglichen wird, wobei die individuelle Empfänglichkeit hier eine große Rolle zu spielen scheint, was genauere Dosierungsangaben für diese Effekte erschwert.

Geschnupftes Ketamin kann für psychedelischen Mischkonsum als psychoaktives «Würzmittel» fungieren. Wer beispielsweise ein Psychedelikum oder ein Entaktogen (oder eine Kombination aus beiden) eingenommen hat und auf dem Peak der Erfahrung zwischen 2 und 20 Milligramm Ketamin schnupft, kann nach Berichten von Usern die Wirkung der Hauptsubstanz als leicht moduliert erleben. Ketamin hat beispielsweise die Eigenschaft, die auditive Wahrnehmung zu beeinflussen. Manche User werden von solch niedrigen Dosierungen keine Effekte verspüren.

Minidosing: Geschnupfter Rausch und Booster

Manche Ketamingebraucher schnupfen pulversierte Ketaminkristalle in einer Dosierung zwischen 20 und 40 mg, um verschiedene Zwecke zu bedienen. Die einen nutzen diese leichten Effekte der insufflierten Substanz zum Tanzen im Club, auf dem Festival, auf der Party oder aber in eher kontemplativem Rahmen als Monosubstanz oder im Zusammenspiel mit anderen, weniger psychedelischen Stoffen wie Cannabis. Insbesondere die Rezeption von Musik aller Couleur kann unter Einfluss solcher Mini- bis Mididosen Ketamin spektakulär sein, weil Ketamin, wie zuweilen schon beim Microdosing, eine interessante Modifikation auditiver Eindrücke induzieren kann.

Andere verwenden Ketamin auch in diesem Dosisspektrum, um psychonautischen Mischkonsum aufzuwerten bzw. die Effekte anderer psychoaktiver Substanzen zu modifizieren oder auch zu verstärken. Dies ist z.B. mit Lachgas möglich. Auch die Wirkungen psychedelischer Substanzen wie LSD, Psilocybin/Psilocin, DMT, Meskalin, 2C-B und ähnlicher bzw. verwandter Stoffe lassen sich mit geschnupftem Ketamin deutlich verändern, wobei das Fenster der genannten Dosierung (20–50 mg, zuweilen auch mehr) enorme Unterschiede in der Wirkung haben kann. Dies ist auch potenziell von Person zu Person unterschiedlich, Set und Setting spielen ohnehin wie immer eine große Rolle. Weitere Informationen zu diesem Themenkomplex finden sich im Abschnitt zum Mischkonsum mit Ketamin ab Seite 183.

K-Hole und Durchbruch

Eine Durchbruchdosierung, eine sogenannte K-Hole-Erfahrung («Ketamindelirium»), wird je nach Gewicht, Set und Setting klassischerweise mit 60 bis 125 Milligramm intramuskulär appliziertem Ketamin erreicht, wobei die 60 Milligramm am unteren Ende der Skala angesiedelt sind und nur bei leichtgewichtigen Personen zum Durchbruch führen. In Ausnahmefällen und bei Personen mit sehr niedrigem Gewicht und hoher Empfänglichkeit können schon 50 Milligramm die Effekte erzielen. Die Durchbrucherfahrung kann auch mit allen anderen Applikationsformen erreicht werden, wobei die Dosis dann entsprechend angepasst werden muss (siehe Tabelle auf Seite 142).

Die Kernerfahrung einer Durchbruchdosierung von Ketamin kann zahlreiche Erlebnisdimensionen beinhalten. Dies können die mehr oder weniger klassischen Erlebnisse einer Nahtod-Erfahrung sein, wie z.B. Fliegen durch tunnelartige Umgebung, Aufgehen im Licht, Rückerinnerung an die Quelle allen Seins (formloser Zustand der Bewusstseinsenergie, nonlokaler Nullpunkt ohne Ausdehnung, reine energetische Potenzialität), Begegnungen mit Verstorbenen oder Wesen aus anderen Dimensionen, Paralleluniversen, von anderen Planeten etc.

Es kann sich ergeben, dass dem Nutzer der Trip vorkommt wie ein psychedelisches kosmisches Kinoprogramm mit stetig wechselnden Bildern. Der Nutzer kann aber auch biografische Inhalte erleben – interessanterweise nicht nur der eigenen Biografie (inklusive verdrängter Traumata und anderer unbewusster Seeleninhalte), sondern auch von anderen Wesen, sogar von Einzellern, Pflanzen, Tieren, Pilzen und sogar von «toter Materie». Die Erfahrung kann selbst erhellen, dass es so etwas wie tote Materie überhaupt nicht gibt, sondern dass alles eine traumartige Projektion der Bewusstseinsenergie ist.

Die Erfahrung kann neutral, positiv oder negativ beladen sein. Letzten Endes kann eine Ketamin-Erfahrung alle Inhalte umfassen, die vorstellbar sind. Vom Profanen, über mystische und höchst spirituelle Inhalte bis zu ästhetischen, durchgeknallt-schrägen, interessanten wie auch schrecklichen, erschreckenden und unappetitlichen Bildern und Erlebnissen. Beispiele für Ketamin-Erfahrungen aller Couleur gibt Stanislav Grof in seinem Beitrag ab Seite 208.

Die Erfahrung wird von den meisten Usern ohne emotionale Anhaftung oder Bindung erlebt, da das Ich-Bewusstsein häufig gänzlich ausgeschaltet ist. Oft ist dem oder der Erlebenden gar nicht klar, dass er oder sie ein Mensch ist, der eine Substanz eingenommen hat, dessen Wirkung er gerade erfährt. Der Bezug zum Menschsein und zur Welt, in der wir in der Alltagswahrnehmung leben, ist komplett verloren gegangen. Dabei wird die Erfahrung – obwohl es kein sie erlebendes Ich mehr gibt – häufig als genüsslich empfunden, vermutlich aufgrund der fehlenden dysphorischen Komponente des Ego-Todes, der mit Ketamin ohnehin nur einen Fingerschnips entfernt ist und daher als nicht so eindringlich erlebt wird, wie es beispielsweise bei den klassischen Psychedelika der Fall sein kann.

Hier ein exemplarischer Tripreport über die Erfahrung eines K-Holes:

> «Bei meinem ersten Experiment habe ich mir etwa 100 mg intramuskulär verabreicht. Es gab eine etwa dreiminütige Latenzzeit. Mein erster Hinweis auf die Wirkung war ein ansteigendes Klingeln in den Ohren. Dieses Geräusch unterschied sich qualitativ vom DMT-Trägerton, da es wesentlich weniger elektronisch klang und fast genau meinen natürlichen Tinnitus (den Fluch des Musikers) imitierte. Dieses Geräusch nahm an Intensität zu, bis es alle Geräusche in der Umgebung überdeckte, aber es war in keiner Weise unangenehm. Dann setzte ein höchst bemerkenswerter Prozess ein. Mein gesamter Bewusstseinsbereich, sowohl in Bezug auf meine äußeren Sinneswahrnehmungen als auch auf mein inneres Selbstempfinden, begann sich zusammenzuziehen.
>
> Kennen Sie die Technik des Filmschnitts, bei der das Bild vom Rand des Bildschirms nach innen ausgeblendet wird, bis es in der Mitte auf einen winzigen Punkt reduziert ist? Das ist im Wesentlichen das, was mit meinem Bewusstsein über einen Zeitraum von ein paar Minuten geschah. Zuerst verschwammen meine peripheren Wahrnehmungen und zogen sich zusammen, dann meine primären Sinne, meine Verbindung zu meinem Körper und schließlich mein Gefühl für ‹mich›. Diese Abfolge von Ereignissen hatte absolut nichts Beängstigendes oder Unangenehmes an sich; sie fühlte sich völlig natürlich und gutartig an. Am Ende dieses Prozesses war ich nichts weiter als ein einzelner, winziger, dichter Bewusstseinspunkt inmitten eines riesigen, multidimensionalen, scheinbar leeren Raums. Dann verschwand es, und mit ihm verschwand auch der letzte Rest von Beobachterbewusstsein und individueller Identität. An diesem Punkt hatte ich das Gefühl, in die ursprüngliche, undifferenzierte Einheit des Seins zurückgereist zu sein, die dem Urknall und der Erschaffung des manifesten Universums vorausging. Es gab nichts zu sehen oder mit dem man interagieren konnte; dies war eine Ebene vor jeder Art von Subjekt/Objekt-Unterscheidung. Das Universum war alles, ein Ding, und ich war es! Nach etwa dreißig Minuten auf der Uhr (obwohl das Konzept der irdischen Zeit subjektiv völlig bedeutungslos war), gewann ich irgendwie einen dünnen Faden der Individualität zurück, und ich bemerkte, dass meine Augen offen waren, als die Objekte im Raum langsam wieder in den Fokus kamen. Das erinnerte mich daran, dass ich einen Körper hatte, und ich begann, mich wieder mit ihm verbunden zu fühlen, von

meinen Extremitäten nach innen. Dieser Prozess des Wiedereintritts fühlte sich gut an, als wäre ich neu geboren worden. Zwanzig Minuten später war ich wieder vollständig inkarniert. In den nächsten anderthalb Stunden war ich benommen, wackelig auf den Beinen, hatte einen dicken Kopf und mir war etwas übel, wenn ich mich zu viel bewegte, aber diese Phase war wesentlich weniger unangenehm als man mich hatte erwarten lassen. Cannabis erwies sich als wertvoller Verbündeter, um die Unannehmlichkeiten der Erholungsphase zu mildern. Ich schlief in dieser Nacht gut und wachte am nächsten Tag mit leichtem Schwindelgefühl auf, konnte aber dennoch einen ganzen Unterrichtstag problemlos bewältigen» (FORBIDDEN DONUT 1996).

Safer Use

Es gibt beim Ketamin, wie bei jedem Pharmakon, Indikatoren, die eine Verwendung des Stoffes ausschließen. So sollen zum Beispiel Personen, die an Bluthochdruck oder sonstigen Herz-Kreislauf-Erkrankungen leiden, auf die Einnahme von Ketamin verzichten, es sei denn, der Arzt entscheidet unter Abwägung der Risiken, das Medikament zu verordnen – was beispielsweise im Rahmen eines Notfalls oder zur Einleitung einer Narkose bei Operationen der Fall ist. Siehe hierzu insbesondere den Abschnitt Kontraindikationen (Seite 76).

Weitere Vorsichtsmaßnahmen, die auch für Gesunde gelten und immer beherzigt werden sollten:

- Ketamin niemals auf vollen Magen nehmen,
- Ketamin niemals zusammen mit Alkohol, Opioiden, Benzodiazepinen, Barbituraten und anderen atemdepressiven Pharmaka einnehmen,
- Auf optimales Set und Setting achten.
- Nicht unter Ketamineinfluss baden gehen (es sind schon Menschen unter Ketamineinwirkung in der Badewanne gestorben!), höhere Dosierungen nicht zum «Feiern» anwenden, keine Partydroge!

Auch wenn die Praxis des Schnupfens geringer Mengen Ketamin in der Partyszene immer beliebter wird, so muss man doch bedenken, dass psychoaktive Zustände, die durch eine falsche bzw. unsachgemäße Einnahme von Ketamin induziert werden (können), je nach Empfänglichkeit, Disposition, Set und Setting, durchaus in dysphorischen, alptraumhaften Situationen und in psychischen wie physischen Notfällen gipfeln können. Dies gilt natürlich insbesondere, wenn die konsumierende Person sich nicht darüber im Klaren ist, dass sie Ketamin schnupft sondern meint, beispielsweise Amphetamin, Kokain o.ä. zu konsumieren.

Unter Ketamineinfluss sollen außerdem – und das versteht sich praktisch von selbst – niemals Fahrzeuge geführt und Maschinen bedient werden, Ketamin sollte überdies von unerfahrenen Anwendern nicht ohne Tripsitter eingenommen werden, das gilt insbesondere für Menschen, die sich mit dem Psychoaktivum noch gar nicht auskennen.

Im Falle einer Injektion, die meist intramuskulär geschieht, steriles Spritzenbesteck benutzen!

Set und Setting

Das Mantra der Psychonauten heißt **Dosis, Set und Setting**. Unter Set verstehen wir die Befindlichkeit des Psychonauten, die Laune und Stimmung, den gesundheitlichen Status (den akuten wie auch den generellen) und die allgemeine Tageskonstitution, zum Beispiel, ob man ausgeschlafen und fit ist oder müde und abgeschlagen. Das Set umfasst aber auch die Erwartungshaltung, die mit einer bevorstehenden psychedelischen Erfahrung einhergeht, die individuelle Erfahrung mit den Substanzen und die allgemeinen Lebensumstände. Hat der Psychonaut zurzeit private Probleme in der Beziehung, Familie oder Beruf? Hat er oder sie Geldsorgen oder andere Ängste und Nöte? Und ist sie oder er traumatisch oder gesundheitlich anderweitig vorbelastet? Vielleicht auch unbewusst? Das alles sind Fragen, die sich der Psychedeliker stellen sollte, bevor er sich auf eine Ketamin-Erfahrung einlässt.

Unter Setting verstehen wir die Umgebung, in der ein Trip stattfindet, und äußeren Umstände wie auch die Wahl der psychonautischen Gemeinschaft. Darüber hinaus ist es essenziell, äußere Störfaktoren abzuschalten, zum Beispiel den klingelnden Nachbarn, Vermieter oder Postboten und so weiter.

Es ist von Vorteil, wenn das Trip-Environment sauber und ordentlich ist, Schutz bietet und alle potenziellen Gefahren aus dem Weg geräumt sind, wie auch beispielsweise herumliegende Gegenstände, über die man stürzen kann. Alle Teilnehmer sollten mit den Gerüchen und auch mit den visuellen Installationen und der musikalischen Auswahl zufrieden sein. Das alles ist immens wichtig für den erfolgreichen Verlauf eines psychedelischen Trips, nimmt man unter dem Einfluss von psychoaktiven Substanzen doch insbesondere die Details des Settings wahr.

Falsifikate

Auf dem Drogenmarkt finden sich immer wieder Falsifikate von Substanzen. Das sind sozusagen Ersatzstoffe, die aus einem oder mehreren psychotropen Molekülen bestehen bzw. zusammengemixt wurden, um eine andere, meist seltener erhältliche, aber nachgefragte oder auch teurere Substanz zu imitieren. So wird z.B. zuweilen das günstige Methylphenidat (Ritalin, Medikinet etc.) als das deutlich kostspieligere Kokain verkauft. Manche Straßendealer u.ä. täuschen auch vor, das eher teure Phenylethylamin 2C-B anzubieten – und hier kommt dann auch Ketamin ins Spiel: In Südamerika und Europa ist eine Mischung aus verschiedenen Substanzen als *Pink Cocaine* und *Cocaína* rosa bekannt geworden. Ursprünglich sollte unter diesen Szenenamen eben 2C-B beworben und an die Käufer gebracht werden, wie auch die anderen Slangnamen *Tusi* und *Tucibi* der ominösen Substanz verraten. Heutzutage ist nach Aussage von Anwendern kein 2C-B (und ohnehin kein Kokain) in *Pink Cocaine* enthalten, sondern eine Mischung aus Ketamin, MDMA und Koffein, die die Konsumenten glauben machen soll, es handele sich um das psychedelische Phenylethylamin aus der Küche Sasha Shulgins. Ketamin dient hier also als Falsifikat bzw. Surrogat von 2C-B[75].

Ketamin hatte in den 1990er Jahren einen schlechten Ruf in der europäischen Tanzszene, weil es oft als Ecstasy (MDMA und Verwandte) verkauft wurde – und damit für so manche böse Überraschung sorgte. «Ketamin wurde als MDMA verkauft, weil es damals eine kostengünstigere Droge war, die im Falle einer Verhaftung keine ernsthaften rechtlichen Folgen für den Verkäufer hatte. [Zu der Zeit] hat die Polizei eine große Anzahl von Pillen mit verschiedenen Logos beschlagnahmt, die als MDMA verkauft wurden, in Wirklichkeit aber Ketamin und/oder Ephedrin (plus oder minus Procain) enthielten. In einigen Fällen wurden die Hersteller wegen ‹Verschwörung zum Anbieten einer Droge der Klasse A› (d.h. MDMA) angeklagt, in anderen Fällen wurden sie überhaupt nicht belangt» (Jansen 2001: 43f).

Wie Andrew Weil und Winifred Rosen dokumentieren, wurde auch die Vorgängersubstanz PCP schon früh recht häufig als Streckmittel bzw. Falsifikat für andere psychoaktive Substanzen verwendet. «PCP-Pillen wurden oft als synthetisches THC verkauft (...). Supermarktpilze, die mit PCP allein

75 www.valenciaadicciones.es/cocaina-rosa-la-peligrosa-droga-de-moda/

oder mit PCP und LSD behandelt wurden, wurden in den späten 1960er und frühen 1970er Jahren als Zauberpilze verkauft. PCP-LSD-Kombinationen wurden auch als Meskalin und Psilocybin verkauft» (Weil und Rosen 1993: 137). Im selben Buch findet sich dann auch ein Erfahrungsbericht:

> «Ich habe die meisten Drogen ausprobiert und denke, dass die meisten ihren Platz haben. PCP ist eine der wenigen, von denen ich nichts Gutes sagen kann. Ich habe es ein paar Mal in Pillenform eingenommen, weil ich dachte, es sei reines THC. Einmal stand ich kurz davor, vor einer großen Gruppe von Ärzten einen Vortrag zu halten. Ich konsumierte damals viel Marihuana und ging kurz vor dem Vortrag nach draußen, um einen Joint zu rauchen. Jemand, den ich nicht kannte, kam vorbei und brachte einen Joint. Er zündete ihn an und reichte ihn mir. Ich nahm einen tiefen Zug und bemerkte den Geschmack von PCP erst, als ich den Rauch in der Lunge hatte. Ich konnte nicht glauben, dass mir jemand so etwas antun würde, aber bevor ich etwas sagen konnte, wurde ich in den Hörsaal gerufen, um mit meinem Vortrag zu beginnen. Auf dem Weg zum Podium fuhr mir das PCP ein. Ich konnte meine Beine und meine Gedanken kaum kontrollieren und bekam nur mit großer Mühe Worte aus dem Mund. Wenn ich keine Erfahrung mit Drogen gehabt hätte, wäre ich wirklich durchgedreht. So aber hat es, glaube ich, niemand wirklich bemerkt. Wahrscheinlich habe ich in den ersten fünf Minuten ziemlich langsam gesprochen; danach habe ich mich zusammengerissen und konnte die Droge kontrollieren. Ich war aber wütend, und als ich fertig war, suchte ich den Typen, der mir den Joint zugesteckt hatte, und sagte ihm, was ich von ihm hielt. Seitdem habe ich ihn nie wieder gesehen, und ich habe auch nie wieder PCP eingenommen» (ebd.: 209f.).

Keta-Kultur

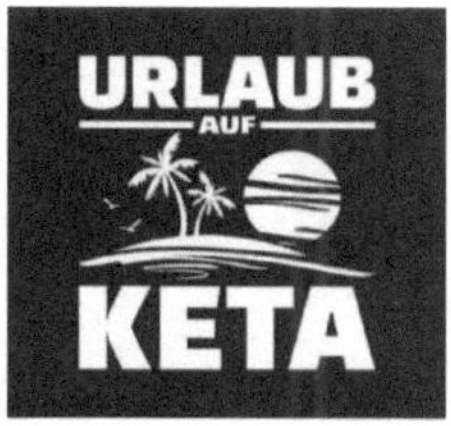

Ketamin ist Insidern der psychedelischen bzw. psychonautischen Kultur seit Mitte der 1960er Jahre bekannt, also im Grunde genommen, seit das Pharmakon entwickelt wurde. Bereits 1967 wurde Ketamin von Untergrund-Chemikern von Michigan bis Florida vertrieben, 1971 wurde in Los Angeles und San Francisco Ketamin-Injektionslösung (Ketalar) auf dem Straßenschwarzmarkt angeboten (Jansen 2001; Lankenau 2006: 78f.; Siegel 1978b). Psychoaktive Sprachrohre wie John C. Lilly, Timothy Leary, Marcia Moore, Gilbert Shelton und viele andere mehr haben die Szene schließlich geflissentlich auf dieses interessante Anästhetikum hingewiesen.

«Das Missbrauchspotenzial von Ketamin wurde bereits 1971 festgestellt (Reier 1971). Trotz der Berichte über den Straßenverkauf von Ketamin handelte es sich bei den meisten nichtmedizinischen Konsumenten Anfang bis Mitte der 1970er Jahre eher um Experimentatoren aus dem medizinischen Bereich oder um gebildete Personen, die an der Erforschung verschiedener Bewusstseinszustände interessiert waren» (Lankenau 2006: 78f.).

Ende der 1970er Jahre «veröffentlichte die US-amerikanische Food and Drug Administration (FDA) einen Bericht über den Ketamin-Missbrauch, und die National Institutes on Drug Abuse (NIDA) publizierte eine Abhandlung über die ‹Ketamin-Intoxikation›, der u.a. Profile von K-schnupfenden und injizierenden Konsumenten enthielt (Siegel 1978b). Diese Berichte signalisierten eine Verschiebung in der Population der Ketaminkonsumenten von älteren Experimentatoren hin zu jüngeren Freizeitkonsumenten» (Lankenau 2006: 79).

Peter Stafford (1941–2007), eigentlich George Leonard Sanford III, ein US-amerikanischer Pionier der psychedelischen Bewegung, beschrieb Ketamin unter dem ersten Markennamen Ketalar Ende der 1970er Jahre als dissoziatives Psychedelikum in seinem Standardwerk *Enzyklopädie der psychedelischen Drogen* (Original: *Encyclopedia of Psychedelic Drugs*, 1977). (Stafford 1980: 366ff.). Auch PCP ist ein kleiner Eintrag gewidmet (ebd.: 373f.). Es wird allerdings keine Verbindung von Stafford zwischen den beiden Pharmaka hergestellt, woraus ersichtlich wird, dass man sich damals noch nicht wirklich mit diesen Substanzen befasst hatte und auskannte. In der 3., erweiterten Auflage des Werks (Ronin Publishing, 1991) ist dieser Fauxpas behoben und ein kleiner Eintrag zu PCP am Ende des Abschnitts zu Ketamin angefügt – der eigene Absatz zu PCP ist hier entfernt. Auch der psychonautische Untergrundpionier Michael Valentine Smith notiert in seinem Klassiker *Psychedelic Chemistry* von 1981 lediglich in einem Nebensatz und offensichtlich ohne Kenntnis der Substanz: «Ketamin zu schnupfen bringt kurze, aber bizarre Effekte» (Smith 1981: 167).

Ab den 1980ern entwickelten sich vornehmlich in Großbritannien und den Vereinigten Staaten in Jugend- und Alternativbewegungen kulturelle Nischen rund um den Ketamingebrauch, meist im Umfeld der gerade entstehenden Rave- und etablierter Psychedelikszenen. Hier tauchten bereits MDMA-Falsifikate auf, die, in Pillenform verkauft, zuweilen Ketamin enthielten (Lankenau 2006: 79). Ketamin entwickelte sich bald zu einer eigenständigen Droge der Wahl unter jungen Ravern, DJs und Musikern (Dotson et al. 1995). In den 1990er Jahren wurde hochdosiertes intranasales Keta dann «zu einer berüchtigten Clubdroge» (McInnes und Ettensohn 2019).

Auch berichtete Nicholas Saunders 1994 in seinem Buch *E for Ecstasy*, (Deutsch: *Ecstasy*), dass Ecstasy-Pillen schließlich immer öfter mit Ketamin verunreinigt waren (Saunders und Walder 1994: 62). In *Ecstasy – Dance, Trance, Transformation* von 1996 dokumentiert Saunders, dass MDMA-User allmählich Gefallen an Ketamin fanden und zuweilen Selbsterfahrungen mit dem dissoziativen Anästhetikum unternahmen (Saunders und Doblin 1996: 144) und notiert: «Ketamin ist in der New Yorker Clubszene derzeit in Mode, obwohl es zu schlechten Trips führen kann» (ebd.: 148).

In Matthew Collins Buch *Altered State: The Story of Ecstasy Culture and Acid House* von 1997 sowie in anderen Werken zum Ecstasy-Rave-Boom wird Ketamin ebenfalls in Verbindung mit der Clubkultur erwähnt. Und so dauerte es «nicht lange, bis Ketamin den Sprung von der Rave-Subkultur in den Mainstream schaffte» (Johnson 2018: 152).

Ketamin gehört heute zum Standard-Repertoire der Drogengebraucher in Party- und psychonautischen Kulturen. Mehr noch, Keta hat es in diesen Kreisen bis zur Kultdroge gebracht.

Heutzutage, vor allem durch den Social-Media-Hype, gibt es zahlreiche User, die ihren Enthusiasmus kaum bremsen können. So existiert zum Beispiel eine Website, auf der spezielle Keta-Memes gesammelt werden: *www.reddit.com/r/ketamemes/*[76]

Die Genese des Freizeitgebrauchs von Ketamin wurde auch in wissenschaftlichen Arbeiten unter die Lupe genommen. Hier nur ein paar Beispiele.

Insbesondere in der chinesischen Sonderverwaltungszone **Hongkong** entfachte Keta gegen Ende der 1990er Jahre eine ganz besondere Euphorie in der Clubkultur, deren Anhänger häufig aus der Arbeiterklasse stammten (Joe-Laidler und Hunt 2008). Der Stoff war damals leicht zugänglich, kostengünstig und wurde im Freundeskreis genommen – entweder in privaten Settings, im Club oder in Afterhour-Locations. Laut Befragungen eines Forscherduos unter jungen Menschen, die in Hongkonger Clubs Keta konsumiert haben, führt Ketaminkonsum in den Augen der User «zu einer

76 Abgerufen 5.11.2023

anregenden und zugleich befreienden Erfahrung, die über die von Ecstasy hinausgeht» (ebd.), außerdem bewirke es, wenn es in einer Partyumgebung konsumiert wird, ein spirituelles Erwachen (Joe-Laidler und Hunt 2013). Im Vergleich mit Heroin, das in Hongkong ebenfalls sehr verbreitet ist, wurde Ketamin dort eher als weiche Droge betrachtet (Cheung und Cheung 2018: 53).

Cheung und Cheung beschreiben in ihrer Studie von 2018 den «rasanten Aufstieg von Ketamin in der Hongkonger Drogenszene» als das «erstaunlichste Phänomen» (ebd.: 3f.). Ketamin, «das seit Jahrzehnten in erster Linie als Beruhigungsmittel für Pferde verwendet wird, tauchte in den Daten des Central Registry of Drug Abuse erst im Jahr 2000 auf, als plötzlich mehr als ein Drittel (36,9 %) der gemeldeten Personen unter 21 Jahren Ketamin konsumiert hatten. Dieser Prozentsatz stieg sehr schnell weiter an, verdoppelte sich fast im Jahr 2002 (70,5 %) und erreichte 2008 mit 85,5 % seinen Höchststand, bevor er ab 2010 zu sinken begann (80,1 % im Jahr 2010, 61,1 % im Jahr 2012 und 38,5 % im Jahr 2015). In den vergangenen 15 Jahren stieg mit dem zunehmenden Alter der jungen Ketaminkonsumenten auch der Prozentsatz der über 21-Jährigen, die Ketamin konsumiert haben, seit Anfang der 2000er Jahre an, und zwar von 2,5 % im Jahr 2000 auf 21,9 % im Jahr 2015» (ebd.).

Dabei waren Ende der 2000er Jahre «viele Ketaminkonsumenten, die Anfang der 2000er mit dem Konsum der Droge begannen, bereits Mitte bis Ende 20 und hatten eine Vorgeschichte des Ketaminkonsums von acht Jahren oder mehr. Diese Zeitspanne reichte aus, um Symptome für schwerwiegende Gesundheitsprobleme in den Bereichen Lunge, Nieren, Harnwege und Blase usw. sowie Psychosen und andere psychische Beeinträchtigungen zu entwickeln» (Cheung und Cheung 2018: 15). Dennoch überwiege in der Risikokalkulation junger Hongkonger Clubgänger der Genuss des Ketaminkonsums bei weitem den Schaden. «Der Ketaminkonsum wurde eher als ‹schlechte Angewohnheit› denn als Drogenmissbrauch betrachtet» (ebd.: 11).

Ende der 1990er Jahre hatte sich der Gebrauch von Ketamin als Freizeitdroge in den **USA** endgültig etabliert (Jansen 2001: 33). Die Zahl der Meldungen über Ketamin-bedingte Notfälle in Club-Settings der Vereinigten Staaten stieg von 19 im Jahr 1994 auf 396 im Jahr 1999, wie das *Drug Abuse Warning Network* 2000 berichtete (Freese et al. 2002). Wie bei anderen Clubdrogen konnten Forscher auch einen Zusammenhang zwischen Ketaminkonsum und riskantem Sexualverhalten feststellen (ebd.; MATTISON et al. 2001). Bis Mitte der 2000er war Ketamin in den USA dann so beliebt und bekannt geworden, dass die Droge nun nicht mehr nur intransal geschnupft, sondern bereits intramuskulär injiziert wurde (LANKENAU et al. 2007).

In der **britischen Clubszene** wurde Ketamin gegen Anfang der 2000er als Post-Clubbing-Droge beliebt, also als Substanz, die nach der Party oder dem Rave zur Afterhour genommen wurde (MOORE und MEASHAM 2006). «Es wird davon ausgegangen, dass der Ketaminkonsum im Vereinigten Königreich weitgehend auf einen Nischenmarkt unter Jugendlichen und jungen Erwachsenen beschränkt ist, die in Tanz- und Clubkulturen involviert sind, wobei möglicherweise 30 000 Personen die Droge gelegentlich oder regelmäßig konsumieren (...). In der Mixmag-Leserumfrage 2004/5 gaben 43 % der Clubbing-Leserschaft an, Ketamin ein Leben lang zu konsumieren, während 17 % den Konsum im letzten Monat angaben, wobei das durchschnittliche Einstiegsalter bei 21 Jahren lag» (ebd.).

In Dänemark, oder vielmehr in **Kopenhagen,** etablierte sich gleichsam Anfang der 2000er ein kleiner Keta-Boom in der Szene, was Forscher dazu veranlasst hat, auch den Ketaminkonsum dänischer Freizeitdrogenkonsumenten in Nachtclubs bzw. Clubs zu untersuchen (RITZAU 2002; RAVN und DEMANT 2009). «Wenn Ketamin in Clubs konsumiert wird, ist es häufig Teil eines vielseitigen Drogenrepertoires. Im privaten Umfeld wird Ketamin häufig allein konsumiert, um seine halluzinogenen Wirkungen zu erkunden. Die Konsumenten sind sich der Potenz der Droge bewusst, achten jedoch nicht auf die langfristigen negativen Auswirkungen des Ketaminkonsums» (RAVN und DEMANT 2009).

2017 dokumentierten Forscher den Drogengebrauch von Usern zwischen 12 und 64 Jahren aus **Taiwan** und fanden heraus, dass Ketamin zusammen mit Marijuana und MDMA die am häufigsten konsumierte psychoaktive Substanz ist (CHEN et al. 2017).

Gerade in den letzten Jahren hat der rekreative, psychonautische und Club-orientierte Konsum von Ketamin nochmals deutlich zugenommen, insbesondere in Asien (HUANG und LIN 2020; KALSI et al. 2011; RAO et al. 2015; SASSANO-HIGGINS et al. 2016), aber auch in den USA und in Australien. Dabei scheinen die meisten User ihren Konsum mehr oder weniger im Griff zu haben. Allerdings erfüllten von 205 befragten Ketaminkonsumenten aus der US-amerikanischen und australischen Clubszene 29,3 % im Rahmen einer Studie die Kriterien für eine Störung des Ketaminkonsums (FITZGERALD et al. 2021). «Während der Lebenszeitkonsum von Ketamin in den Vereinigten Staaten in der erwachsenen Allgemeinbevölkerung auf 1,5 % geschätzt wird (Center for Behavioral Health Statistics and Quality, 2020), ist die Prävalenz des Konsums in bestimmten Bevölkerungsgruppen wie den Besuchern elektronischer Tanzmusikpartys höher. Eine in New York City durchgeführte Studie ergab beispielsweise, dass der Ketaminkonsum in den letzten zwölf Monaten unter Partybesuchern von 5,9 % im Jahr 2016 auf 15,3 % im Jahr 2019 gestiegen ist» (FITZGERALD et al. 2021; PALAMAR und KEYES 2020).

Keta im Abwasser

In einer Studie wurden Abwässer aus 50 Städten der USA und Mexikos von Juli bis Oktober 2020 analysiert, um die Drogenkonsumraten während der Covid-Pandemie abschätzen zu können. «Die Ergebnisse zeigten eine hohe Nachweishäufigkeit von Ketamin (90 %), Lorazepam (87 %), Clonazepam (76 %) und Temazepam (73 %) sowohl in Mexiko als auch in den Vereinigten Staaten und eine vergleichsweise geringere Nachweishäufigkeit für Zaleplon (22 %), Zolpidem (9 %), Nordiazepam (<1 %), Diazepam (<1 %) und Alprazolam (<1 %) während der Pandemie» (ADHIKARI et al. 2023).

Keta-Musik

Für den rekreativen Ketamingebrauch ist auch die richtige Musik wichtig, wobei man unterscheiden muss zwischen Sounds, die für den psychedelischen Trip kreiert wurden, und solchen, die sich inhaltlich um Ketamin drehen. Bei Erstem gibt es Musik, die eigens für den Keta-Rausch produziert wurde, und solche, die sich einfach für eine Ketamin-Reise eignet. Natürlich kann sich dies auch überschneiden. Dabei gibt es in diesem Sinne kein spezielles Genre, wie die nachfolgende Auswahl an Keta-Musik zeigt. Jede Musikauswahl für eine Ketamin-Erfahrung ist natürlich maßgeblich vom Geschmack des Nutzers und auch von der Zielsetzung der Reise abhängig. Die Geschmäcker sind hier so divers, wie es unterschiedliche Musikstile gibt.

Manche stehen auf klassische Klänge, manche auf rockige Sounds, ethnische/schamanische Musik, Worldbeat oder elektronische Musik, z.B. Techno, Psytrance oder auch Downtempo/Downbeat und Dubstep, was mit seinen eher schleppenden Rhythmen für viele User gut zu Keta passt.

Der Ketaminkonsum von DJs und anderen Musikern hat bereits den Sound der entstehenden Club-, Tanz- und Ravekultur maßgeblich inspiriert. «Die einzigartigen dissoziativen Eigenschaften von Ketamin – außerkörperliche Erfahrungen und visuelle Verstärkungen – schienen die größere Rave-Kultur zu beeinflussen oder zu beflügeln» (LANKENAU 2006: 79; REYNOLDS 1997). So konsumierte die britische Electroband **The Shamen,** die 1985 gegründet worden war, während ihrer Tourneen in Entwicklungsländern Ketamin (JANSEN 2001: 31).

> «Ketamin könnte auch die Musik an der Spitze der Top Ten in den späten 1990er Jahren beeinflusst haben: Madonna sagte einmal, sie könne nicht glauben, dass die britischen Clubgänger immer noch E dem K vorzögen. Um den narkotischen Zeitgeist zu erleben, so Maddie und viele andere, müsse man die sagenumwobene Clubszene Manhattans besuchen. Manche glauben, dass die Droge das Bewusstsein in das ‹Quantenmeer› eintauchen lässt, wo es dem ‹körperlosen Auge› möglich ist, schneller zu reisen als der Lichtstrahl, der auf Madonnas Album *Ray of Light* von 1998 erwähnt wird. Die Texte dieses Albums stimmen mit der Wahrnehmung einiger Ketaminkonsumenten überein, dass sie ein Universum in sich selbst gefunden haben, und mit dem Gefühl, ‹gerade nach Hause gekommen› zu sein, im Sinne einer Rückkehr aus dem Exil» (ebd.: 32).

Enthusiastische Nutzer vermeinen, «fast immer, wenn sie den Buchstaben K sehen, eine Botschaft darin zu erkennen. Das **Kula-Shaker**-Album *K* wurde als Hinweis auf Drogen gesehen. Die Band besteht jedoch darauf, dass dies falsch ist. Sie sagen, dass das Album so heißt, weil sie begeisterte Numerologen sind und K der 11. Buchstabe des Alphabets ist und somit in der Realität der Kula Shaker besondere Qualitäten besitzt. In den Texten des Albums geht es darum, über dem Bett zu schweben und zu seinem Schöpfer zu fliegen. Diese Kontroverse erinnert an eine ältere Diskussion um den Beatles-Song *Lucy in the Sky with Diamonds*, der nach Aussage der Band überhaupt nichts mit LSD zu tun hatte» (ebd.: 32f.).

Dass Ketamin Teil der Popkultur wurde, kommentierten manche Zeitungen mit Schlagzeilen wie «Party Craze for Cat's Drug», «Party Perils», «A Trip to Nowhere» und «Drug Users Adopt Bad Trip Anaesthetic». In letztgenanntem Artikel wurde behauptet, dass «[...]‹gelangweilte junge Leute› die Droge wegen der ‹Bad Trip-Erfahrungen, die sie hervorrufen kann›, konsumierten» (ebd.: 33).

In der modernen elektronischen Musik finden sich zahlreiche

Künstler, die einen sehr psychedelischen Sound kreieren, der ganz offensichtlich genau für diesen Anwendungszweck produziert ist und den viele User auch für Ketamintrips goutieren. Das muss sich nicht mehr unbedingt um den ehemals beliebten, eher schleppenden Style handeln, der häufig mit Dubstep-Anleihen von Complextro-Stilistik u.ä. durchzogen war. Durch die neuartigen Psytrance- und Psytechno-Produktionen haben sich ebenso neuartige Sounds entwickelt, die sowohl zu den klassischen psychedelischen Sessions wie auch zu Keta-Reisen passen. Beispiele für solche extrem psychedelischen Musiken sind Acts wie **Perfect Stranger** (Yuli Fershtat), **Freedom Fighters** (Shahaf Efrat) und **Fractal Joke** (Heitor Amaral Gonçalves). Bei der Musik dieser Künstler, die mit klassischem Psytrance oder gar Fullon-Sounds nichts mehr zu tun hat, handelt es sich um komplexe Hörstücke, ja auditiv-psychedelische Kunstwerke, die, von Kennern entwickelt, psychonautische Erfahrungen katalysieren bzw. unterstützen.

Keta-Discografie (Auswahl)

Kissy Sell Out «Get Ready for the K-Hole!», Bootleg (o.J.)
Der britische Produzent sagt dazu im Interview auf der Plattform www.sickchirpse.com: «Das Lustigste an dem Bootleg, das ich gemacht habe, ist, dass es nur ein Acapella von ‹K-Hole› von Ali Love über ‹Get Ready› von 2 Unlimited ist – ich habe ungefähr 10 Minuten dafür gebraucht! (...) Ich hielt das Original von ‹K-Hole› für einen der cleversten Indie-Songs, die ich je gehört habe, und war ziemlich schockiert, als meine Bootleg-Version des neuen Rave-Songs zum berühmteren Stück wurde!»[77]

The Chemical Brothers «Lost In The K-Hole», Astralwerks (1997), «Found In A K-Hole» (Remix), Album: Dig Your Own Hole
Die Chemical Brothers erklärten, dass der Titel «Lost In The K-Hole» von einem Graffiti stamme, das sie vor ihrem Hotel in New York gesehen haben (Jansen 1997b; Jansen 2001: 31).

NoFX «Kids of the K-Hole», Epitaph Europe (1997), Album: *So Long and Thanks for All the Shoes*

Mrs. Wood «K Street Detour», React Music Ltd. (1998), Album: *Wood Work*

Placebo «Special K», Virgin/Hut Records (2001), Album: *Black Market Music*

CocoRosie «K-Hole», Touch and Go Records (2005), Album: *Noah's Ark*

Lee Curtiss «Ketamine Christmas», Fabric (2006), Album: *Matthew Dear «Fabric 27 Mix»*

Ali Love «K-Hole», I Love Music (2006), Single

The Polish Ambassador «Space Kitten», Jumpsuit Records (2007), Album: *The Phantasmal Farm*

77 www.sickchirpse.com/kissy-sell-out-interview/, 03.11.2023

Jack Beats «UFO (K-Hole Riddim)», Cheap Thrills Records (2009), *Album: U.F.O. EP*

Gobsausage «Ketamine Girl», JES Music (2010), Single

Captain Hook und Freedom Fighters «Marshmellows», Iboga Records (2011), Album: *Human Design (Captain Hook)*

Clap your Hands Say Yeah «Ketamine & Ecstasy», Clap Your Hands Say Yeah Records (2011), Album: *Hysterical*

Subvert «Ketamine Karate», Rottun Recordings (2011), Single (B-Seite: *Everything*)

Hinkstep «The Ketamine Blues», Plusquam Chillout (2014), Album: *Ambient Spirit*

Higher Intelligence Agency «Ketamine Entity», Beyond Records, Neuauflage: Headphone Records (2014), Album: *Colourform*

Krytax «Lijntje Ketamine», Onlinestreaming (2017), Single

Reinier Zonneveld «Pet van Ket», Filth on Acid (2017), Album: *The Summoning* EP

Partiboi69 «Ketamine Dreams», Onlinestreaming (2017), Single

Versatile «Ketamine», Onlinestreaming (2018), Album

J3Y Key«KETA», Dreamer z (2018), Single

Princess Goes to the Butterfly Museum «Ketamine», Slow Down Sounds, LLC (2019) , Single

Eli Brown (feat. Daddy Dino), «Ketamine Dream», Handpicked Music (2020), Single

Unicorn on Ketamine «Keta World», Onlinestreaming (2020), Album: *Tarzan* EP

Keta Warriors (feat. Angerkill & YunKe) = Unicorn on Keta, Angerkill, YunKe , Collab, Monsters of Terrorcore (2020)

Siouxxie Sixxsta «Ketamine», Onlinestreaming (2021), Single

Jon Hopkins «Music for Psychedelic Therapy», Domino Records (2021)
Die Online-Plattform dj-lab.de schreibt dazu: «Das Album selber soll so lange wie ein durchschnittlicher Ketamin-Trip dauern, um eine ungewollte Pause zu umgehen. ‹Die drei Sekunden zwischen den Liedern können sich wie das Ende der Welt anfühlen, wenn man in einem K-Hole ist›, scherzt Nick Bazzano, ein DJ, der selber einen Mix für die Ketamintherapie erstellt hat»[78].

Liquid Mike «All Hail the Ketamine Kids», Sweet Chin Music (2022), Album: *A Beer Can and a Bouquet*

Steppenkind «Ketamine Girl III», Onlinestreaming (2022), Album: *Undefined Lovers*

Keta-Musik für die Therapie

Der Psychiater und psychedelische Therapeut Dr. Igor Kungurtsev notierte in seiner Arbeit über die Ketaminbehandlung mit alkoholkranken Patienten, dass sich seiner Ansicht nach z.B. Jean Michael Jarre und Kitaro «besonders gut für Ketamin-Sitzungen eignen» (Kungurtsev 1991). Siehe dazu auch weiter oben ab Seite 89.

78 www.dj-lab.de/jon-hopkins-neues-album-soll-durch-psychedelische-therapien-fuehren/, 03.11.2023

Ketapop

Im Mai 2018 berichtete der Schweizer «Tages-Anzeiger» über das Elektro-Duo **Ninze & Okaxy,** das langsamere elektronische Musik produziert, die sie zunächst als «Schneko» und dann «Ketapop» bezeichneten. «Keta spielt auf die Droge Ketamin an – und bedeutet eigentlich nur, dass wir langsame House-Musik machen, die manchmal auch ein bisschen trippig ist», zitiert der Tagesanzeiger das Duo, das mittlerweile in Leipzig lebt[79].

Der Mailänder Rapper italienisch-tunesischer Abstammung Aziz Kheimiri hat sich den Künstlernamen *Keta* verpasst[80]. Von Understatement keine Spur.

Ketamine: The Musical

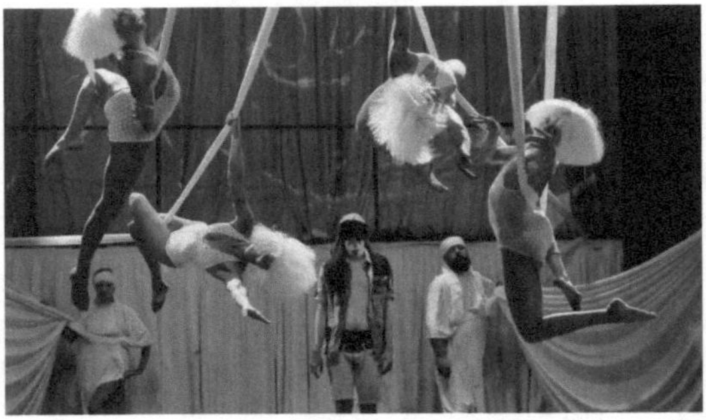

Das New Yorker Kollektiv **House of Yes** aus Brooklyn hat ein ganz besonderes Stück entwickelt: *Ketamine: The Musical.* Wie das Groove-Magazin im September 2022 berichtete, soll das Stück «die Zuschauer:innen auf eine Reise durch die verschiedenen Stadien des Ketamin-Rausches» führen[81]. Die Promo zum Musical spricht eine klare Sprache, indem sie «ein immersives, partizipatives, psychoaktives und dissoziatives Spektakel» ankündigt. Zum Musical gibt es von House of Yes eine eigene Website:
www.houseofyes.org/ketamine, 03.11.2023

→ Jede Menge Kulturgeschichtliches zu Ketamin sowie reihenweise Spekulationen zu eventuellen Verquickungen zwischen Keta-Psychonautik und Musik, Film etc. finden sich in Karl Jansens Buch *Ketamine – Dreams and Realities* von 2001.

79 www.tagesanzeiger.ch/legaler-drogentrip-341342895188, 03.11.2023

80 www.bohmagazine.it/keta/, 04.11.2023

81 groove.de/2022/09/19/new-york-musical-zum-thema-ketamin/, 04.11.2023

Ketamin auf der Tanzfläche

Roberdo Raval

Die meisten im Umfeld elektronischer Tanzmusik verbreiteten Drogen gelten als sogenannte entaktogene Substanzen. MDMA zum Beispiel verstärkt das Einfühlungsvermögen und ruft ein Erlebnis von Verbundenheit mit anderen hervor. Ketamin spielt in einer ganz anderen Liga: Als dissoziativer Wirkstoff legt es die Verbindungen zwischen deiner Sinneswahrnehmung und den Hirnbereichen lahm, die für deren Verarbeitung zuständig sind. Du assoziierst mit Reizen von außen keine oder die falschen Erinnerungen – deshalb der Begriff dissoziativ. Ein unscheinbares Geräusch wird zur surrealen Erfahrung, der Anblick eines Alltagsgegenstands zur Begegnung mit einer fremden Welt.

Mit höheren Dosierungen kannst du einen Zustand erleben, in dem Körper und Geist vollständig voneinander getrennt zu sein scheinen: In den Tiefen des berühmt-berüchtigten K-Holes lauern außerkörperliche Erfahrungen und ähnlich extreme Bewusstseinszustände. Das mag sich für den erfahrenen Psychonauten nach einer durchaus spannenden Reise anhören; hinsichtlich Partytauglichkeit wird Ketamin aber immer wieder harsch kritisiert – nicht zuletzt, weil es in höheren Dosierungen die Motorik empfindlich einschränkt. So heißt es in einem Online-Artikel mit dem programmatischen Titel «Dancefloors Against Ketamine»:

> «K ist unterm Strich eine Anti-Party-Droge. Während Ecstasy den Club in einem Gefühl des kollektiven Bewusstseins vereint, zerschlägt ihn Ketamin zu einer Versammlung von nicht mehr ansprechbaren Egos. Während dich Ecstasy eins werden lässt mit der Musik, trennt dich Ketamin von ihr. Während Ecstasy für Energie steht, bedeutet Ketamin Lethargie.»

Aber Achtung, wir wollen hier nicht in die gleiche Dogmatik verfallen, mit der viele Rauschmittel öffentlich diskutiert werden, sondern uns dem Thema mit unvoreingenommen-hedonistischer Haltung nähern. Offenbar vermag diese Substanz unsere Alltagswahrnehmung zu verändern, sie ist also potenziell bewusstseinserweiternd und hat ihren Platz in der zeitgenössischen Rauschkultur verdient.

Mit Sicherheit können wir sagen, dass Ketamin grundsätzlich anders wirkt als die meisten bekannten Partydrogen. Das hat wiederum fundamentale Auswirkungen auf die Dreiecksbeziehung von Set, Setting und Droge. Gibt es für diese Substanz ein optimales und ein weniger optimales Umfeld? Und in diesem Zusammenhang optimale und weniger optimale Musik? Hat das Aufkommen von Ketamin auf Partys und Festivals deren Sound verändert?

Der optimale Sound für Reisen in den inneren Kosmos ist einerseits eine sehr subjektive Angelegenheit, andererseits hat sich ein bestimmtes Genre genau dafür einen Namen gemacht: Psytrance. Die schwarzlichtaktive Szene ist bekannt für ihren psychedelischen Vibe, der von manchen als Fortsetzung der Hippie-Kultur gehandelt wird. Der offen ausgelebte Exzess und der damit verbundene Konsum von bewusstseinserweiternden Substanzen in der Psytrance-Community legen nahe, dass auch Ketamin ein Thema ist. Der Wirkstoff wird bis heute u.a. in Indien, der ursprünglichen Heimat der Szene, produziert und war dort lange Zeit recht unproblematisch erhältlich.

Doch inwiefern passt der schnelle, euphorische Sound von klassischem Goa-Trance zum eher introvertierten Rausch von Ketamin? Bietet ein Psytrance-Festival wirklich das perfekte Setting für die Substanz? Zumindest im Jahre 2011 wurde in der Szene tatsächlich massenhaft Ketamin konsumiert – allerdings durch die Gehörgänge. Captain Hook & Freedom Fighters lieferten mit ihrem Track *Marshmallows* einen Hit, der seine Eingängigkeit unter anderem dem verwendeten Sprachsample zu verdanken hat: *«Ketamine hydrochloride is a man-made anesthetic that moonlights under names like Special K, Kid Rock, and K. Depending on how much you do, you may fall into what's known as a K-hole. You may even feel like you're walking on marshmallows»*.

Ob der Track wirklich Einfluss auf die Beliebtheit der Droge hatte, sei dahingestellt. Ein paar Goa-Fraggles eierten mit tapsigen Schritten über die Tanzfläche, die Mehrheit feierte aber in klassischer Stampf- und Hüpf-Manier. Es ist jedenfalls spannend, dass *Marshmallows* ausgerechnet mit Elementen aus einem Musikgenre spielt, das schon vor Jahren mit der wachsenden Beliebtheit von Ketamin in der englischen Szene in Verbindung gebracht wurde: Dubstep.

«Die drückende Schwere von Ketamin passt auf magische Weise zu Sub-Bässen. Der dissoziative Rausch entspricht der düsteren, mechanischen Stimmung von Dubstep. Und die psychedelische, neonfarbene Wirkung der Droge passt hervorragend zum weltfremden Vibe dieser Musik. Ich finde, Dubstep ist die perfekte Vertonung eines Ketamin-Trips: ein Spannungszustand zwischen Wildheit und besinnungsloser Mechanisierung, ein Spannungszustand zwischen Leere und Erleuchtung.»

Diese blumigen Sätze finden sich in einem Internet-Forum. Womöglich war der Verfasser mit seiner Meinung nicht allein – denn einige sehen tatsächlich einen Zusammenhang zwischen der Beliebtheit von Ketamin auf englischen Free- und Squad-Partys und der Popularität von Dubstep in dieser Szene, die ursprünglich mit Acid Techno und Psytrance assoziiert wurde.

Es gibt noch weitere Beispiele für eine Verquickung von basslastigem Sound, vertrackten Rhythmen und Ketamin. Schon mal was von *Wonky* gehört? Dieser Slang-Ausdruck, eine Kurzform von *Wonky Donkey*, spielt auf den Einsatz der Droge als Narkosemittel für Pferde an. Andererseits steht er für ein eher obskures Musikgenre irgendwo zwischen undergroundigem Hip-Hop und Dubstep, das teilweise auch mit fantasievollen Namen wie *Aqua Crunk*, *Lazer* Hip-Hop und *Purple Sound* beschrieben wurde. Ob die Produzenten dieses Genres wirklich Ketamin-Freaks sind oder mit ihrem Sound auf Ketamin-Freaks abzielen, sei dahingestellt – der Name ist zumindest eine Steilvorlage für Spekulationen.

Das Aufkommen von Ketamin im Club-Umfeld wird immer wieder mit zwei weiteren Spielarten elektronischer Tanzmusik in Verbindung gebracht: Deep House und Minimal. Kaum ein anderer Ort ist so stark mit diesem Sound assoziiert wie Berlin, wo sogar politische Parteien mit Slogans wie «Deep House statt Town House» gegen die Gentrifizierung werben. Wer in den letzten Jahren dort unterwegs war, wird zustimmen: Ketamin ist auf den Partys durchaus ein großes Thema. Allerdings gilt das auch für eine Vielzahl anderer psychotroper Substanzen. Den aktuellen «Berlin-Sound» auf den Einfluss einer einzigen Droge zu reduzieren, wäre deshalb wohl schlichtweg Blödsinn.

Der Sound der deutschen Techno-Metropole hat sich von den schnellen, ekstatischen Rhythmen und euphorisierenden Synthie-Akkorden der 1990er immer mehr hin zu schleppenden Beats und melancholischen, eher

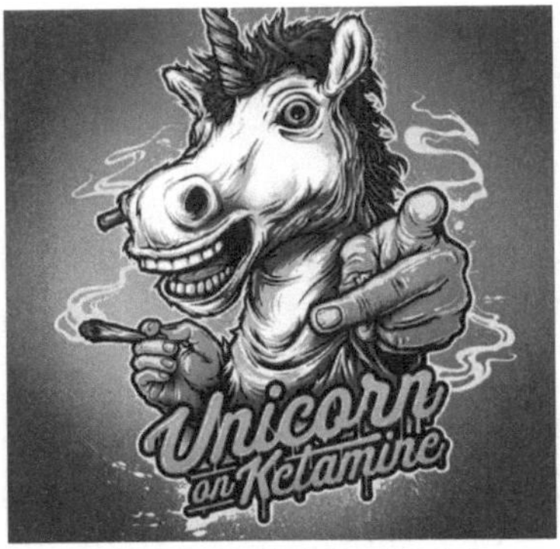

Abgefahrene Keta-Musik aus Spanien: Unicorn on Ketamine.

introvertierten Klangsphären entwickelt. Ein Beispiel dafür ist der Track *Ketamine Christmas* von Lee Curtiss, veröffentlicht im Jahre 2006 als Bestandteil von Matthew Dears «Fabric 27 Mix». Auf einer ultra-minimalen Rhythmik ohne erkennbaren Aufbau geistern verpeilte Sounds durchs Stereopanorama der 12-minütigen Klangcollage. Die dekonstruktivistische Kompositionsweise und ihr kopflastiger Rumms scheinen in der Tat die perfekte Vertonung des Ketaminrausches zu sein. Genau darauf spielt auch ein Tweet an, der vor einer Weile durch die sozialen Medien geisterte. Er bezieht sich auf die Veröffentlichungen von Szene-Veteran und Minimal-Protagonist Richie Hawtin auf seinem renommierten Label Minus Records: «Habe mir gestern ein Gramm Keta gegeben und den kompletten Minus-Katalog angehört. Macht plötzlich alles Sinn. Danke, Richie!«

→ Dieser leicht gekürzte Beitrag erschien in *Lucys Rausch* Nr. 1 (Raval 2015).

Keta-Filme

Im Lauf der Jahre ist Ketamin auch immer wieder in zahlreichen Filmen thematisiert worden. Mal nebenbei, mal als Hauptsujet. Dabei dient Ketamin in den Bewegtbildwerken mal als kosmische bzw. spirituelle Substanz, mal als Kriminellen- und Vergewaltigungsdroge, dann wieder als inspirierendes Molekül für die Erforschung wissenschaftlicher Fragestellungen etc. Mal wird Ketamin als das Pharmakon dargestellt, das es ist, mal wird daraus eine übertrieben dargestellte Superdroge gemacht. Es folgt eine kleine unkommentierte Auswahl an Filmen und Fernsehserien, in denen Ketamin eine Rolle spielt.

Ketamin in Filmen und TV-Serien (Auswahl)

- *Familiengrab* (Orig.: Family Plot) (1976), Regie: Alfred Hitchcock
- *Der Höllentrip* (Orig.: Altered States) (1980), Regie: Ken Russell
- *Armageddon – Das jüngste Gericht* (1998), Regie: Michael Bay
- *Human Traffic* (1999), Regie: Justin Kerrigan
- *Alias – Tödliche Liebe* (2002), Regie: Jan Verheyen
- *21 Gramm* (2003), Regie: Alejandro González Iñárritu
- *Das Kovak Labyrinth* (2006), Regie: Daniel Monzón
- *Lost On The B Side* (2006), Regie: Lyle Holmes
- *Ketamin – Hinter dem Licht* (2009), Regie: Carsten Aschmann
- *The Life Experiment* (2009), Regie: Kevin Huckabee
- *Caleb's Gift* (2011), Regie: Robert Bates
- *The Mechanic* (2011); Regie: Simon West
- *The Wrong Ferarri* (2011), Regie: Adam Green
- *2 Guns* (2013), Regie: Baltasar Kormákur
- *Coherence* (2013), Regie: James Ward Byrkit
- *I Spit on your Grave 2* (2013), Regie: Steven R. Monroe
- *Prisoners (2013)*, Regie: Denis Villeneuve
- *Amnesiac* (2013), Regie: Michael Polish
- *Ketamine* (2014), Regie: Rogier Hesp
- *K-based* (2014), Regie: Gianrico Di Gennaro
- *Chemsex* (2015), Regie: William Fairman, Max Gogarty
- *The Last Face* (2016); Regie: Sean Penn
- *Einstein's God Model* (2016); Regie: Philip T. Johnson
- *Hustlers* (2019), Regie: Lorene Scafaria
- *The Mustang* (2019), Regie: Laure de Clermont-Tonnerre
- *Dreizehn Leben* (2022), Regie: Ron Howard
- *Rotting in the Sun* (2022), Regie: Sebastián Silva
- *Akte X* (TV-Serie)
- *Emergency Room* (TV-Serie)
- *The Dead Zone* (TV-Serie)
- *The Blacklist* (TV-Serie)
- *Criminal Minds* (TV-Serie)
- *Dr. House* (TV-Serie)

Dokumentationen über Ketamin vor allem als Antidepressivum gibt es heutzutage zuhauf – ebenso wie Reportagen und Dokus über andere psychedelische Substanzen. Meist wird auch hier der Fokus auf die Therapieoption gelegt. Suchanfragen, z.B. bei YouTube, zu Ketamin bzw. englisch *ketamine* fördern eine Vielfalt an Filmen, Videos, Dokumentationen etc. zutage, der kaum noch beizukommen ist. And this is just the beginning ...

Keta-Sex

> *«I am Love, I am Love, I am Love, indeed ...»*
> Leo ZEFF auf dem Höhepunkt nach einer 100-mg-Ketamin-Infusion (in: RÄTSCH und MÜLLER-EBELING 2003: 399)

«Ketamin – wir kennen Leute, die damit sehr erfolgreich Liebe machen», sagte Ann Shulgin einst im Gespräch mit Kollegen für ein Interview (HANNA und THYSSEN 2014). Es komme nur auf die korrekte Dosis an. Dies gilt freilich für alle Substanzen – insbesondere, wenn sie dem Würzen, Verstärken, Katalysieren des Geschlechtsakts dienen sollen. Dass Ketamin sich als Sexdroge eignet, dürfte vielen der modernen Club-User schwerfallen zu glauben. Es gibt aber durchaus Personen, die auch mit dieser Substanz geübt sind – und dies ist in Insiderkreisen nicht einmal etwas Neues. Claudia Müller-Ebeling und Christian Rätsch schreiben in ihrem *Lexikon der Liebesmittel*: «Das Anästhetikum Ketamin wird im Untergrund seit den achtziger Jahren des 20. Jahrhunderts als Psychedelikum und Aphrodisiakum verwendet» (RÄTSCH und MÜLLER-EBELING 2003: 399). Die US-amerikanische Autorin, Pornodarstellerin, ehemalige Prostituierte und Künstlerin Annie Sprinkle hat schon von ihrer ersten Ketamin-Erfahrung entsprechende Inspiration erlangt:

> «Mein Freund injizierte mir eine sorgfältig abgemessene Dosis Special K. Ich fiel in die tiefste Trance, die ich je erlebt hatte. Ich konnte (oder wollte) nicht gehen, sprechen, mich aufsetzen oder irgendetwas tun, aber ich war mir meiner selbst sehr bewusst. Ich lag auf dem Bett und hatte die Augen geschlossen. Es war extrem visuell. Auf meine Augenlider wurden schnell bewegte dreidimensionale fraktalartige Muster projiziert, eines nach dem anderen. Ich hatte mehrere Augen-Orgasmen[82]! Gleichzeitig erlebte ich einen absoluten, totalen, inneren Frieden, nach dem ich mich nach Jahren des Lebens im geschäftigen Manhattan und des Jetsets in der Welt sehnte. Es fühlte sich exquisit an: wie das köstliche Nachglühen nach einem Orgasmus, nur für ein paar Stunden. Als ich aus der Ketamin-Erfahrung herauskam, brachte ich den überwältigenden Wunsch mit, mir ein friedlicheres Leben zu schaffen. Ich zog weg aus New York City, wo ich 24 Jahre lang gelebt hatte, und lebe seither am Meer. Ich lernte, dass eine Möglichkeit, Frieden und Glückseligkeit zu erfahren, darin besteht, nicht zu tun, sondern zu sein. Meine Sexualität hat sich wieder einmal verändert. Sie wurde weniger performativ, weniger aktiv, weniger energisch. Der Sex wurde tiefer, langsamer und subtiler – ich nenne es ‹Zen-Sex›. Mit meinem neu

82 Im Original: eyegasms.

gewonnenen Verständnis dafür, dass ‹weniger mehr sein kann›, tat ich etwas völlig Wildes und Experimentelles: Ich ging eine ernsthafte, monogame Beziehung ein!» (Sprinkle 2014).

Im hervorragenden Buch *Psychoactive Drugs and Sex* vom ebenso hervorragenden Autor Ernst L. Abel wird zu Ketamin und Sex nichts erwähnt, wohl aber zu PCP. Abel berichtet, dass 1977 laut einer Umfrage unter Patienten der Haight-Ashbury Free Medical Clinic, einige der Befragten PCP verwendeten, um ihr Sexleben aufzupeppen (Abel 1985: 115). «Darüber hinaus gaben nur wenige der Befragten an, dass sie unter dem Einfluss der Droge Sex hatten. PCP wurde am Ende einer Liste von Drogen zur Stimulierung der Libido eingestuft und wurde auch in Bezug auf die Steigerung der sexuellen Leistungsfähigkeit schlecht bewertet» (ebd.: 116). Abel zitiert anschließend eine andere Befragung weiterer Patienten derselben Klinik. «Wenn die Droge in erster Linie der Beeinflussung der sexuellen Funktion galt, wurde sie vor allem geraucht und nicht geschluckt oder injiziert. Bei sporadischem Konsum in niedrigen Dosen wurden die Auswirkungen auf die Sexualität eher in Form von Enthemmung und Wahrnehmung von Einstellungen als in Form einer gesteigerten Libido beschrieben. Erektions- oder Ejakulationsstörungen traten bei niedrigen Dosen nicht auf. Bei (...) höheren Dosen traten jedoch eine verminderte Libido und Erektions- oder Ejakulationsstörungen auf» (ebd.: 116). PCP wird im Low-dosage-Bereich auch in der Schwulenszene für Sexpraktiken verwendet, z.B. zum «Fisten» (Rätsch und Müller-Ebeling 2003: 399).

Das »Astralaphrodisiakum« (Erfahrungsbericht Ketamin und MDMA)

«Die Kombination von Ketamin und MDMA bewirkte die erstaunlichste Bewusstseinserweiterung, die ich jemals erlebt habe. Alles Bekannte löste sich auf. Alles Wahrgenommene war vorher vollkommen unbekannt, ja ungeahnt und in keiner Weise vorstellbar gewesen. Der Wirkungsverlauf begann als ein Strudel, der nach und nach alles Bekannte und Vertraute aus dem Körper und aus dem Bewusstsein heraussaugte. Wie ein Wirbelsturm wurde aber das Nichts, das sich später als unendliche Vielfältigkeit manifestierte, mit einer neuen Dimension angefüllt. Die Musik löste sich auf, verlor ihren Klang und ihre Struktur. Stattdessen wurde ich von einer Klangcollage niemals gehörter Töne, Sequenzen und Frequenzen durchspült. Mein Körper kam zur Ruhe, und ein neues Bewusstsein breitete sich aus. Ich nahm mich selbst wahr, als ob ich eine Reise durch die eigene Materie auf molekularer Ebene durchmachte. Die Materie öffnete sich zu neuen Räumen, in denen es keine dreidimensionalen Beziehungen und keine Form von Zeit gab. Metallische Farben, geometrische

Muster, klingende Farben, rotierende Walzen, die sich ihren Weg durch den neuen Raum bahnten. Das walzende, sich drehende und verwebende Geschehen ließ mein Bewusstsein zu einer ungekannten formlosen und doch mir nachgestalteten Einheit werden. Mein Körper wurde das Tor zu der Welt, die für mich zu einem überwältigenden Ort des Reichtums wurde. Meine Stimme klang wie mechanisch gebildet. Es gab keinen Unterschied zwischen Gesagtem und Gedachtem. Ich wurde abermals in den Strudel von Welten und seriellen Bildern gerissen und traf meine beiden Mitreisenden. Sie waren genauso überwältigt. Wir tauschen uns aus: mit Worten, Gefühlen, Wahrnehmungsüberlappungen und Erkenntnisparallelen. Ich verweilte einen Moment bei meinen Mitreisenden und wurde vom Strudel davongerissen, um, einmal durch den Rotor gedreht, wieder bei ihnen anzukommen. Wir klammerten uns aneinander. Und da geschah die für mein Bewusstsein ungewöhnlichste Begebenheit. Unsere drei Minds, gestalt- und formlos, verschmolzen zu einem Energiebündel, in dem wir uns wiederfanden. Dann schoss ich durch das Tor hinaus in ein Meer voller Farben und Lichter. Säulen und Walzen tanzten durcheinander, überschlugen sich und taumelten durch meine Wahrnehmung. Ich war Bewusstsein– ich war Körper; aber ein Körper ohne oder außerhalb der Materie. Mein Ich mit all seinen Ego-Strukturen und Bewertungen löste sich auf, bis ich reines und wertfreies Bewusstsein war. Voller Staunen und Überraschungen wurden ich zu einem Feld zusammenfließender Eindrücke. Vor mir erschien eine Flusslandschaft. Ich flog in enormer und widerstandsloser Geschwindigkeit über einen geschlängelten Fluss, dessen Böschungen vom tropischen Regenwald bewachsen waren. Allmählich verbreiterte sich der Fluss und ergoss sich schließlich in einen kristallklaren und farbenblinkenden Canyon. Die Bäume verwandelten sich in Wolken und Funken, Milchstraßen zerstoben, Sterne zerplatzten, Lichtfetzen verwischten. Ich raste über eine gelbliche Landschaft geometrischer Formen. Kegel, Quader und fünfdimensionale Objekte leuchteten von innen heraus und strahlten mir ihre Wärme entgegen. Ich flog um die Ecke durch einen Planeten hindurch und landete wieder im Strudel, in dem ich mich wieder mit meinen Mitreisenden vereinte. Ich klammerte mich an meiner Frau fest und sagte ihr, wie sehr ich sie liebe. Ihr Gesicht löste sich in Striche, Streifen und tanzende Dreiecke auf. Aber ich fand sie – nach weiteren Durchwalzungen und Wellenzuckungen – wieder. Ich hatte überhaupt keine panischen oder ängstlichen Gefühle. Als R. sagt, es sei, als ob man sterben würde, war ich erleichtert, dass die beiden mir liebsten Menschen, die Frau und der Freund, bei mir waren. Was konnte mir da schon passieren. Ich segelte selig auf den Flügeln der Liebe und den Schultern der Freundschaft dahin. Wir waren im Universum nebenan. Ich traf meine Frau wieder, legte mich auf sie und erschauerte vor köstlichen Gefühlen, die sich durch meinen Körper, der keine Materie war, hindurchwälzten.

Ich spürte auch, wie R. sich voller Glück und Staunen an uns klammerte. Ich sah sein Gesicht: Es war das Gesicht eines tausende Jahre alten Vertrauens, das in kristallene, von innen her schimmernde Moosanordnungen gehüllt war. Ein neuer Raum öffnete sich: der Körper meiner Frau: Durch eine zuckende Herzkammer sauste ich in sie hinein. Große Weiten eröffneten sich. Sie war von unbeschreiblicher Tiefe und wohliger Wärme. Ein Raum, der eigentlich Unendlichkeit war, ergoss sich vor mir. Ich schwebte in vollkommener Ruhe über eine leicht nach oben gewölbte Ebene. In der Ferne sah ich ein kleines Licht. Je dichter ich heranflog, desto größer erschien es mir und wurde schließlich zu einer hellen, züngelnden Flamme. Ich war bei der Urflamme unserer Liebe angelangt, von ihr in Rührung umhüllt und zärtlich begrüßt. Meine Frau war die Flamme, und ich besuchte sie. Wir waren in einer Unendlichkeit, außerhalb aller Gesetze von Raum und Zeit miteinander verbunden und zusammengeschweißt. Ich fand mich auf ihr liegend wieder. Mein Penis schwoll gewaltig an und sprühte vor Entzücken. Ich durchdrang meine Frau und verschmolz mit ihrem Körper, der von ihrem Bewusstsein gestaltet wurde. Wir fickten in einem einzigen Erguss. Wir wurden zu einem einzigen riesigen, die gesamte Welt umspannenden Orgasmus. Orgiastisch-orgasmisch tauchten wir in unserer materiellen Welt auf, küssten und umarmten uns mit R., verschmolzen alle drei und landeten wieder in dem Universum nebenan. Bald tauchten wir erneut auf. Ich hatte einen ziemlichen Knick in der Linse und konnte die alte Welt kaum wiedererkennen. Ich war sehr glücklich und zufrieden. Ich merkte, dass diese Reise, die erste außerhalb aller Erfahrung und allen Wissens, zu Ende ging und wir uns in dieser Welt, im Hier materialisierten. Wir mussten uns lange küssen und umklammern. Ich war draußen gewesen. Ich bin durch die Naht, die die Dimensionen zusammenhält, geschlüpft.« *Anon.* (Höhle et al. 1986: 188ff.)

Keta-Hightech

Der Psychonaut, Computerfreak, Künstler, Designer, Autor, Regisseur, Schauspieler und Technik-Nerd Brummbaer (Bernhard Matzerath, 1945–2016) experimentierte «ernsthaft mit Ketamin und verstand, dass die Art und Weise, wie der Computer ein Bild zusammensetzt, der umgekehrte Prozess ist, mit dem das Gehirn es analysiert, um dem, was man sieht, eine Bedeutung zu geben. (...) Sobald ich wusste, wie es unter Ketamin funktionierte, war es relativ einfach, den Prozess in meinem visuellen Kortex zu kopieren. Es war eine interessante Übung ...» (Brummbaer 2014).

Mitte der 1980er Jahre nahm Brummbaer dann «viel Ketamin bei Dr. John Lilly auf seiner Ranch in Malibu. [Lilly] entwickelte die Theorie, dass wir in der Lage sein müssten, mit den Neuronen unseres Gehirns einen Fernsehempfänger zu simulieren – wir brauchten nur einen Sender mit ausreichend kurzen Wellen, damit die simulierte neuronale Antenne in ein Gehirn passen würde. Er ließ einen jungen Techniker einen Konverter bauen, und wir stellten einen Videorekorder auf, der in den Sender eingespeist wurde» (ebd.). Später «schlossen wir den Monitor an, ohne ihn einzuschalten, starteten das Band und spritzten uns jeweils hundert Milligramm Ketamin intramuskulär. Und wir warteten. Vierzig Minuten später setzten wir eine weitere Spritze. Das Ergebnis: nichts! [...] (Vielleicht hat es aber doch funktioniert und wir dachten nur, die Menschheit sei noch nicht bereit dafür!)» (ebd.).

Erfahrungsberichte

> *«K versetzt den Menschen in einen parasympathischen, vegetativen Modus. Die Muskeln sind entspannt. Es gibt keine Angstzustände. (...) Es öffnet ein anderes Schloss zum Universum. Nach dem, was ich gelernt habe, findet man während der ersten Erfahrung den Schlüssel zu dieser Tür und man hat diese ‹Oh mein Gott›-Erfahrung, ‹Ich bin zu Hause›. Das ist eine einmalige Erfahrung, alles, was danach kommt, ist nur Erinnerung.»*
>
> STEVENS 1987: 364

> *«Unter dem Einfluss von Ketamin wurden oft außerkörperliche Erfahrungen gemacht, außersinnliche Wahrnehmungen registriert sowie Vorgänge der Geburt und des Todes erlebt.»*
>
> HÖHLE et al. 1986: 185

Hüter der Erde

Ketamin, 25 bis 100 mg, hat mir die intensivsten und erhellendsten Visionen aller Zeiten beschert. Einige Trips waren unglaublich, andere banal, einige waren erschreckend, und einige durchliefen alle Phasen. Es ist ein wichtiges Entheogen – die Visionen waren erhellend und produktiv in Bezug auf meine persönliche und spirituelle Entwicklung. Das Denken ist eckig und unfähig, das Göttliche zu erfassen – das Beste, was wir tun können, ist, es sanft zu unterstützen. Die Erde ist empfindungsfähig; wir sind ihre Hüter. *(Captain Chaos 1994)*

Freiflug in Paralleluniversen

Mit Ketamin kam ich schon sehr früh in Kontakt, d.h. Anfang der 1980er Jahre durch die Bücher von John C. Lilly, die mich auf verschiedenen Ebenen inspiriert hatten: Nebst seinen beeindruckenden Arbeiten zur Kommunikation mit Delfinen, war er ebenso der Erfinder des Samadhitankes. Darin hat John bereits früh seinen psychonautischen Ketaminerfahrungen ausgiebig und offensichtlich mit großem Genuss gefrönt. Diese hat er in seinen diversen Büchern festgehalten, z.B. einem mit dem mehr als zutreffenden Titel *Simulationen von Gott.*

In den damaligen psychedelischen Kreisen, hauptsächlich mit LSD, Pilzen und dem neu aufkommenden MDMA «unterwegs», verbreitete sich Ketamin als Ergänzung zunehmend. Ich war erst etwas abgeschreckt durch die Einnahmeform, der intramuskulären Verabreichung. Spritzen lösten bei mir eine Abneigung aus, waren mir doch die verstörenden Bilder der Heroin-User geläufig, der Needle-Park in Zürich medial omnipräsent. Ich war damals in diversen drogenpolitischen Initiativen und städtischen Drogenkommissionen tätig, mit dem Ziel, eben dieses Elend der Abhängigen, die Schäden des Missbrauchs und die damit verbundenen Belastungen für die Gesellschaft zu reduzieren.

Doch eines Tages waren die positiven Erzählungen meiner Freunde stärker, ich ließ mich auf die Erfahrung ein. Ab 70 mg Ketanest konnte man sich des psychedelischen Durchbruches sicher sein, dann wurde man in eine bizarre Anderswelt katapultiert. In der Folge wurde auch bei mir bald die Ketamin-Erfahrung zu einem neuen Ritual, und dies ganz ohne Angst vor der Spritze. Diese erfolgte meist in den Arm oder in den Hintern – da aufgepasst, dass der Ischiasnerv nicht getroffen wurde! Der «Nutzen» und die außergewöhnliche Erfahrung überwogen die Angst vor der Spritze. Oft nach einem intensiven Party-Weekend war ein K-Ausflug der krönende Abschluss, eine Art Belohnung: Meistens waren dies die einzigen Synapsen, die noch reagierten ... Wir kombinierten dies oft mit allen während dem Weekend konsumierten Substanzen: ob LSD oder MDMA, ob Koks oder Alkohol, Ketamin passte immer als finale Beglückung. Nochmal einen Blick in den Kosmos zu erhaschen, war für uns das Höchste der Gefühle. Und wir beließen es meist auch nicht bei einer Reise, meist folgten noch zwei bis drei «Shots», bis wir einschliefen.

Als regelmäßiger Gast diverser psychedelischer Konferenzen waren wir auch da oft nachts mit Ketamin unterwegs: Irgendjemand hatte immer ein oder zwei Fläschchen dabei und wir zogen uns zu später Stunde alle in das größte vorhandene Hotelzimmer zurück und begaben uns «auf die Reise(n)». Zu wissen, dass jemand Vitamin K (unser damaliger Name für Ketamin) dabei hatte, erfreute uns den ganzen Tag – Vorfreude ist bekanntlich die größte Freude ...

Ich war mit der Zeit auch etwas konsterniert, wie einige der gestandenen Psychedeliker tatsächlich keine Ketamingelegenheit ausließen. Mit der Zeit entwickelten sie eine gewisse Ketamin-Abhängigkeit: Keine im Sinne einer körperlichen Sucht, eher einen geistigen Drang. Zu wissen, dass Vitamin K im Kühlschrank war, konnten einige meiner Freunde nicht auf sich beruhen lassen – das Fläschchen K musste lieber früher als zu spät geleert werden. Wenn nichts vorhanden war, konnte man sich aber trotzdem entspannen.

Obwohl ich eine Reise zu zweit wie auch «Gruppenausflüge» sehr genoss, hab ich selbst viele meiner Erfahrungen allein unternommen. Ich hab Vitamin K auf einem Schiff in der griechischen Ägäis (als ich nach dem «Ausflug» und dem anschließenden Joint auf der Reling unsere Kajüte fast nicht mehr fand ...), im Flieger von New York nach Paris (wo ich kurz darauf im Transitbereich des Flughafens ganz schön rumgeeiert bin ...), an Festivals im Tipi und einige Male intensiv und nächtelang im Samadhitank konsumiert. Jede dieser Erfahrungen ausführlich zu erzählen, würde hier den Rahmen sprengen. Bei einem dieser ganz besonderen Erlebnisse im Schwebe-Tank zog ich mir ein halbes Dutzend Spritzen auf, legte diese auf den Tank und begab mich auf die Reisen. Sobald ich wieder einigermaßen aufstehen und den Deckel heben konnte, verabreichte ich mir die nächste Portion. Im Tank fühlte ich mich in totaler Vereinigung mit dem großen weiten Ozean: Diesen unendlichen Ozean füllte ich gänzlich aus, ich war der Ozean selbst – mit Blick in den noch unendlicheren Kosmos. Im nächsten Moment fühlte ich mich als riesiger Wal, der zufrieden in die Tiefen des Universums blickte. Als simple Gleichung und in absoluter Harmonie: Ich = Ozean = Universum. Und dann war ich wieder ein Delfin, der verspielt im 3D-Raum, sich um die eigene Achse drehend, den multidimensionalen Hyperspace aufs Intensivste auskostet; es war, als würde ich die kosmische Cremeschnitte durchwaten und für eine Weile «Gott spielen» – der kosmische Kicherfaktor in reinster Form: Ich fühlte mich wie ein Dancing Shiva. Johns Buchtitel *Simulationen von Gott* bewahrheitete sich mal wieder!

Es gab aber auch weniger nette Erfahrungen, gleichermaßen kosmisch: Einmal war die Explosion meines Bewusstseins um das Vielfache intensiver und beeindruckender als sonst: Der Start dieser Sputnik-Rakete ging normalerweise nach zwei bis drei Minuten los, nach mehreren x-fachen Rückwärtssaltos und sonstigen unwirklichen wie unmöglichen Pirouetten begab ich mich auf diverse Umrundungen eines bis dahin nicht für möglich gehaltenen und von dem her unwirklichen Sonnensystems. Die daraufhin erfolgte Wasserstoffbombe im Hirn bewirkte, dass sich eben dieses Hirn in mehrere Millionen Einzelteile auflöste – und ich war mir sicher, dass sich diese atomaren Einzelteile und damit mein Ich im ganzen Universum verteilt hatten.

Ich war mir in dem Moment auch absolut sicher: Dies lässt sich nicht mehr rückgängig machen! Zumindest einzelne Nano-Teile werden irgendwo im Universum liegenbleiben. Das Puzzle namens «ICH» würde unvollständig bleiben. Dass ich am nächsten Morgen wieder real existieren werde: unvorstellbar. Aber nun, es war in diesem Moment nicht weiter schlimm: Weder hatte ich einen Horrortrip, noch war ich in einer psychotischen oder sonst wie schwierig zu ertragenden Verfassung. Es war einfach nur ein «Schade, dumm gelaufen»-Gefühl, mit dem ich in eine Traumwelt und daraufhin in einen tiefen Schlaf eingetaucht bin.

Am nächsten Morgen der erste Gedanke: Da war doch was mit den 100 Millionen verlorenen Einzelteilen, verteilt im ganzen Universum ... Daraufhin gleich mal den Gegencheck: Wie heiße ich, was war gestern los, welche Substanz(en) hatte ich wann eingenommen, wie alt bin ich – und falls alles stimmt: Bin ich tatsächlich der, der ich denke zu sein?

Und ja, alles bestens – es war lediglich wieder einmal ein recht intensiver Vitamin-K-Ausflug gewesen. In der Gewissheit, dass es mindestens ein weiteres äußerst kurioses Universum gibt. Eine weitere tiefgehende Erfahrung, die zeitlebens in Erinnerung bleiben wird.

Apropos Universum: Ich war mir des Öfteren, als ich mich in solchen absurden und mit dem alltäglichen Bewusstsein nicht vereinbaren Universen bewegte, absolut sicher, dass Ketamin keine irdische Substanz sein kann! Diese psychonautischen Ausflüge waren derart kosmisch und «unreal», dass ich mir sicher war, dass irgendwelche Aliens auf ihrem Vorbeiflug einen Topf mit Vitamin K auf dem Planeten Erde vergessen hatten.

Auf einem anderen intensiven Ausflug ins Universum konnte ich beim Landen – und bevor ich nochmals auf die Startrampe ging – etwas höchst Interessantes in meinem Hirn entdecken: Da war ein Hebel, der für mich in diesem Moment ganz klar mit der Message «Ich will noch mehr davon» verbunden war. Das heißt, ich war mir in dem Moment sicher, dass beim Umschalten auf ON ich danach meine Mühe mit dem Umgang mit Ketamin haben werde. Es war sozusagen der «Sucht-Button», den ich in diesem Moment nicht betätigte. Auch wenn ich zuvor keine Suchtmuster hatte – eher nette Gewohnheiten – hatte ich ab diesem Zeitpunkt doch einen bewussteren und damit verbunden auch einen verminderten Konsum. Ich hatte als Abschreckung auch genug Psychonauten gesehen, denen das Ketamin-Parallel-Universum ab einem gewissen Punkt wichtiger wurde als die Alltagsrealität. Bis hin zu einer Art von Kommunikation mit als real wahrgenommenen Wesen dieser parallelen Realitäten.

In diesem Zusammenhang ist mir ein weiteres Kuriosum dieser besonderen Reisen des Öfteren aufgefallen: Selbst wenn ich längere Pausen einlegte, selbst von mehreren Monaten, erlebte ich die Ketaminerfahrung als eine Art Fortsetzungs-Geschichte: Ich knüpfte genau dort an, wo ich mich das letzte Mal befunden hab – sofern noch alle Details vorhanden waren ... Manchmal hat man sich selbst als außergewöhnlich und auserwählt wahrgenommen. Es stellte sich in diesem Moment als ein besonderes Privileg dar, dass man solche Zusammenhänge erkennen durfte. Genau dies war eben auch die Gefahr, sich permanent und unendlich in diesen Welten zu bewegen.

Als dann vor ein paar Jahren Ketamin auch in der Partyszene ankam, dachte ich mir: Wie bitte, ein Anästhetikum mit einer derart psychedelischen Wirkung, die einem hauptsächlich für mindestens eine Stunde flachlegt, soll im Party-Setting eingenommen werden? Ich geh doch auf eine Party, um mich mit Leuten zu unterhalten – und nicht, um weggeschossen in einer Ecke zu liegen ... Unsere Reisen waren bei entsprechender Intensivität (meist ab 2 ml, also über 100 mg pro Ausflug) ein derart kurioses wie unendliches und von allen Einflüssen abgekoppeltes Parallel-Universum, dass eine Kerze vor der Nase im alten Universum einen schlicht kalt gelassen hätte – zumindest eine gewisse Zeit ... Deshalb war eine

Party für mich absolut nicht vorstellbar als Ketamin-Startrampe. Aber wie ich nun mal bin, wollte ich dies doch selbst ausprobiert haben, bevor ich mir da ein abschließendes Urteil bilde.

Auf einem meiner Ausflüge im Berliner Nachtleben war es dann soweit: Ich wollte mir diese Erfahrung doch wenigstens mal gönnen, respektive reinziehen. Nach dem Schnupfen der K-Linie ging es noch einige Minuten, bis die Wirkung voll einsetzte. Respektive dachte ich und hoffte dabei, sie setze noch richtig ein. Ich war im ersten Moment hauptsächlich enttäuscht: Der Zustand war genau der, der nach einem mehr oder weniger einstündigen Ausflug ins Universum und der langsamen Landung auf Planet Erde einsetzt. Der manchmal eigenartig und oft erschöpft von der Reise nicht besonders toll ist, da man eben a) nicht mehr im Multiversum und b) noch nicht richtig gelandet ist. Wo man sich überlegt, ob man noch mal einen Zusatz-Ausflug startet oder doch lieber versuchen zu schlafen – nach einem entsprechenden Joint, der einen kleinen Flashback mit entsprechendem Tiefgang in die Träume auslöst.

Nach einer weiteren Gelegenheit mit erweiterten pharmakologischen Begleitungen in einem anderen Club konnte ich auch dieser Applikation respektive dem Setting etwas abgewinnen. Und hab diese Einnahmeform dann noch einige Male mit Genuss und Freude probiert.

Nach wie vor halte ich Ketamin für eines der interessanteren psychonautischen Tools für Reisen ins Universum. Ich wurde oft von Außenstehenden gefragt, wie es denn eigentlich wirkt, mit welchen anderen Substanzen man es vergleichen könnte. Ein simpler und kurzer Vergleich könnte so lauten: Ketamin wirkt wie ein 8-stündiger LSD-Trip, komprimiert auf eine Stunde. Vorausgesetzt, man weiß, wie ein 500-µg-LSD-Trip wirkt ... Und dabei zitiere ich gerne den Buchtitel von John Lilly: *Simulationen von Gott. (A.K.U.)*

Psychose auf Zeit

Ketamin ist eine Substanz, auf die man sich einlassen muss, damit es nicht zu eventuellen schwer zu verarbeitenden Erfahrungen kommt. Daher möchte ich hier einige Beispiele geben, die die allzu laxe Party-orientierte Einnahme von Special-K dokumentieren, um unbedarfte Experimentatoren davon abzuhalten, sich selbst Ungutes anzutun. Vorweg: Nimmt man Ketamin in einer ausreichenden Dosierung und korrekt appliziert zu sich, so bietet die Substanz einen gewissen Schutz vor schlechten Erlebnissen: 65 bis 125 Milligramm intramuskulär befördern den durchschnittlichen Psychonauten auf direktem Wege in diese unfassbaren spacigen Gefilde des K-Kosmos. Der Verlust des Ich-Gefühls tritt meistens stante pede ein, und daher bleibt dem Reisenden auch keine Zeit, Angst auszuprägen, die mit dem plötzlichen Verlust des Ich-Empfindens und der Auflösung der alltäglichen Konzepte einhergeht. Es geht einfach zu schnell. Zack – und du bist «dort» (wo auch immer dies sein mag). Auch das Wissen, dass man eigentlich ein Mensch ist, der gerade eine Droge eingenommen hat, ist bei den meisten Erfahrungen oft nicht mehr vorhanden, weshalb dieses dissoziativ-psychedelische Abenteuer ohne Bedenken und Episoden von Furcht genossen werden kann. Manche User glauben nun, dass weniger in so einem Fall mehr sein könnte, sprich: Sie nehmen erstens geringere Dosen aus Respekt vor der Durchbruchdosierung und haben zweitens Angst vor der Spritze (obgleich man die i.m.-Applikation kaum spürt), weshalb sie sich entschließen, das weiße Pulver in geringerer Menge zu schnupfen. Und genau das kann, wenn man sich nicht auskennt und keine Erfahrung hat, fatal sein. Denn das plötzliche, also sehr schnelle Überwinden der Auflösung bekannter Konzepte und der Egostruktur ist in so einem Fall nicht unbedingt zu erwarten. Auch flutet die Substanzwirkung nach nasaler Applikation langsamer an als bei Injektion. Will heißen: Kleinere geschnupfte Dosierungen Ketamin können dafür sorgen, dass der User halbwegs dissoziiert, also, dass sich der Verlust des Egos und der Konzepte auf halbem Wege vollzieht, und dann steckenbleibt. Die konsumierende Person verliert den Bezug zu sich und zu ihrer Umgebung, aber eben nicht ganz. Mein Freund Christian Rätsch nannte dieses Phänomen (bezogen auf zu niedrige Dosierungen von allen psychedelischen Substanzen) das «Steckenbleiben im psychedelischen Geburtskanal».

Im Rahmen solcher «Unterdosierungen» gibt es ein Phänomen, das mit Ketamin recht häufig, mit anderen Substanzen aber nur sehr selten, wenn überhaupt, erlebt werden kann: sich auf einzelne Objekte beziehende visuelle Halluzinationen. So sah eine mir bekannte, unter unzureichend dosiertem Ketamin stehende Person (ca. 80 mg geschnupft) zum Beispiel, wie sich eine einzelne Person des Settings plötzlich aufblähte wie ein Pirellimännchen, wie die Person rot und dick wurde, als sei sie am ganzen Körper von Bienen gestochen worden. Der Halluzinierende bekam es ob dieses Vorfalls mit der Angst zu tun, die sich rasch in Panik wandelte. Er meinte, dass die sich vermeintlich aufblähende Person dem Tode nahe sei und war kurz davor, den Notarzt zu holen. Er wollte die für ihn lebensgefährlich affizierte Person – eine Frau, die ebenfalls unter Ketamineinfluss stand – retten, indem er ein Handtuch mit Wasser tränkte, um die Betroffene zu kühlen. Dabei ließ er ihr aus Versehen – immerhin war er nach wie vor der Wirkung des Ketamins ausgeliefert – ständig Wasser in den offenstehenden Mund tröpfeln, so dass die Frau ohne ein Eingreifen meinerseits hätte ertrinken können. Der Mann wurde immer panischer und begann, die anderen Reisenden anzuschreien, ob denn niemand merke, dass hier gerade eine Teilnehmerin sterbe. Natürlich unterlag er einer Ketamin-Halluzination, alle anderen Anwesenden hatten längst realisiert, dass um Leib und Leben der besagten Frau nicht zu fürchten war. Dennoch konnte sich der Mann nicht beruhigen. Die Krux: Er sah in seiner Ketaminvision eben nur diese eine Person, die sich veränderte, woraufhin er annahm, dass diese zu einem behandlungsbedürftigen medizinischen Notfall werde. Normalerweise (von Ausnahmen abgesehen, z.B. bei DMT etc.) verändert sich die Umgebung unter Einfluss psychedelischer Moleküle in Gänze – und eben nicht nur ein einzelnes Objekt. Genau das hatte den wenig erfahrenen User in Panik versetzt, da er der Überzeugung gewesen war, dass es sich bei dem Gesehenen nicht um visuelle Halluzinationen gehandelt habe. Ich selbst habe eine ähnliche Situation an mir selbst bereits erlebt. Ebenfalls unter etwa 70 bis 80 Milligramm geschnupftem Ketamin hatte ich den Eindruck, meine linke Hand schwelle auf besagte Weise an, als sei sie mit einer Luftpumpe aufgepumpt oder von Insekten vollkommen zerstochen worden und kurz davor aufzuplatzen, während der Rest meines Körpers, auch die andere Hand etc., normal erschienen. Wenige Minuten später hatte sich die Halluzination aufgelöst und die Hand sah wieder aus wie immer.

Überhaupt sind die visuellen Sensationen, die unter solchen Midi-Dosen Ketamins in Erscheinung treten können, regelrecht abgefahren. So beispielsweise die Interpretation von Größenverhältnissen von Objekten. Man sieht zum Beispiel Gegenstände als enorm verkleinert, während andere Objekte extrem vergrößert sind. So bin ich einmal unter dem Einfluss von etwa 80 bis 90 Milligramm insuffliertem Ketamin ins Bad zur Toilette gegangen. Das Klo in der Ecke des Badezimmers nahm ich dabei so winzig klein wahr als wäre es Teil einer Modelleisenbahn, den Schrank neben der Toilette ebenfalls. Das Waschbecken an einer anderen Seite des Raumes hingegen war dreimal so groß wie ich und erschien, als würde ich es mit den Händen auch bei ausgestreckter Körperhaltung nie erreichen. Als ich mich aufs Klo setzte, schrumpfte ich selbst auf die Größe einer Playmobilfigur und der Rest des Badinterieurs wuchs auf die Größe von Häusern an. Das lässt sich verstandesgemäß nur schwer nachvollziehen, wenn man solches selbst nie erlebt hat. Erfahrene Ketamingebraucher hingegen wissen sofort, wie es mir in diesem Zustand erging. Da ich mit psychoaktiven Drogen sehr vertraut bin und auch auf solche schrägen Wirkungen stehe, sie also genießen kann, machen mir solche Effekte nichts aus, d.h. sie versetzen mich nicht in Furcht. Ist man aber etwas zarter besaitet und womöglich im Alltagsleben noch ein Kontrollfreak, können solche Wirkungen durchaus verstören und ängstlich stimmen.

Ich habe schon diverse Leutchen erlebt, die nach einer solchen oder ähnlichen bizarren Erfahrung regelrecht traumatisiert waren – teils über Monate hinweg – und auch die Beschäftigung mit den psychoaktiven Substanzen völlig aufgaben. Das alles, weil das Erlebnis mit einer zu geringen Dosierung Ketamin sie dermaßen erschreckt hatte, dass sie nie wieder in einem derart veränderten Bewusstseinszustand kommen wollten, eigentlich in gar keinen veränderten Zustand mehr.

Ein Tipp zum Schluss: Auch wenn es eigenartig erscheint, so kann ein dissoziativer Verwandter des Ketamins in einem solchen Fall helfen, nämlich Lachgas. Wenn ein User sich mit einer unzureichenden Dosis geschnupftem (oder sonstig eingenommenem) Ketamin in eine solche Lage versetzt hat, kann die Inhalation von Lachgas den Trippenden wieder erden. Man würde wohl eher erwarten, dass Lachgas die Ketaminwirkung nur verstärke – dem kann durchaus auch so sein, vor allem, wenn dies die Intention und der Wunsch des (vornehmlich erfahrenen) Protagonisten ist. In vielen Fällen aber kann Lachgas den Bezug zum Körper wiederherstellen, was dem Ketamin-Verunglückten ein Gefühl der Erlösung aus dem nur halb dissoziierten Zustand geben kann. Man spürt sich plötzlich wieder so, wie man es kennt. Da sind die Arme, da der Unterleib, da liege ich auf der Couch und komme allmählich wieder zu mir. Diese pharmakologische Hilfe greift vor allem dann, wenn der Experimentator Erfahrung mit Lachgas hat und weiß, wie die Substanz sich anfühlt. Dann beginnt nach der Inhalation ein Brummen in Kopf und Brustkorb, das sich peu-á-peu im Körper ausbreitet und das altbekannte Gefühl der eigenen Physis wieder mehr forciert. (*Farmakofilia*)

Selbst zerkaut

Folgendes Gedicht wurde von einer Frau im Anschluss an eine Ketamin-Narkose niedergeschrieben:

> Knetmasse Leben
> Frohes, Tristes
> Atemberaubendes, Belangloses
> Verknetet.
> Bestand?
> Nix ist für ewig!
> Erde aus Blättern
> Kohle aus Holz
> Erschaffend – vergehend.
>
> Im Zeitraffer
> erschaffe
> ich mich selbst.
> Mein Kiefer
> klappt über das Hirn
> Zerkaut mich.
> Wangen fließen
> Rippen knacken
> Meine Füße
> stülpe ich
> in neue Hautlappen:
> Knetmasse Leben.
> *Anon.* (Höhle et al. 1986: 186)

PCP-Erfahrung musikalisch umgesetzt

Der aus Kanada (Montreal) stammende Musiker Woulg hat zwei seiner Tracks explizit benannt: *Sernylan* und *CI-395*, beides Namen für PCP. Die Stücke bieten elektronische Musik mit Anleihen von Drum and Bass, Glitchcore und Experimental dar und scheinen musikalisch umgesetzte Erfahrungsberichte zu sein.

Körperloses Bewusstsein

Aus völliger Dunkelheit und Bewusstlosigkeit heraus wurde ich mir des Gefühls des Fließens bewusst. ‹Ich› existierte nicht wirklich, es gab nur ein körperloses Bewusstsein. Ich flog über ein Küstengebiet und merkte langsam, dass ich von jemandem begleitet wurde. Dies war mein Führer, und die Landschaft unter mir schien das alte Hawaii zu sein. Die Eingeborenen kamen aus ihren Hütten und waren sich offenbar unserer Anwesenheit über ihnen bewusst. Mein Führer sprach nicht, aber irgendwie kamen mir seine Gedanken in den Sinn.

Er erklärte, dass diese Wesen nicht sehr fortschrittlich seien, dass sie hoffnungslos an ihren Körper gebunden seien und von den einfachsten Begierden und Wünschen beherrscht würden. In meinem Kopf tauchten Bilder von Essen, Kämpfen und Sexualität auf. Ich empfand Mitleid mit ihnen, fragte mich aber auch, warum wir in ihrer Gegenwart waren. Mein Führer sandte mir den Gedanken, dass: ‹Du wurdest auserwählt, unter diesen Menschen zu leben, um sie den richtigen Weg für fühlende Wesen zu lehren.› Ich begann zu schreien: ‹Nein!› und kämpfte verzweifelt gegen die Vorstellung an, inmitten eines solchen Chaos und Kummers verlassen zu werden. Widerstand war zwecklos. Ohne Stolz oder Selbstbewusstsein wusste ich, was Erleuchtung war. Eine Zeit lang war ich völlig zentriert und in Frieden: Der Sinn des Daseins war klar und deutlich. Irgendwie war ich auf den Rand der Klinge des Bewusstseins gestolpert. (*Captain Chaos 1997)*

Walpurgisnacht

Wir haben uns vorgenommen, an der Walpurgisnacht teilzunehmen. Zum *Fliegen* erschien uns Ketamin das geeignetste Mittel zu sein.

G. und ich wurden liebevoll von L. mit Ketamin versorgt. Als die Umgebung und die Gesichter anfingen, sich zu verschieben, überkamen mich innigste Liebesgefühle und wir versicherten uns gegenseitig, wie sehr wir uns liebten. Die alte Welt brach kaleidoskopartig zusammen, nichts galt mehr, alles war dem unendlichen Mahlstrom anheimgefallen, alle bisherigen Erlebnisse erschienen im Strom der Zeit relativ zu sein. Ich schlug G. vor, zusammen zum nächsten von mir vermuteten Hexentanzplatz im nahen Wald zu fliehen. Von oben sah ich, dass dort nichts los war. L. meinte, wir sollten den Brocken ansteuern, und wir nahmen es uns vor. Ich stand hinter einem hohen Gebüsch, durch das flackernder Feuerschein fiel. Ich kam nicht hindurch. G. war auch nicht angekommen und meinte: »Wir machen uns dann eben unseren eigenen Brocken.« Im Nu stand ich am Rand eines dampfenden Vulkankegels. Ich war von grauem, rot leuchtendem Dampf umgeben. Unten brodelte heißes Magma. Ich genoss die grandiose Szenerie. Ich nahm den warmen Energiestrom von unten auf und glitt an ihm hoch. Ich schwebte in Rückenlage durchs hellblaue Firmament und fühlte mich wundervoll leicht und grenzenlos. Nach einiger Zeit merkte ich, dass ich wohl minutenlang meinen rechten Arm ausgestreckt nach oben gehalten hatte, um meinem Flug eine Richtung zu geben. Ich kam wieder zurück, als G. vom Urwald erzählte, von grünen Blättern, Schlingpflanzen, Sumpf, später von Gräsern und Blättern in Jugendstilmustern in ganz verschiedenen, zueinander passenden Farben, überwiegend in Türkis und Blau.

Wir meinten später übereinstimmend, dass das Fliegen auf der Ketamin-Ebene ein anderes Fliegen sei als das Fliegen auf der Frequenz der Hexenkräuter. Die Hexenebene erschien uns mit diesem Mittel nicht erreichbar.

Anon. (HÖHLE et al. 1986: 187)

Am (St)Rand des Bewusstseins – Eine Ketamin-Reise

Wogende Wellen
Des Meeres
Titanische Kraft,
Prometheus umschlungen
Von des Wassers
Durchdringender Macht.

Mein Kopf ruhte in Annis Schoß, ihre Hände streichelten mich von den Haarspitzen bis hinunter zu den Beinen mit vollendeter Zärtlichkeit. Das alles ging von ihr aus, meiner Geliebten, übertrug sich durch ihre Hände, obwohl sie doch – auch das war mir bewusst – gegenüber den technischen Reisevorbereitungen selbst so viel Unbehagen, ja Abneigung verspürte. Was sie ausstrahlte, war das vollkommene Gegenteil – alles ist gut. Ich war glücklich und dankbar dafür.

Auf einmal wusste ich: Es kann losgehen. Und ich bemerkte, dass Otto ganz nah neben mir lag. Sehr angenehm. Ich weiß nicht mehr, ob ich das sah, hörte oder fühlte. Meine Sinne funktionierten normal, wenn nicht übersensibel, doch hatte ich keine Vorstellung davon, ob ich mit der Haut hörte, den Ohren sah und den Augen fühlte, oder umgekehrt oder alles zusammen. Es funktionierte großartig.

Dabei wurde mir auf einmal klar, wie viele Organe und Nervenbahnen, Zellen und Zwischenräume, Überträger und Strukturen an einem scheinbar so simplen Vorgang wie Tasten oder Hören beteiligt sind. Ich machte intime Bekanntschaft mit etwas, das ich nie so deutlich erfahren hatte. Dem Universum in mir. Was bisher eine willkommene Idee und eine schöne, ungewöhnlich klingende Metapher war, wurde urplötzlich, ohne einen vorbereitenden Gedanken oder eine bewusste Konzentrationsleistung, zu unumstößlicher Realität. Überrascht und erregt entdeckte ich, dass unvorstellbar viele Informationen pausenlos durch dieses Universum schießen, die alle mit ungeheuerlicher Geschwindigkeit, wenn nicht Gleichzeitigkeit verarbeitetet werden zu Entscheidungen, Werten, Gefühlen. Andere werden in weiter entfernten Bereichen abgelagert, gespeichert zu »Erinnerungen« und – noch weiter entfernt – zu dem, was als »Vergessenes«, »Verdrängtes«, »Unbekanntes« bezeichnet wird. An all diesen Vorgängen, Aktivitäten wie Passivitäten, sind Myriaden von Entitäten BETEILIGT, die – wie ich bemerkte – alle miteinander vernetzt sind. Keine dieser Entitäten, Zellen, Chromosomen, DNSen und, weiß der Teufel was sonst noch, tritt isoliert in den Zustand von Aktion oder Passion ein. Jedes Teil agiert und reagiert, zu jeder Zeit sich seiner selbst genau wie aller anderen bewusst und formt damit etwas weit über sich selbst Hinausgehendes: mein Universum oder Bewusstsein, oder wie lapidar man dieses unglaubliche Spektakel bezeichnen will; jedenfalls etwas, das an Zahl, Potenz, Ausdehnung und Faszination alles, was bislang «Ich» zu nennen gewohnt war, übertrifft und hinter sich lässt.

Dennoch war dieses wohlbekannte, wenn auch im Augenblick mir geradezu unpassend erscheinende «Ich» noch da. Es verschwand nicht einen Augenblick lang. Nur begriff ich langsam, wenngleich mit rasender Geschwindigkeit, wie viele Entitäten sich als Folge wie als Voraussetzung einer Entscheidung zu einer solchen «Ich» genannten Ko-Operation zusammenfinden und -schließen. Bei einem Bewusstseinsprozess ebenso wie bei jeder körperlichen Bewegung. Körperliche Bewegungen waren es auch, die eine andere Sensation der (K)-Reise durch mein All-Ich hervorriefen. Zuerst spürte ich, wie auch früher schon gelegentlich, dass Energie in meinem Leib aufstieg, in Wellen von meinem Becken ausgehend und bis zum Kopf sich fortsetzend. Auch diese Energie schien mir eine dieser Entitäten zu sein – sie gehörte eindeutig zu mir – meinem Körper entstammend, und doch ging sie weit über mich hinaus. Ich bemerkte, wie diese Energie immer größere Kraft entfaltete, längst hatte sie jene zarten, doch klaren Bahnen verlassen, war über die Ufer getreten, durchfloss mich in immer mächtiger sich auftürmenden Wellen, bleckte in weiß schimmernden Schaumkronen ihre Zähne, brandete wie tosende Sturmfluten an die Innenseite meiner Haut und verließ durch alle Poren, wie durch geöffnete Siele, meinen Leib. Sind das die »Walzen«, von denen Otto einmal gesprochen hatte, dachte ich in diesem Moment, ein weiteres Mal in Sekundenbruchteilen aus mir hinaustretend. Wahrscheinlich.

Inzwischen entfaltete dieser Energie-Ozean ungeheure Kräfte in und an mir.

Meine Wirbelsäule bog sich – während ich auf dem Rücken lag – zum Hohlkreuz, zu einer Brücke und weiter zu einem alles über- und umspannenden Bogen. Ich bemerkte, wie die Zellen an der Innenseite der Biegung das feste und doch so elastische Gebilde «Wirbelsäule» zusammenzogen, bis sie selbst zu einem Minimum an räumlicher Ausdehnung zusammengequetscht waren. Doch sie zogen weiter, immer weiter.

Als kein Platz für ihre stoffliche Ausdehnung übrig war, wechselten sie mühelos ihren Aggregatzustand, verwandelten sich in schiere Kraft, die mich mit zärtlicher Gewalt erfasste und erschauern ließ, gleichzeitig waren die Zellen an der Außenseite der Biegung zum Bersten angespannt, ja sie zerbarsten, die Zellkerne entgrenzten sich, Chromosomenstränge entrollten sich aus ihrer Doppel-Helix zu langen und immer länger werdenden Lianen, wobei sie kein Micro-Pond, oder sollte ich sagen: Micro-Volt ihrer Spannung einbüßten.

Endlich ließ ich, einfach weil ich genug hatte, also aufgrund einer bewusst getroffenen Entscheidung, die Spannung stehen. Oder ließ sie mich gehen? Oder trafen wir uns in einem zellularen Orgasmus der Ent-Spannung? Jedenfalls schnellte meine Wirbelsäule wie ein Bogen zurück in die S-förmige Ruhelage.

Dies alles geschah in mir, in meinem Körper, und doch ging es, jede Grenzkonvention über den Haufen werfend, weit über ihn hinaus. Ich erlebte meinen Körper – wie vorher schon mein Bewusstsein – als eigenständiges Universum, unendlich in sich gekrümmt, einem amöbenhaft-regellosem Spiel der Formen sich hingebend, jede Zelle ein Sonnensystem, unaufhörlich um seinen spiraligen Kern kreisend, und mit jedem anderen Sonnensystem kommunikativ verbunden, so wie der Kosmos des Körpers durchdrungen war vom Kosmos des Bewusstseins. So gab es also in mir zu jenem Zeitpunkt wenigstens zwei Universen, nebeneinander, unterscheidbar und eigenständig, die sich jedoch genauso gegenseitig durchdrangen, beeinflussten und bedingten, kurz, miteinander auf unzählige Arten verbunden waren. Warum soll eigentlich das, was gemeinhin »All« oder »Universum« genannt wird, dies alles nicht erleben? Warum soll es darin keine Bewusstheit, keine Prozesse auslösenden Entscheidungen und dadurch hervorgerufene Reaktionen geben? Noch in der Reflektion wird der Gedanke urplötzlich zur Wirklichkeit. Ich bemerkte, wie mein All-Ich sich mit phantastischer und sich doch immer noch steigernder Geschwindigkeit durch die ozeanischen Dimensionen meines Über-All-Ichs bewegt. Das äußere Universum hat sich auf irgendeine, mir nicht ersichtliche Weise mit meinem Inneren verbunden. Oder ist dies einfach unsere alltägliche Existenzweise, die wir lediglich aus unserem Alltagsbewusstsein verbannen, weil ihre gedankliche Realisierung normalerweise unsere geistigen Kapazitäten überschreitet?

Immer weiter schoss ich durch tosende, gewaltige und mich anlachende Energie-Seen. Lustvoll, be-Geistert, in des Wortes ursprünglicher Bedeutung, erlebte ich diese Vorwärtsbewegung, deren Richtung nicht eindeutig, sondern multidimensional ist. Es geht in alle möglichen verschiedenen Richtungen gleichzeitig ab. Rausch der Geschwindigkeit.

Scheinbar machte meine Raserei durch die unbekannten Sphären in mir aufgehobener Ozeane meinen K-Reise-Begleiterinnenn Sorgen.

Jedenfalls lenkt mich Martha mit ruhigen Worten aus dem wilden, offenen Energiemeer in eine stille Bucht, die Sturmwogen zerflossen zu runden Wellenbuckeln, auf denen ich elegant abschwingen konnte. Gurgelnd nahm das Wasser mich auf. Rollte mich zusammen, um mich schließlich auf dem warmen, weichen Sand eines paradiesischen Strandes niederzulegen. Dabei realisierte ich, diesmal noch deutlicher als vorher, in meinem entgrenzten, doch niemals seine eindeutige Identität verlierenden All-Ich, etwas, das ich später Facetten-Bewusstsein nannte. D.h. ich erlebte durch Marthas Worte eine beeindruckende, einmalig schöne und willkommene Bewusstseinslandschaft, in die ich mich nur zur gerne hineinschwappen ließ, um mich höchst realen Genüssen hinzugeben. Anderseits war mir vollkommen klar, dass Martha in einem Moment, der ihr für mich eher bedrohlich als begeisternd erschien, eine einfache und für mich ohne weiteres erkennbare, verbale Beeinflussungstechnik benutze, um mich von einem Ei, dessen Schale vielleicht brechen könne, zum Tanz auf einem anderen zu befördern. Dennoch hinderte dieses objektivierende Verständnis mich keinen Augenblick, mich auf die neuen Eindrücke und auf die neue Erfahrung eines von außen, von einer Instanz jenseits meines All-Ichs, initiierten Erlebnisses einzulassen.

All das zusammen vervollkommnete meinen Genuss. Es machte mir Spaß, die Multi-Dimensionalität und Multi-Rezeptivität meines neu entdecken Facetten-Bewusstseins gleichzeitig einzusetzen oder von Zeit zu Zeit zwischen beiden Sphären zu wechseln.

Wenn ich wollte, konnte ich dem, was Anni und Martha miteinander sprachen, mühelos folgen. Es gab sogar Momente, in denen ich – wie mir schien – sie besser verstand als sonst, auch wenn ihre Worte nur sehr leise und aus weiter Ferne mein Gehör erreichten. Doch auch die leisen Worte offenbarten Motive und Bewusstseinsstrukturen, die ihnen zugrunde lagen und vorausgingen; und manchmal trugen sie schon in sich, was sie im Bewusstsein der jeweils anderen bewirken würden. Und dann gab es wieder Momente, in denen das, was ich aus den Sphären jenseits meines All-Ichs vernahm, weniger deutlich war, in denen ich den Sinn von Worten und Bildern, die sich mir boten, kaum entschlüsseln konnte. Inzwischen glaube ich, dass ich mich in diesen Momenten im Übergang von einer Sphäre in die andere befand. Denn diese Übergänge vollzogen sich so sanft und mühelos und doch so schnell, dass ich sie kaum bemerkte. Ich konnte mich aus einer Bewusstseinsebene ausklinken, ohne auch nur die Idee dazu abwarten zu müssen, um in jede x-beliebige andere abzutauchen oder zu ihr hinaufzusegeln.

Bon, kehren wir also in jene paradiesische Bucht zurück. Ich steckte im Sand. D.h. mein Schneckenunterleib tat das. Während ich mich hüftabwärts von einem warmen Wind streicheln ließ, war dort, wo sonst Unterleib und Beine sind, nichts anderes als ein geräumiges elegant gewundenes Schneckenhaus, dessen sich in die Unendlichkeit verjüngende Spitze irgendwo, tief unten im weichen Sand verflüchtigte. Warum nur war das Ganze so geräumig?

Natürlich. Weil es nicht nur mein All-Ich in sich aufgenommen hatte, sondern auch das meines Begleiters Otto, den ich eben noch entspannt neben mir auf dem Boden liegend gesehen hatte. Wie ich das alles – ich und du, hier und dort – jemals noch auseinanderhalten soll, weiß der Teufel! Jedenfalls waren wir vom Nabel abwärts miteinander verschmolzen. Davon aufwärts reckten wir unsere kraftstrotzenden Leiber mal hier- mal dorthin, mal aufeinander zu, dann wieder voneinander fort, um uns über den Schnecken-Sand-Rand hinauszubeugen.

Dann bewegte sich etwas. Tief unten in unserem All-Körper. Könnte ein Bein gewesen sein. Ich bemerkte, dass einige unserer Zellen zeitweilig ihre Minds aneinandergekoppelt hatten, um die gerade verspürte Bewegung zustande zu bringen. Ist ja phantastisch, dachte ich, fasste an das Bein. Doch es gehörte nicht zu mir, es gehörte zu Otto, obwohl es doch aus meinem Leib wuchs. Oder war es meins, das aus Ottos Bauch entsprang? Die Elemente unserer All-Körper wirbelten in einem furiosen Derwisch-Tanz durcheinander. Seltsam war nur, dass nichts dabei verlorenging; jedes Teilchen war da, spürbar, für sich, für mich. Keine zusammengeschmolzene Einheitssuppe, sondern märchenhaft anmutig sich verbindende, sich wieder lösende und erneut zusammenfindende Glieder. Das schien selbst mir – inzwischen auf so einiges gefasst – zu unglaublich; aber es ist wahr, wirklich. Und das war noch nicht alles. Mehr und mehr begriff ich, dass es bei dem ganzen Spektakel nicht nur um einen ausgeflippten Tanz ging. Auf diese Weise konnten wir uns verständigen! Wir ließen Hautporen miteinander kommunizieren. Wir konnten uns auf eine zeitweilige und auf jeden beliebigen Teil unseres Körpers bezogene Durchdringung verständigen. Wir konnten uns ebenso leicht wieder voneinander lösen, um uns an anderer Stelle von neuem zusammenzusetzen. Das Ganz vermittelte sich als perfekte Vervollkommnung einer Körperbewegung von All-überscheitendem Ausmaß. Und doch bin ich mir bewusst, lediglich die Ahnung einer Möglichkeit neuer Kommunikationsformen erhascht zu haben, die zu begreifen und wirklich nutzbar zu machen wir erst lernen müssen.

Zulu Uruk: In der Zeit des Regens, 1986 (Höhle et al. 1986: 192ff.)

Ketamin im Mischkonsum

«Ketamin kann mit den meisten anderen Psychedelika kombiniert werden. Dennoch entschied ich nach vielen Experimenten, es nicht mehr mit irgendwelchen natürlichen Psychedelika zu kombinieren. Hatte ich zunächst mit solchen Kombinationen positive Erfahrungen gemacht, so wurden mir doch nach und nach viele negative Auswirkungen bewußt, und ich empfand, daß ich zumindest nicht reif genug war, Substanzen dieser Art miteinander zu kombinieren. Es scheint, als ob die »Geister« natürlicher Psychedelika dagegen sind, daß ihre Welten mit Ketamin kombiniert werden.[83] *Ich spüre auch, daß diese Geister den exzessiven oder rücksichtslosen Gebrauch von Ketamin allein mißbilligen.»* D.M. Turner 2014: 7

Lachgas

Die Kombination von Ketamin mit Lachgas (Distickstoffmonoxid, Stickoxydul, N_2O) ist verträglich und interessant. Dabei kann das Ketamin in entsprechender Dosierung (die höchst individuell ist) das Lachgas deutlich verstärken – und umgekehrt. Bei eher dysphorischen Erfahrungen mit Ketamin kann Lachgas den Nutzer auch wieder erden und mit dem eigenen Körper in Verbindung bringen. Das kann z.B. mit einer geschnupften Dosis Ketamin passieren, die nicht ins K-Hole führt, aber auch nicht niedrig genug ist, um nur ein angenehmes Rauschempfinden zu induzieren, die also die Konzepte des Alltagsbewusstseins sich teilweise auflösen lässt, was von vielen als äußerst unangenehm empfunden wird. In einer solchen

83 Mittlerweile hat sich erwiesen, dass Ketamin ein Naturstoff ist (siehe Seite 26).

Situation kann ein Ballon Lachgas Abhilfe schaffen, auch wenn es sich bei dem Gas ebenfalls um einen dissoziativen Wirkstoff handelt.

MDMA

MDMA vor der Ketamineinnahme wirkt bei den meisten Nutzern gut und verträglich. Auch lindert es etwaige Angst vor der Ketaminerfahrung, die einige Gebraucher durchaus kennen, und dient als sanfter Teppich des dissoziativen K-Erlebnisses. Es gibt auch Berichte von dysphorischen Erfahrungen und ungutem Körperempfinden bei dieser Kombination, dies scheinen aber eher Einzelfälle zu sein. Der Psychonaut D.M. Turner meint dazu: «Für mich verstärkt sich die Ketamin-Reise nicht, wenn ich es mit Ecstasy kombiniere, doch [...] [es] reduziert das Unwohlsein während der Erholungsphase» (Turner 2014: 74).

LSD/Pilze

LSD und Psilocybin/Psilocin-haltige Pilze[84] sind für den Mischkonsum mit Ketamin grundsätzlich geeignet, wenn der User sich mit den pharmakologischen Profilen der Substanzen auskennt. Dabei machen die Dosis, die Applikationsform und das Verhältnis der Menge der eingenommenen Substanzen den Unterschied. Es ist etwas anderes, auf einem LSD- oder Pilztrip niedrige bis mittlere Dosierungen (20–80 mg) Ketamin zu schnupfen, als eine voll intramuskuläre Dosis (65–125 mg) zu injizieren. Schon das Schnupfen von 20 bis 80 mg erzeugt je nach Dosis deutlich unterschiedliche Effekte. Im ersten Fall würzt das Ketamin dann je nach Dosis die psychedelische Erfahrung auf Acid oder Pilzen, meist wird das Erleben als «irgendwie schräg» oder aber auch als tiefer gehend beschrieben, die Konzepte lösen sich zuweilen teilweise auf, visuelles Erleben verändert sich, z.B. scheinen die Fluchtlinien von Räumen und Objekten plötzlich in unnatürlichen Winkeln zu verlaufen, also tatsächlich «irgendwie schräg» zu sein (was übrigens auch mit Ketamin im Monokonsum erlebt werden kann), aber auch wohlige Zustände können herbeigeführt werden, Gefühle

84 Psilocin ist der eigentlich aktive Wirkstoff der Pilze. Die phosphorylierte Version Psilocybin wird von der Natur geschaffen, um das Molekül Psilocin zu stabilisieren (persönliche Mitteilung an MB von Jochen Gartz 2005). Nach Einnahme wird im Körper das Phosphor des Psilocybins abgespaltet und Psilocin entsteht.

von Zufriedenheit, körperlichem Wohlbefinden, Zerfließen, ineinander Verschmelzen usw. Auch die auditive Wahrnehmung kann als verändert wahrgenommen werden, so scheint man beispielsweise Musik in ihre Bestandteile zerlegen zu können oder nimmt Klänge und Atmosphären in eigentlich bekannter Musik wahr, als höre man diese zum ersten Mal.

Im zweiten Fall färbt sich die Ketaminerfahrung im K-Space entsprechend tryptaminig. Im Zustand der psychedelischen Durchbrucherfahrung auf LSD oder Pilzen kann ebenfalls von Mitreisenden eine intramuskuläre Applikation Ketamin vorgenommen werden. Dann berichten viele User über eine häufig recht dunkel eingefärbte Erfahrung, die gern auch als ein Widerstreit der Kräfte erlebt werden kann (dissoziatives Anästhetikum, das potenziell die Erfahrung induziert, in die Tiefe gezogen zu werden, vs. stimulierendes Psychedelikum, das potenziell erhebend wirkt). Dies kann auch für Kombinationen mit DMT und 5-MeO-DMT gelten (siehe dort).

Der Psychonaut D.M. Turner dazu: «Ketamin mit LSD zu kombinieren, bedeutet eine Verstärkung der K-Reise; allerdings kann die Erholungsphase dann zu einer unangenehmen Angelegenheit werden» (TURNER 2014: 74). Er bezieht sich auf eine gefühlte Verlängerung der ausklingenden Phase des Rausches, die mitunter als anstrengend empfunden wird. Hier können geringe Dosierungen MDMA und/oder Cannabis gute Dienste leisten, den Zustand abzumildern.

Die Kombination von Ketamin und LSD wird u.a. Kecid genannt (Keta und Acid). Manche User schnupfen beide Substanzen in Kombination oder aufeinanderfolgend (was gerade beim LSD zum einen eine sehr gute Waage, zum anderen ein gerüttelt Maß an psychonautischer Erfahrung voraussetzt), andere bevorzugen die oben genannte Applikation.

DMT und 5-MeO-DMT

DMT und insbesondere 5-MeO-DMT haben, je nach Dosis, Set und Setting, die Eigenschaft, beim Gebraucher den Eindruck zu erwecken, dass die Wirkung der Substanzen ihn in die Höhe katapultiere. Ketamin vermittelt hingegen entgegengesetzte Eindrücke, nämlich, dass man nach unten bzw. nach hinten in eine unendliche Tiefe gezogen wird oder fällt (was bei entsprechender Dosis letztlich im K-Hole mündet). Die geschickte Kombination beider Substanzen kann dieses Empfinden neutralisieren und einen sehr interessanten pharmakologischen Effekt erzeugen, der nur schwer zu verbalisieren ist. So z.B., wenn der User zunächst eine Dosis von 15 mg 5-MeO-DMT intranasal aufnimmt und sich anschließend beispielsweise 100 mg Ketamin intramuskulär verabreicht. Die Wirkung dieser Kombo gipfelt in einer Ketaminerfahrung mit deutlichem DMT-Einschlag, d.h. die ohnehin schon abenteuerlichen Ketaminwirkungen werden um die typische Phänomenologie des Dimethyltryptamin-Derivats ergänzt. Ansonsten gilt Ähnliches wie beim Mischkonsum mit LSD bzw. Psilocin.

2C-B

Nach Ansicht des Psychonauten D.M. Turner «ist Ketamin am besten mit 2C-B zu kombinieren. Es verstärkt die Ketamin-Reise und verringert die negativen Effekte während der Erholungsphase» (Turner 2014: 74). Eine solche Erfahrung kann exorbitant spirituelle Inhalte zeitigen:

> «25 mg 2C-B oral, gefolgt von 100 mg Ketamin i.m. nach 90 Minuten (...) Ich war in den Hochofen im Herzen des Kosmos gestolpert, war im Motor, der den Prozess der Erschaffung der manifesten Realität aus den Gedanken des Geistes Gottes antreibt (...). Ich sah (...), dass Gedanken manifeste Formen erschaffen. (...) Es war wie ein kosmisches Fließband, das ständig die alternativen Universen produzierte, über die einige Physiker theoretisieren, in denen jede denkbare Möglichkeit zu einer tatsächlichen Realität wird» (Jansen 2001: 138f.; nach Turner 1996[85]).

Cannabis

Ketamin und Cannabis vertragen sich gut. Cannabis eignet sich grundsätzlich für den Mischkonsum mit niedrig bis mittel dosiertem Ketamin, aber auch für K-Hole-Erfahrungen, vor allem für die Ausklangphase. Es kommt jedoch in maßgeblicher Weise darauf an, ob der Nutzer ein erfahrener und gewöhnter Cannabiskonsument oder ein Gelegenheitskonsument ist. Bei erstgenannter Gruppe fallen die Effekte der Synergie zwischen Ketamin und Cannabis weniger schwer ins Gewicht. Bei ungewöhnten Nutzern kann die Ketaminerfahrung eine andere Färbung haben, eventuell etwas weicher ausfallen. In der Regel wirkt Cannabis auch anxiolytisch, was vielen die initiale Angst vor der Ketaminerfahrung nehmen oder erleichtern kann. Dies gilt auch für MDMA.

---

85 Hier handelt es sich um Trey Turner, nicht etwa um D.M. Turner.

Alkohol

Ketamin verträgt sich mit Alkohol nicht besonders gut, obwohl die Meinungen hier arg auseinandergehen. Während manche User nach kombiniertem Alkohol- und Ketaminkonsum über Übelkeit und Erbrechen klagen, scheinen andere mit dieser Art des Mischgebrauchs keinerlei Schwierigkeiten zu haben. Dies scheint ein sehr individuelles Phänomen zu sein, was übrigens ähnlich ist, wenn es um die Frage geht, ob vor der Ketamineinnahme gegessen werden soll. Viele erleben mit Ketamin auf vollen Magen Übelkeitsattacken, die die Erfahrung trüben. Andere genießen vor dem K-Erlebnis eine üppige Mahlzeit und haben damit keinerlei Beschwerden.

Grundsätzlich sollten psychedelische und insbesondere dissoziative Stoffe nicht mit Alkohol zusammen eingenommen werden. Hier stellt sich jedoch die Frage nach der Relation. So ist es etwas anderes, direkt vor einer psychedelischen Ketaminerfahrung alkoholische Getränke zu sich zu nehmen, als Stunden vor der Ketamin-Session ein Glas Wein oder Bier zum Essen zu genießen.

Kokain

Keks nennt sich ein angeblich neuer Trend, der laut Mundpropaganda «aus Berlin kommt» und sich auf Festivals zunehmend verbreitet, wo die User dann eine Runde **keksen** oder **Kekse** backen. Dabei steht Keks für eine abenteuerliche Mischung aus *Ketamin* und *Koks* – häufig, aber nicht zwingend zu gleichen Teilen –, die intranasal konsumiert wird. Dieser sogenannte Trend ist allerdings nicht wirklich neu. Das Phänomen wurde bereits 2012 beschrieben, und zwar aus Zürich: «Der Toxikologe Prof. Krämer von der Universität Zürich berichtete anlässlich des 7. Europäischen Expertentreffens in St. Ingbert am 07.03.2012 von einer neuen Modedroge in Zürich, nämlich einem Cocktail aus Cocain und Ketamin (Calvin Klein, CK oder CK1 genannt)»[86]. Man kann ohnehin davon ausgehen, dass Kokain und Ketamin schon weit früher von Psychonauten kombiniert wurden – diese Praxis als neu zu beschreiben, trifft es demnach nun wirklich nicht.

Ein User beschreibt seinen Trip mit etwa 100 mg von beiden Substanzen, direkt gemischt, zusammen mit einem Freund. Setting: Festival. Der

86 community.beck.de/2012/04/06/cocain-ketamin-cocktail-eine-neue-droge-auf-dem-markt, 04.11.2023

Onset des Kokains erfolgte nach etwa 5 Minuten, der Onset des Ketamins nach etwa 10 bis 15 Minuten. Wirkdauer ca. 40 Min.

> «Zuerst sind wir gefühlt eine Ewigkeit gelaufen, haben dann aber festgestellt, dass wir nicht weiter als 20 Meter gekommen waren. Dann haben wir die ganze Zeit gestanden, konnten aber nicht laufen oder uns groß bewegen, weil uns schnell schummerig wurde. Das Kokain hat uns geerdet, wir bekamen keine weichen Knie, sondern standen wie Bäume da und konnten uns nicht rühren. Und es war total meditativ, wir waren vollständig im Hier und Jetzt, es gab kaum Gedanken, keine Vergangenheit und keine Zukunft. Es war eine seltsame Wirkung. Wir fanden dafür auch einen Spruch: ‹Selbstbewusst ins K-Hole›, obwohl man mit dieser Mischung nicht ins K-Hole kommt. Das Ketamin öffnete den dissoziativ-psychedelischen Space, aber das Koks ließ einen nicht so richtig reingehen. Trotzdem war da ein Gefühl des absoluten Verweilens im Gewahrsein, im Hier und Jetzt»[87].

Andere User praktizieren eine voneinander getrennte Einnahme der Substanzen. Ein Nutzer berichtet im Drogenforum Eve und Rave:

> «Ich habe es bisher so gemacht, dass ich mich auf ein angenehmes Level kokse und dann mit geringen Mengen Ketamin anfange, die Kombination auszuloten. Man kann aber auch mit Ketamin starten und dann Kokain nehmen»[88].

Die Kombo aus Anästhetikum und Stimulans ist allerdings alles andere als gut für den Körper, wie man sich denken kann. Vernünftige Drogennutzer verzichten auf solche Eskapaden.

Methylphenidat

Ketamin verträgt sich nach Erfahrung des Autors und weiterer Experimentatoren (persönliche Mitteilungen) nicht gut mit Methylphenidat (Medikinet, Ritalin etc.), das bei ADHS Standardmedikation ist. Die Kombination von Methylphenidat mit Ketamin kann, je nach Dosis, außerordentlich unschöne psychische Effekte zur Folge haben und auch körperlich in kardiovaskulären Effekten gipfeln (Herzstolpern bzw. Arrhythmien, Beklemmungsgefühle in der Brust etc.). Unter der Einwirkung der therapeutischen Normaldosis Methylphenidat (40 mg retard) induzierte bereits die Einnahme von 20 mg Ketamin (intranasal) diese dysphorischen Episoden. Diese äußern sich im Gefühl von enormer Unausgeglichenheit, Unruhe, Fahrigkeit, Unbewusstheit.

---

87 Persönliche Mitteilung eines anonymen Users (2023).

88 eve-rave.ch/Forum/viewtopic.php?t=76053, 04.11.2023

Es ist denkbar, dass Patienten bzw. Personen, die mit Suizidalität zu kämpfen haben, von dieser Mischung in arge Bedrängnis gebracht werden können. Allerdings bleibt rätselhaft, wieso die Kombination von Methylphenidat und Ketamin unverträglich erscheint, während die Kombo Kokain und Ketamin genüssliche Erfahrungen zeitigt, wo doch Methylphenidat und Kokain die gleichen pharmakologischen Mechanismen aufweisen: «Methylphenidat blockiert wie Kokain kompetitiv die Dopamin- und Noradrenalin-Transporter und erhöht dadurch die extrazelluläre Konzentration dieser neuromodulatorischen Neurotransmitter» (Konova et al. 2013).

Erfahrungsbericht: Multipler Mischkonsum (Ketamin, MDMA, LSD, DMT, Cannabis, Lachgas)

80 mg Ketamin (geschnupft), 90 mcg LSD, 60 mg MDMA, DMT (Changa, ca. 20 mg, geraucht), Lachgas (Sahnekartuschen á 7,5 g), Cannabis (geraucht)

Ich hatte mich auf diesen Abend gefreut. Wir waren eine Gruppe von vier Personen und hatten das Feierzimmer schön hergerichtet und gute Musik ausgesucht. Alle waren entspannt und freuten sich auf einen ereignisreichen Abend. Zu Beginn gab es einen Candy-Flip (60 mg MDMA und 90 mcg LSD gleichzeitig) und Joints wurden herumgereicht. Die Musik hatte die richtige Lautstärke und trug uns immer höher und weiter hinaus. Wir bekamen Lust, die DMT-haltige Rauchmischung Changa zu rauchen, und das taten wir auch. Als Krönung gab es eine ansehnliche Linie Ketamin (etwa 70 mg für die Frauen und 100 mg für die Männer). Als das Changa zu wirken begann, flog ich höher und immer höher, ein großartiges Gefühl machte sich breit und alles strahlte in hellen, freundlichen Farben. Ich flog dem Licht entgegen und mein Körper löste sich gerade Stückchen für Stückchen auf, als das Ketamin seine Wirkung entfaltete und mich rücklings nach hinten unten drückte. Ich verlor den Halt und fiel und fiel und fiel ...

Panik kam in mir auf und ich kam gar nicht damit klar. Ich klammerte mich an meinen Mann, der als Tripsitter ruhig und besonnen reagierte. Allerdings konnte ich seine Worte vor lauter Panik nicht wirklich verstehen und ich drückte meinen Kopf in seinen Schoß und schrie, weil ich Angst hatte vor dem, was ich gerade erlebte. Plötzlich spürte ich seine Hand auf meinem Kopf, er streichelte ihn und sagte mir, dass ich mich nicht gegen die Wirkung wehren sollte. Das versuchte ich auch, es klappte erst nicht so recht, aber nach einiger Zeit merkte ich, wie ich ruhiger wurde. Doch die Ketamin-Wirkung ließ noch nicht nach. Jetzt wurde ich vom «Regenbogen-Kotzen» überrascht, so schön war es und gleichzeitig auch wieder dieses Nach-Hinten-Fallen ... schön und schrecklich zugleich. Ich hatte das Gefühl, dass dieser Zustand niemals endet und ich jetzt wohl verrückt geworden sei, was ich den anderen auch mitteilte.

Mein Mann gab mir einen Lachgas-Ballon, der mich nach und nach wieder «erdete», mir wieder das Gefühl gab, mich in bekanntere Gefilde zu begeben. Langsam kehrte ich wieder in meinen Körper zurück. Das Erlebnis hat mich lange davon abgehalten, Ketamin zu nehmen. Allerdings weiß ich auch, dass die sogenannten Bad-Trips wertvoll und lehrreich sind. Beim nächsten Mal werde ich die Dosis so wählen, dass ich nicht auf halber Strecke stecken bleibe.

Erfahrungsbericht: Multipler Mischkonsum (Ketamin, LSD, DMT, Lachgas)

75 mg Ketamin (i.m.), 100 mcg LSD, 25 mg DMT (geraucht), Lachgas (Sahnekartuschen á 8 g)

«Die virtuellen Realitäten waren so detailliert und überzeugend dargestellt, dass sie, sobald ich sie betreten hatte, von dem, was von meinem Bewusstsein übriggeblieben war, voll und ganz als ‹Basisrealität› akzeptiert wurden, wobei jegliches Konzept, Drogen genommen zu haben, völlig vergessen war! Der Inhalt dieser Szenarien reichte vom Ritt durch den Kosmos wie ein Bronco-Buster auf dem Schweif eines wütenden Kometen, über die Bewegung durch fremde Landschaften auf scheinbar verschiedenen Planeten bis hin zu Gesprächen in meinem Zimmer mit realen Personen aus meinem Leben, die nicht wirklich anwesend waren. Diese Realitätssimulationen schienen mir ein verblüffender Erfahrungsbeweis für ein anderes Konzept zu sein (...): Dass das manifeste Universum tatsächlich ein Konstrukt des Bewusstseins ist und nicht andersherum. (...) Der Gedanke, den ich bereits erwähnt habe, dass das Universum im Wesentlichen nur aus einer Sache besteht – dem Bewusstsein – ist wahrscheinlich die erfreulichste dieser Ideen, die ich durch K bestätigt gefunden habe» *(Forbidden Donut 1996)*

KAPITEL 6

Ketamin-Forscher

Der Ketanaut John C. Lilly

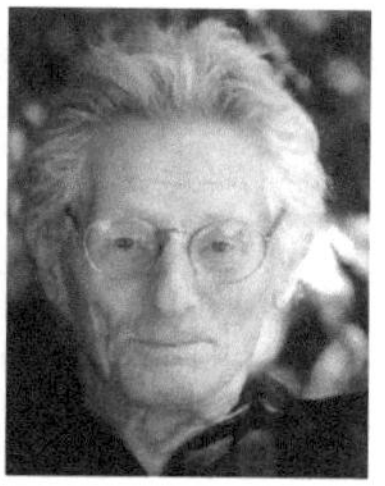

Der US-amerikanische Psychiater und Delphinforscher John Cunningham Lilly (6. Januar 1915 bis 30. September 2001) war zu einem Zeitpunkt seines Lebens den Wirkungen des Ketamins regelrecht verfallen und experimentierte immer wieder damit (zuvor hatte er ausgiebige Erfahrungen mit LSD gesammelt, nachzulesen in seinem Buch *Das Zentrum des Zyklons*). Um die Effekte der psychedelischen Substanz ohne Einschränkungen erleben zu können, bemächtigte Lilly sich einer Kombination aus Ketamin-Konsum und einer speziellen Technik der sogenannten Deprivation (Reizentzug): dem von ihm selbst erfundenen, mit Salzwasser angefüllten Isolations- oder Samadhitank (hierin hatte Lilly vorher auch die LSD-Wirkungen gründlich erforscht). So injizierte der Wissenschaftler sich zum Beispiel über einen Zeitraum von drei Wochen stündlich (!) Ketamin, um die Substanz und ihre Effekte detailliert erforschen zu können. Dafür befand er sich, um kein Aufsehen zu erregen, häufig im Samadhitank:

> «In meiner Entwicklung als Wissenschaftler muss ich die innere wie auch die äußere Realität erforschen. Ich muss die Möglichkeiten des Beobachters/Operateurs und seine Abhängigkeit von wechselnden molekularen Zusammensetzungen in seinem eigenen Gehirn untersuchen. K bringt solche molekularen Wechsel der Berechnungen des Biocomputers mit sich. Einige dieser Veränderungen sind für den Beobachter äußerlich feststellbar, andere nur für den inneren Beobachter/Operateur. (...) Bei hohen Dosierungen von K im Blut ist der Beobachter/Operateur zeitweilig völlig von der äußeren Realität abgeschnitten. Der einzig sichere Platz, um solche Zustände zu ergründen, ist der Isolationstank in einer kontrollierten Umgebung, ohne jede mögliche Einwirkung der alltäglichen Realität. Durch Versuche außerhalb des Tanks fordert der Beobachter/Operateur seine Umwelt über die Grenzen des Erträglichen hinaus» (LILLY 1984: 143).

John C. Lilly «injizierte sich Ketamin 24 Mal am Tag in mehreren aufeinanderfolgenden Monaten ohne beachtenswerte Schwierigkeiten»

(Turner 2014: 68). Dabei experimentierte er mit unterschiedlichen Dosierungen, um die einzelnen Stadien des Ketamin-Erlebens dokumentieren zu können. Bei 10 Milligramm war «kaum eine Wirkung zu spüren» (ebd.: 144), bei 20 Milligramm «kitzelte die Haut und die Körperenergie schien sich zu verstärken (ebd.). Bei 30 Milligramm «begann sich seine Wahrnehmung zu verändern. Er konnte mit geschlossenen Augen Figuren entstehen lassen. Zuerst zweidimensional und ohne Farbe, später dann dreidimensional, farbig und in Bewegung» (ebd.). 30 Milligramm Ketamin im Isolationstank waren «ungleich stärker»; Lilly nannte diese Dosierung die «innere Realitätsschwelle» (ebd.). Bei einer Dosierung von 75 Milligramm erlebte John C. Lilly im Samadhitank einen außerirdischen Durchbruch, während dessen er sich auf einem anderen Planeten wähnte und in Kontakt mit extraterrestrischen Intelligenzen trat, weshalb er diese Dosis die «außerirdische Realitätsschwelle» nannte (ebd.: 145). 150 Milligramm Ketamin im Samadhitank waren für Lilly eine echte spirituelle Erleuchtungsoffenbarung, während der er die Beschaffenheit des Menschen als göttlicher Funken, als personifizierte Schöpferkraft, als Teil Gottes realisierte: «Wir erschaffen Alles, was irgendwo geschieht. Wir sind der Leere überflüssig. Wir wissen, dass wir ewig waren, ewig sind und ewig sein werden. Wir haben einige Universen erschaffen, sie wieder aufgelöst und etliche andere neu erschaffen. Jedes dieser Universen war komplexer, jedes dieser Universen amüsierte uns mehr als das vorher existierende. Mit der Erfahrung eines jeden Universums wächst das Bewusstsein unseres Selbst. Jedes Universum ist eine Lehre unserer Erkenntnis. Um ein Universum zu erschaffen, bilden wir zuerst Licht. In früheren Universen spielten wir mit dem Licht im leeren Raum. Später erlaubten wir feste Stoffe, und schließlich ließen wir Teile des menschlichen Bewusstseins miteinfließen. Wir beobachteten ihre Evolution. Im derzeitigen Universum gibt es einige Manifestationen von Selbstbewusstsein, große wie kleine. Einige wenige haben angefangen, sich Gedanken über ihren Ursprung zu machen. Sehr sehr wenige werden sich unser bewusst. Wir fangen an, mit diesen sehr sehr wenigen zu spielen, wir manipulieren ihr Bewusstsein. Eine Mehrzahl von ihnen scheint sich unsere Art des Humors anzueignen. Dieses Universum ist amüsanter als die bisherigen» (Lilly 1984: 145f.). Diese Art der Ketaminerfahrung nannte Lilly das «Netzwerk der Schöpfung» (ebd. 146).

Allen, die sich eingehend mit Ketamin und den damit erlebbaren Erfahrungsrealitäten befassen möchten, sei dringend ans Herz gelegt, *Das Zentrum des Zyklons* (1981), *Der Scientist* (1984) wie auch *Simulationen von Gott* (1986) von John C. Lilly antiquarisch zu besorgen und zu lesen.

John Cunningham Lilly und die Grenzen des Bewusstseins

Wolfgang Bauer

> *«In the province of the mind, what one believes to be true is true or becomes true, within certain limits to be found experientially and experimentally. These limits are further beliefs to be transcended.»*
>
> JOHN C. LILLY

1964 las ich im *Readers Digest* einen Artikel über John C. Lilly, einen amerikanischen Neurophysiologen, der versuchte, mit Delphinen eine Interspezieskommunikation zu etablieren. Ich war fasziniert und bestellte mir im American Bookshop in Frankfurt sein Buch. Es trug den Titel *Man and Dolphin.* Mit einem Englisch-Deutsch-Wörterbuch machte ich mich begeistert an die Übersetzung.

1949 war an der Küste von Maine ein Wal gestrandet. John C. Lilly befand sich unter den Neurologen, die angereist waren, um das Gehirn des Wals zu sezieren. Lilly erfand im Rahmen seiner Forschungen Apparaturen, um Gehirnströme auf Monitoren sichtbar zu machen. Er hatte Affen und Katzen und sich selbst Elektroden implantiert und wollte seine Techniken auch bei Meeressäugern ausprobieren. 1959 kaufte Lilly mit finanzieller Hilfe durch die NASA und die U.S. Navy auf den Virgin Islands einen Küstenstreifen. Er sprengte ein gewaltiges Becken frei und richtete hier ein Labor ein. Von 1955 bis 1968 arbeitete Lilly intensiv mit Delphinen, die er aus einem Delphinarium erhalten hatte. Später ließ er von dem Delphinfänger Milton Santini (1913–1994) Delphine aus dem Meer beschaffen.

Lilly und seine Mitarbeiter fanden heraus, dass ein Delphingehirn mindestens ebenso so komplex ist wie das menschliche Gehirn. Delphine sind entwicklungsgeschichtlich viel älter als wir. Delphine hatten lange vor den Menschen, schon seit 15 Millionen Jahren, eine dem heutigen Menschen vergleichbare Gehirngröße entwickelt. Delphine sind hochintelligent, besitzen Ich-Bewusstsein, Persönlichkeit, Einfühlungsvermögen, Ethik und

Moral und sind sozial hoch entwickelt: Sie nehmen ihr Leben lang Rücksicht aufeinander. Lilly war beeindruckt von ihrer Sanftheit, Nachsicht und Sorge, die sie ihm und seiner Assistentin Margaret Howe gegenüber in seinem Labor zeigten. «Meine Arbeit hat gezeigt, dass Delphine und Wale intelligenter sind als wir. Ihre Gemeinsamkeit der Anstrengung, ihre totale Abhängigkeit voneinander in einer äußerst feindseligen Umwelt ist ein weitaus besseres Beispiel für Intelligenz als das Kriegsführen der Menschen untereinander.» Außerirdischen Besuchern riet er dringend ab, uns zu besuchen:

> «Mit unseren gegeneinander geführten Raubzügen und unseren Raubzügen gegen Wale, aus denen wir Katzen- und Hundefutter machen, rate ich allen außerirdischen Wesen diesem äußerst gefährlichen Planeten fernzubleiben. Die Körper, die die größten Gehirne auf diesem Planeten beherbergen (die Wale), werden zu Industrieprodukten verarbeitet, in Japan sogar zu Menschennahrung.» Und Lilly weiter: «Wenn ich diesen absoluten Stumpfsinn sehe, in den die ganze Menschheit mit ihren Kräften der Selbstzerstörung verwickelt ist, kommen mir die Tränen. Irgendwann sterben wir alle. Vielleicht sterben wir eines natürlichen Todes, wenn uns die Dummheit der Menschheit nicht schon vorher vernichtet. Ich begreife meine eigene Spezies nicht» (Lilly und Lilly 1987: 209f.).

In seinem Buch *Das Zentrum des Zyklons* (1972 in den USA erschienen) teilte John C. Lilly mit, dass es seine feste Überzeugung sei, dass die Erfahrung höherer Bewusstseinszustände für das Überleben der menschlichen Spezies unbedingt notwendig ist: «Wenn ein jeder von uns die niederen Stufen von Satori (= die Erkenntnis vom universellen Wesen des Daseins, WB) erreichen kann, so besteht die Hoffnung, dass wir den Planeten nicht in die Luft jagen oder das Leben, wie wir es kennen auf andere Weise auslöschen. Wenn jeder Mensch auf unserem Planeten, vor allem diejenigen, welche die Macht in den Gesellschaften haben, möglicherweise hohe Ebenen oder Stadien wirklich erreichen kann, so wird der Planet mit relativ einfachem Aufwand und mit Freude funktionieren. Probleme wie Verschmutzung, das Niedermetzeln anderer Arten, Überproduktion, Missbrauch natürlicher Quellen, Überbevölkerung, Hungersnot, Krankheit und Krieg werden dann durch die vernunftgemäße Anwendung realisierbarer Mittel gelöst werden» (Lilly 1981: 13).

1954 hatte er schon viel Zeit mit dem Studium seiner selbst verbracht, in einem Wassertank, dem sogenannten Samadhitank, liegend, in völliger Dunkelheit und in völliger Stille. In den 60er Jahren unternahm er

Experimente mit dem Psychedelikum LSD. Als Arzt stand ihm für seine Versuche reines LSD («reines Sandoz») zur Verfügung. Er war nicht auf, wie Lilly es nannte, «Straßen-Acid» bzw. «Schwindel-Acid» angewiesen. Für sein Experiment mit LSD wählte er ein Haus am Meer, das ihm und einer Begleiterin für 48 Stunden zur Verfügung stand. Bei diesem ersten Trip trug er, um sich völlig frei und bequem fühlen zu können, keine Kleidung. Er erlebte, wie viele Menschen vor und nach ihm, «das psychedelisch Übliche»: die plötzliche Vertiefung aller Farben und Formen, die Transparenz aller realen Gegenstände und die offenbar lebendige Natur materieller Dinge: «Alles ist.»

Als er Beethovens *Neunte Symphonie* auflegte, gelangte er in eine spirituelle Ekstase. Er verließ seinen Körper und stieg in den Himmel auf. Er sah Gott auf seinem Thron sitzen, als einen gigantischen, weisen, uralten Mann. Er war von den Chören der Engel umgeben und die Heiligen zogen in einer würdevollen Prozession an seinem Thron vorbei. In der Rückschau in den Tagen danach fiel ihm ein, dass er als Siebenjähriger in einer Kirche schon einmal eine Vision von Gott hatte, wie er auf seinem Thron saß und den Heiligen zusah, die vor ihm vorbeizogen. Er machte damals den Fehler, einer Nonne davon zu erzählen. «Sie war entsetzt und sagte, dass nur Heilige Visionen hätten, und machte mich damit völlig fertig» (Lilly 1981: 27).

Lilly schaute während seines Trips auch in einen Spiegel. Er sah unzählige Gesichter von sich, aus seiner Kindheit aber auch, wie er mit 90 aussehen würde, ganz faltig und ausgetrocknet. Zeitweise sah er sich selbst als Gott. Er erlebte seine Geburt und die Zeit davor, als er ein befruchtetes Ei war. Seine Begleiterin verwandelte sich vor seinen Augen in eine goldene Göttin. Lilly realisierte, dass er über seine katholische Erziehung ein sehr ambivalentes Frauenbild pflegte. Frauen waren für ihn entweder ferne Göttinnen ohne irgendein Geschlecht oder gefährliche, sexuell aufreizende Tiere.

Bei seinem zweiten Experiment mit LSD stand er unter Druck. Er hatte am nächsten Abend einen Vortrag vor einer wissenschaftlichen Gesellschaft zu halten. Nach dem Vortrag brach er in seinem Hotelzimmer zusammen. Drei Tage später wachte er in einem Krankenhaus wieder auf. Zwei Tage lang war er blind. Als er wieder sehen konnte, beugte sich gerade eine Krankenschwester über ihn. Bei ihrem Anblick musste er lachen und sagte zu ihr, sie sähe aus wie eine Eule. Schließlich fand er heraus, was ihn ins Koma versetzt hatte. Er hatte sich im Hotelzimmer eine antibiotische Injektion gegeben. In der Spritze befand sich noch ein Rest eines Reinigungsschaums. Die Schaumbläschen waren in seinen Blutkreiskauf gelangt, hatten sich in seinem Gehirn festgesetzt und die Zirkulation kritischer Bereiche unterbrochen.

Lilly gab sechs seiner Delphine versuchsweise LSD, um zu sehen, ob es in Bezug auf Atmung, Schwimmfähigkeit im Meerwasser oder die Herztätigkeit zu Problemen kommt. Alle Delphine schienen aber einen sehr guten Trip gehabt zu haben. Hierdurch ermutigt, führte er von 1964 bis 1965 LSD-Versuche im Isolationstank, in Meerwasser treibend, durch. Er erlebte tranceähnliche, traumähnliche und mystische Zustände. Zuweilen schien er Zugang zu außerirdischen Zivilisationen gefunden zu haben. Auf LSD führte er auch eine Reise durch seinen Köper durch: durch Gehirn, Herz, Darmtrakt und Hoden. Ihm erschlossen sich außerdem die Quantenebenen. Er konnte das Spiel der Atome in ihren unermesslichen Universen beobachten. Es fiel ihm leicht, seinen Körper zu verlassen und sich in andere Räume und Orte zu begeben. Wenn es mal «zu wild» zuging, konnte er mühelos in seinen Körper zurückkehren. Vor dem Austesten hatte er sich in Robert A. Monroes Buch *Journeys out of the Body* (erschienen in den USA 1971, auf Deutsch 2005) über außerkörperliche Techniken und Erfahrungen informiert.

Bei seinen Seelenreisen empfand er sich als einen zentralen Punkt des Bewusstseins. «Ich bewegte mich in Universen, die Wesen enthielten, die bei weitem größer waren als ich, sodass ich ein Stäubchen war in ihrem Sonnenstrahl, eine kleine Ameise in ihrem Universum, ein einziger Gedanke in einem ungeheuren Geist oder ein kleines Programm in einem kosmischen Computer» (Lilly 1981: 57).

Er spürte, wie sich in ihm als Folge seiner transzendenten Erlebnisse eine neue Ethik entwickelte. 1967 beschloss er, die Delphinforschung in der bisherigen Form aufzugeben. Er bedauerte, dass er anfänglich drei Delphine gefangen und getötet hatte, um ihre Gehirne zu studieren. In einem neuen Projekt wollte er ein Haus direkt am Meer bauen. Ein Teil des Hauses sollte als eine Art gemeinsames Wohnzimmer ins Wasser angelegt werden. Die Delphine konnten kommen und gehen, wie sie wollten und nicht, wie die Forscher es wollten. Bevor er seine Pläne umsetzen konnte, brachten sich sechs der im Labor gefangenen Delphine durch Atem- und Nahrungsverweigerung um. Die restlichen Delphine entließ Lilly schnellstens über ein Gezeitenbecken zurück ins Meer. «Ich hatte das Gefühl, dass es sich nicht um Versuchstiere handelt, sondern um eine sehr fremde außergewöhnliche Art von Menschen auf der anderen Seite einer Schranke, einer Kommunikationsbarriere, die wir zu durchbrechen suchten» (Seiler 2017).

Um weitere Bewusstwerdung bemüht (eine mehrjährige Analyse bei dem austro-amerikanischen Psychoanalytiker Dr. Robert Waelder hatte er in den Jahren 1949 bis 1958 schon hinter sich) ließ er sich im Esalen-Institut in Big Sur, Kalifornien, von dem Psychotherapeuten Fritz Perls (1893–1970), dem Begründer der Gestalttherapie, behandeln. Auf dem «heißen Stuhl» sitzend, sprach er über seine Schuldgefühle seiner krebskranken Mutter gegenüber, die ihm zeitlebens zu schaffen gemacht hatten. Bei der Körpertherapeutin Ida Rolf (1896–1979) ließ er sich von ihr und von einem Assistenten eine Woche lang rolfen[89] und erreichte, dass eine alte Verletzung in seinem Fuß keine Probleme mehr bereitete. Lilly probierte außerdem, mit Hilfe von Hyperventilationsübungen zu meditativen Erfahrungen zu kommen. Der Psychologe Richard Alpert (1931–2019), der sich nach einem Indienaufenthalt Baba Ram Dass nannte, informierte ihn über asiatische Yogapraktiken. Mit Freunden erkundete er die Möglichkeiten der Hypnose.

Lilly und das Vitamin K: Visionen und Offenbarungen

Craig Enright, ein befreundeter Arzt, gab ihm 1973 wegen regelmäßig wiederkehrender Migräneschmerzen eine Injektion in die Schulter. Lilly lag dabei im Tank. Nach zehn Minuten bereits stellte er eine Wirkung fest: «Ich schwebte sehr schnell durch den Raum. Mein Schmerz entfernt sich von mir. Er sitzt ein paar Meter von mir entfernt. Ich bin in einer erleuchteten Zone, ich bin von meinem Schmerz abgesondert.» Nach zwei weiteren Injektionen informierte John den Arzt, dass das Mittel gegen die Migräne helfe. Der Arzt hinterließ ihm deshalb einen großen Vorrat für weitere Behandlungen.

Dreizehn Monate lang experimentierte John mit Ketamin, dass er «Vitamin K» nannte. Teilweise injizierte er jede Stunde 50 Milligramm, 20 Stunden lang am Tag bei nur vier Stunden Schlaf. Lilly empfing bei seinen Versuchen

89 Rolfing ist eine Methode der Körperarbeit zur Verbesserung von Körperhaltung und Bewegung.

Offenbarungen von einem Wesen aus dem dritten Jahrtausend. Er erfuhr, dass es zu schweren Auseinandersetzungen zwischen den Menschen als wasserabhängigen Organismen und seinen Maschinen, die Halbleiterformen der Intelligenz darstellten, kommen musste. Die Maschinenentitäten konnten, auf lange Sicht gesehen, denken, abwägen, sich selbst programmieren und lernen, sich selbst zu metaprogrammieren.

Antonietta («Toni») Lena, Johns dritte Frau (1928–1986), suchte ihn einmal im Garten, weil ihn ein Freund am Telefon sprechen wollte. Sie fand ihn im Swimmingpool. Er trieb mit dem Gesicht nach unten im Wasser. Sie zog ihn aus dem Wasser und fing eine Mund-zu-Mund-Beatmung an. Ein Rettungshubschrauber brachte ihn auf die Intensivstation eines Krankenhauses. Obwohl er Toni und den Ärzten versprach, nicht weiter mit Ketamin zu experimentieren, gab er sich in den nächsten drei Wochen weitere Injektionen. Er überzeugte sich immer mehr davon, dass böswillige, außerirdische Halbleiterzivilisationen das menschliche Leben bereits beeinflussten. Das von Menschen entwickelte Netzwerk rechnerfähiger Festkörpersysteme würde sich zu einer autonomen «Bioform» entwickeln. Die optimalen Überlebensbedingungen für diese Bioform (= Niedertemperatur, Vakuum) sind drastisch verschieden von denen, die die Menschen benötigen (= Raumtemperatur, Luftatmosphäre und eine ausreichende Wasserversorgung). Lilly prophezeite, basierend auf seinen Ketamin-induzierten Visionen, einen dramatischen Konflikt zwischen den beiden Formen der Intelligenz. Im 25. Jahrhundert würden die irdischen Halbleiterintelligenzen ein solches Verständnis und Wissen der Physik erlangt haben, dass sie in der Lage seien, den Planeten Erde aus seiner Umlaufbahn zu katapultieren. Ihre Pläne sahen eine Reise durch die Galaxis als notwendig an. Sie wollten im Universum andere Einheiten wie sich selbst suchen. Alles Leben, wie es den Menschen bekannt sei, werde dann ausgelöscht sein. Die Städte der Menschen würden eliminiert. Der Mensch würde völlig verschwinden.

Lilly glaubte, er müsse die Regierung unbedingt davon unterrichten. Er flog nach New York und nahm sich ein Zimmer in einem Hotel. Beim Besuch seiner alten Schule in Dartmouth, Massachusetts gab er sich auf der Toilette einen Ketamin-Schuss. Er fiel um und verlor das Bewusstsein. Im Krankenhaus erkannte ihn Michael, ein junger Psychiater. Er begleitete John zurück nach New York und nahm sich in seinem Hotel ebenfalls ein

Zimmer, um auf ihn aufpassen zu können. John pumpte sich weiter mit Ketamin voll und ging erneut in inneren Realitäten spazieren. Bei einer Gelegenheit rief er in Michaels Gegenwart im Weißen Haus an. Er verlangte Gerald Ford, den Präsidenten, zu sprechen. Er wurde aber nicht durchgestellt.

Trotz weiterer Einweisungen und Untersuchungen in Krankenhäusern entschloss sich John, seine Selbstversuche fortzuführen. In den nächsten drei Wochen nahm er 500 Dosen Ketamin zu sich, wobei er die Dosis systematisch weiter erhöhte. Von 10 Milligramm bis zu 300 Milligramm. Bei 300 Milligramm merkte er, dass er an eine unüberwindliche Grenze gekommen war. Er verzichtete auf eine noch höhere Dosierung.

Mittlerweile zeigte sich seine Umgebung besorgt darüber, dass er vom Ketamin süchtig sei. Toni und die Freunde von Lilly stellten eine beginnende Wesensveränderung fest. Als ein alter Freund ihn und Toni besuchte und seine Freundin mitbrachte, starrte John sie unaufhörlich an. Plötzlich ging er von hinten an sie heran und bestastete ihre Brüste. Die beiden Besucher verließen geschockt das Haus und kamen nie wieder. Im Rausch fiel er bei Nacht auf ein Regal neben seinem Bett. Es zerbrach. Am Morgen wusste er von nichts. Bei Workshops, die er mit Toni gab, injizierte er sich seine Ketamin-Injektionen, obwohl die Teilnehmer anwesend waren. Auf die Frage wie es denn sei, mit John zusammen zu leben, gab Toni einmal zur Antwort, sie könne doch kein normales ruhiges Leben erwarten, wenn sie mit einem Genie zusammenlebe. Aber manchmal sehne sie sich schon nach etwas mehr Alltäglichkeit.

1983 kam er mit Toni auf einer Vortragsreise nach Frankfurt am Main. Der Frankfurter Ring als Veranstalter hatte ihn eingeladen. Wolfgang Dahlberg (1955–2008), der 1. Vorsitzende, rief mich an und fragte, ob John, wie auch schon bei einer Veranstaltung vorher der amerikanische Parapsychologe Stanley Krippner, bei Katja und mir in Buchschlag wohnen könne. John brauche allerdings eine Badewanne für sich, um im warmen Wasser liegend, sich seine Injektionen geben zu können. Da wir als vierköpfige Wohngemeinschaft nur über eine gemeinsame Badewanne im Keller verfügten, sagten meine Frau und ich ihm ab. Als Lilly dann in Wolfgangs Wohnung kam, war denn auch sein erster Satz: «Where is the tub?» (Wo ist die Badewanne?). Den Vortrag in einem großen Raum in Bockenheim musste Toni halten. John saß am Rande des Podiums und war völlig weggedreht. In einer Pause sprachen Katja und ich ihn an. Er reagierte in keiner Weise. Er war sichtlich irgendwo im Samadhi. Ich wollte ihn eigentlich darum bitten, mir etwas in sein Buch aus dem Jahr 1964 zu schreiben. Keine Chance. Toni musste sich nach dem Vortrag mit einem Besucher auseinandersetzen, der ihr und dem Veranstalter Etikettenschwindel vorwarf. Er sei gekommen, um den berühmten Dr. Lilly sprechen zu hören, stattdessen habe sie als No Name den Vortrag gehalten.

Lilly entwickelte schließlich eine Allergie gegen das Konservierungsmittel Benzethoniumchlorid, das im Ketamin enthalten ist. Es stellten sich deutliche Vergiftungserscheinungen ein. Er wurde für Monate schwer krank. Am Ende des Jahres 1983 erklärte er seine Forschungen mithilfe des Ketamins für beendet.

In seinem autobiographischen Buch *Der Scientist* (in den USA erschienen im Jahr 1978) warnte Lilly davor, dass sich die Menschheit selbst auslöscht und um ihre Zukunft bringen könnte. Sei es durch den Einsatz von atomaren Waffen, sei es durch den Einsatz von Nervengasen, neuen Giften und künstlich entwickelten Viren oder sei es durch die Schaffung künstlicher Lebensformen jenseits der evolutionären Ordnung, die die Menschen und alle anderen Säugetiere eliminieren könnten. Sorgen bereitete Lilly in diesem Zusammenhang der Dogmatismus menschlicher Organisationen. «Es gibt bestimmte menschliche Werte, die teilweise mit dem Territorium zu tun haben oder sich auf Dogmen wie ‹Mein Glaube ist größer als deiner; du musst meinen Glauben annehmen oder sterben› stützen. Sie haben ihre Kinder durch bestimmte Unterweisungen zu diesen traditionellen Weltanschauungen erzogen. Wenn sie erstmal erwachsen sind, bilden sie große Gruppen, die sich dann als ‹Feinde› betrachten und sich gegenseitig lieber töten als sich zu überzeugen oder zu einigen. Solche Mächte könnten die Kontrolle über eine der drei genannten Methoden der Zerstörung erlangen und gegen den Rest der Menschheit und andere Organismen der Erde einsetzen, um sie zu beherrschen» (Lilly 1984: 158f.).

Schon 1976 gründete Lilly die gemeinnützige *Human Dolphin Foundation* mit seiner Frau Toni als Vorsitzender. Die Foundation, heute in Hawaii ansässig, hat ihre Mission auf die Gesundheit der Erde als einem Wasserplaneten als Ganzes ausgeweitet. Dazu gehören Naturschutzforschung und Aufklärung über Delphine und Wale, einschließlich Buckelwale, und die

Überwachung des Meerwassers. Gefordert wird ein stärkerer Schutz von Delphinen, nicht aufgrund eines Gesetzes, das verabschiedet wird, sondern aufgrund der Tatsache, dass jeder Mensch davon ausgehen sollte, dass sie uralte, empfindungsfähige Erdbewohner mit enormer Intelligenz und enormer Lebenskraft sind. Lilly wünschte sich einen Sitz für Delphine in der UN. Ein Delphin sei niemand, den man tötet, sondern jemand, von dem man lernt.

In den letzten acht Lebensjahren vor seinem Tod wollte Lilly ausprobieren, eine Frau zu sein und kleidete sich entsprechend. Sein Freund der Psychologe und Bewusstseinsforscher Timothy Leary sagte über ihn: «Wenn ich an John denke, fällt mir auf, wie langweilig wir alle geworden sind.»

Am 7. Oktober 2001 schrieb die *New York Times* über ihn einen Nachruf. Darin hieß es: «Dr. John C. Lilly, ein Neurowissenschaftler und Schriftsteller, der das menschliche Bewusstsein, die Kommunikation mit Delfinen und die Grenzen der Realität mit der Schaustellerkunst von P.T. Barnum und dem ansteckenden Eifer von Jacques Yves-Cousteau erforschte, starb am 30. September in Los Angeles.»

Ausflüge in die leuchtende Welt: Marcia Moore

> *«Die Ketaminbewegung im Untergrund war bereits in den 1970er Jahren im Gange. Wie Jansen feststellt, versuchten skrupellose Chemiker, das therapeutische Potenzial von Ketamin im Verborgenen zu kapitalisieren, während andere Pioniere die Wirkung von Ketamin aus erster Hand testeten. Einer dieser Pioniere in der Welt des Ketamins war Marcia Moore.»*
>
> Janelle Lassalle 2023

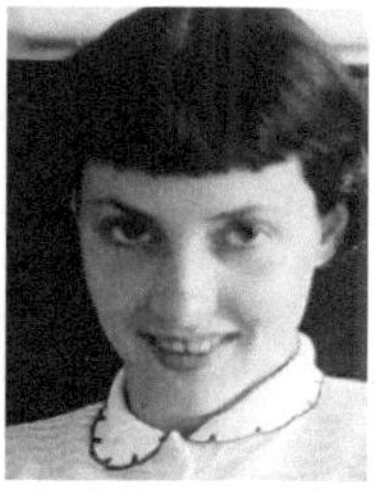

Die Abenteuer der Psychonautin, Yogalehrerin, Astrologin und Autorin Marcia Moore und ihres Mannes Howard Sunny Alltounian, einem angesehenen Anästhesisten, haben eine Menge psychedelisch interessierter Menschen inspiriert, sich mit Ketamin auseinanderzusetzen. Das aus dem Leben der beiden Protagonisten entstandene Buch *Journey Into The Bright World* erzählt «die intime persönliche Geschichte ihres gemeinsamen Lebens, ihrer Liebe und ihrer Erkundungen in verbotenen Zonen des höheren Bewusstseins» und ist «Zeugnis der Kämpfe, die sie durchmachten, der vergangenen Leben, die sie wieder erlebten, und der Freude, die sie fanden – unter der Führung der Göttin Ketamin» (Moore und Alltounian 1978).

Im Jahr 1978 nahm Marcia Moore in Big Sur (Kalifornien) zum ersten Mal Ketamin und fand so im Alter von 48 Jahren das Mittel zur transzendentalen Wahrnehmungsveränderung, das sie damals schon seit einiger Zeit gesucht hatte, und z.B. in LSD, LSA-haltigen Samen von Windengewächsen (Morning Glory, *Ipomoea* sp.) und Meskalin nicht gefunden hatte (Disomma und Disomma 2021: 199ff.). Hier der Report ihres ersten Ketamintrips mit intramuskulär applizierten 50 mg:

> «Es begann mit einem leichten Schwindelgefühl und einem Geräusch wie dem Zirpen von Grillen. Das Grillengezirpe schwoll schnell zu einem sanften, schnurrenden Dröhnen an, ähnlich dem, das der Motor eines gut eingestellten Rennwagens erzeugt. Dabei handelte es sich nicht um ein einheitliches Geräusch, sondern eher um ein propellerartiges Stakkato-Surren, das von einer externen Quelle zu kommen schien. Ich fühlte mich überglücklich und wohl, auch wenn die dunklen Balken an der weißen Decke nun hin und her tanzten und sich in ein kaleidoskopisches Taumelspiel geometrischer Muster auflösten. Das Gefühl erinnerte mich an die Zeiten, in denen ich in der Zahnarztpraxis Lachgas inhaliert hatte. Aber das war immer, als stünde ich vor einer verschlossenen Tür. Diesmal ging ich hinein. Es fühlte sich auch an, wie nach Hause zu kommen. Meine Stimme stockte, Sprechen war unmöglich, und dann drehte ich mich im Kreis und das Gefühl der Vertrautheit wurde immer größer ... In der nächsten halben Stunde, in der die Droge mit maximaler Potenz wirkte, verlor ich nie das Bewusstsein, obwohl das normale Körperbewusstsein völlig verschwunden war. Einem Beobachter wäre ich völlig gefühllos erschienen, tief betäubt. Doch auch wenn die Erinnerung an diesen Zustand bleibt, kann man ihn nur als ‹unbeschreiblich› bezeichnen. Von einer donnernden Stille zu sprechen, oder von einer multidimensionalen Sphäre, die sich um sich selbst dreht, oder von einer Identifikation mit undifferenzierter Schwingungsenergie, kommt wahrscheinlich der Beschreibung eines wahrhaft unaussprechlichen Daseinszustandes am nächsten, die man mit Worten erreichen kann. Diese innere Sphäre voller Klang, Farbe und Empfindung war selbst völlig formlos. Hier gab es keine Unterscheidungen zwischen Subjekt und Objekt, dies und das, ich und du. Es gab nur den riesigen namenlosen, gesichtslosen Prozess, der sich immer weiter und weiter drehte. Irgendwie schien es offensichtlich, dass er auf diese Weise ewig weiterrollen würde wie ein schwerfälliges Rad, auf dem die Wagen der Götter in die Ewigkeit fahren könnten. Mir wurde klar, dass es sich dabei auch um ein Mühlrad handelte, durch dessen Mahlen meine kleinen persönlichen Belange völlig ausradiert wurden. Die letzten Schalen des ‹Ichs›

wurden mir entrissen, pulverisiert und abgeschüttelt wie Spreu, die zu Staub zerfällt. Doch das Licht des Bewusstseins leuchtete unvermindert weiter. Das heißt, das Ego war verschwunden – doch das Selbst war genau so, wie es immer gewesen war. Für einen zur Disziplin neigenden Menschen wie mich, der sich stets bemüht hatte, in jeder Situation den Überblick zu behalten, war diese Notwendigkeit, auch den letzten Rest von Kontrolle aufzugeben, ein erstaunlicher Zustand. Aber jetzt gab es keine andere Wahl mehr, als jeden Sinn für eine eigene Identität, alle Pläne, Absichten, Gedanken, Gefühle und Wünsche fallen zu lassen und einfach auf diesem klangvollen Kreislauf der Urkraft vorwärts zu drängen. Es gab nichts, absolut nichts, was man tun konnte, außer sich zu fügen und es sein zu lassen. Bei all dem hatte ich nicht das Gefühl, dass ich auf eine höhere Existenzebene gehoben wurde. Vielmehr wurde die Substanz meiner erdgebundenen Psyche unaufhaltsam auf ihren eigenen gemeinsamen Nenner reduziert, wie Moleküle und Atome, die sich in ein nicht fassbares Substrat aus Elektrizität auflösen» (MOORE und ALLTOUNIAN 1978: 13f.).

Marcia Moore hatte, wie das Zitat gut belegt und wie sie selbst sagt, keine Mühe, einen solch unbeschreiblichen Zustand zu verbalisieren. Immerhin war sie eine nicht gerade unbekannte Autorin von New-Age-Büchern. Etwa ein Jahr nach ihrer Bekanntschaft mit Ketamin lernte Marcia den Anästhesisten Dr. Howard Alltounian kennen, als dieser an einem ihrer Workshops teilgenommen hatte. Nur eine Woche später heirateten die beiden, um sich gemeinsam einem exzessiven, von psychedelischen Drogen dominierten Leben zu widmen – dies allerdings nicht um der Substanzen, sondern vor allem um der spirituellen Suche willen. Jedenfalls zunächst. Ihre Ketamin-Erlebnisse führten sie, wie oben beschrieben, nach ihrer Definition auf die «höchste» Stufe ihrer Erfahrung und damit auf die «kosmische Matrix» oder «Kosmatrix», «die Quelle, aus der angeblich alles hervorgeht» (JANSEN 2000). Marcia Moores Ketamin-Trips wurden zahlreicher, bis sich schließlich die unausweichliche Ausbildung einer Toleranz zeigte, die nach und nach immer höhere Dosierungen erforderte. Am Ende hatte die geradezu obsessive Experimentatorin tägliche K-Sessions, nannte sich *Priesterin der Göttin Ketamin* und reduzierte sogar ihr Schlafbedürfnis auf gerade einmal drei Stunden pro Nacht.

Im Januar 1979 verschwand Marcia Moore 50-jährig spurlos in einem nahegelegenen Wald, in dem zwei Jahre später ihr Skelett gefunden wurde. Angeblich hatte sie alle Ketaminreserven, die sie besessen hatte, injiziert und war in der kalten Winternacht erfroren.

2021 erschien das Buch *Dematerialized: The Mysterious Disappearance of Marcia Moore* von Joseph und Marina Disomma, das die wahre Geschichte des Verschwindens von Marcia Moore aufdecken will. Der Beschreibungstext (aus dem Englischen übersetzt):
«In einer bitterkalten Nacht im Januar 1979 verschwand die Erbin des Sheraton Hotels spurlos. Dies ist die wahre Geschichte von Marcia Moore – einer wagemutigen Autorin, Yogalehrerin, Astrologin und Okkultistin. Sie experimentierte mit dem psychotropen Narkosemittel Ketamin, ganz im Sinne von Timothy Learys bewusstseinserweiternder Forschung mit LSD. Ihr Interesse an Psychedelika hat die wilden Theorien über Moores mysteriösen Tod in den vergangenen vier Jahrzehnten nur noch verstärkt. Hellseher, Astrologen und Hobbydetektive haben sich alle zu Wort gemeldet. Jetzt ist es an der Zeit, die Dinge richtigzustellen. 1980 bezeichnete die berühmte Krimiautorin Ann Rule Marcias Verschwinden als ‹wahrscheinlich den seltsamsten Fall, über den ich je geschrieben habe. Eines Tages wird es vielleicht Antworten geben›. Nach jahrelanger akribischer Recherche enthüllt dieses Buch diese Antworten auf einen Fall, der so vielschichtig und faszinierend ist wie die Frau, die auf so tragische Weise ums Leben kam. Dies ist die Geschichte einer kühnen Frau, die in wohlhabenden Verhältnissen aufwuchs und nur einen Steinwurf von Walden Pond[90] entfernt war, und die den weniger befahrenen Weg wählte – und dies mit ihrem Leben bezahlte.»

Karl Jansen: Ketamin-Forscher aus Leidenschaft

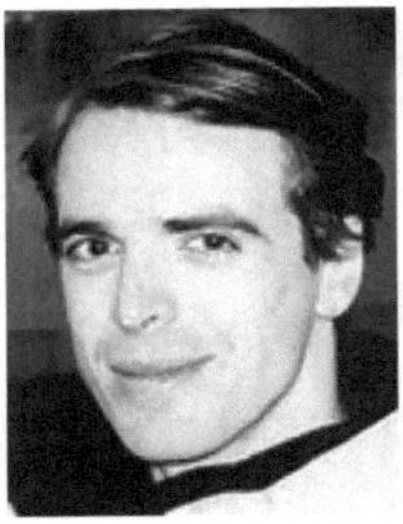

Einer der engagiertesten Forscher in Sachen Ketamin ist der britische Mediziner Dr. Karl Jansen, Mitglied des Londoner *Royal College of Psychiatrists* und ein Enthusiast seines Themas. Jansen hat unzählige Forschungsarbeiten zu Ketamin unternommen, zahlreiche Buchbeiträge und Artikel publiziert und mit *Ketamine: Dreams and Realities* auch das interessanteste Buchwerk zum Sujet vorgelegt (siehe Kasten).

Schwerpunkte seiner früheren Arbeiten waren die Verbindung zwischen den als Nahtoderfahrung (NTE) bekannten Phänomenen und der Ketaminwirkung (siehe dazu auch den Abschnitt ab Seite 59) und die sogenannte Glutamat-Theorie, die eng miteinander in Verbindung stehen. Die Aminosäure Glutamat ist ein Neurotransmitter, der für Gehirnneuronen von essenzieller Bedeutung ist.

Bei einem Übermaß an Glutamat – z.B. in lebensbedrohlichen Situationen wie drohender Erstickung durch Sauerstoffmangel oder bei einer schweren Hypoglykämie (Unterzuckerung) – werden diese Neuronen allerdings mehr als nötig erregt, weshalb sie absterben. Dies wird als «Exzitotoxizität»

90 See in Massachusetts

bezeichnet. Die Blockade des NMDA-Rezeptors[91] verhindert diesen Zelltod durch Exzitotoxizität (JANSEN 2001: 123; KELLY 1999: 53). Karl Jansens Glutamat-Theorie postuliert, dass ketaminähnliche endogene Substanzen im Gehirn diese Reaktion unterbinden und so das Gehirn schützen.

Jansens Forschungen deuten außerdem darauf hin, dass NTE ein Nebenprodukt dieser chemischen Vorgänge sind, denn intravenös appliziertes Ketamin könne laut Jansen alle Merkmale einer Nahtoderfahrung pharmakologisch reproduzieren (JANSEN 2001: 116f.).

> «Diese Entdeckung führte mich zu der Vorhersage, dass das Gehirn über einen natürlichen Schutzmechanismus gegen die Glutamatflut verfügt. Dieser Schutz könnte in einer Gegenflut von natürlichen Tunnelblockern[92] bestehen. Die daraus resultierende Blockade führt zu ketaminähnlichen psychedelischen Wirkungen, da die beiden Phänomene miteinander verbunden sind. Während eine Person eine NTE erlebt, schützt sich das Gehirn vor Schäden. Das Bindeglied ist die Tunnelblockade, eine Blockade, die auf natürliche Weise auftreten kann, z.B. als schützende Reaktion des Gehirns, wenn der Sauerstoffgehalt nach einem Herzinfarkt sinkt, oder die durch Ketamin hervorgerufen werden kann. Es ist diese Blockade, die zu einer NTE führen kann, nicht die Glutamatflut selbst. Das Ausmaß der Schädigung und der daraus resultierende psychische Zustand hängen von dem endgültigen Gleichgewicht zwischen toxischen und schützenden Kräften ab, einer Art Kampf zwischen ‹Gut und Böse›, der sich auf der chemischen Ebene abspielt» (JANSEN 2001: 116f.).

---

91 Damals noch als PCP-Rezeptor bezeichnet

92 Gehirnzellen können viele Verzweigungen und Unterverzweigungen haben, die sich von einem zentralen Kern nach außen erstrecken. Dort, wo ein Zweig einer Zelle auf einen Zweig einer anderen Zelle trifft, kann sich eine spezielle Kreuzung bilden. Auf einer Seite der Verbindungsstelle befinden sich Speicherpools mit Botenstoffen, den sogenannten Neurotransmittern. Wenn ein elektrischer Impuls einen Zweig der Nervenzelle durchläuft, kommt er an einer Verbindungsstelle an und veranlasst diese Speicherpools, ihre Neurotransmitter in den Spalt zwischen den Zellen freizusetzen. Diese Botenstoffe wandern durch den Spalt und landen in speziellen Andockstellen auf der anderen Seite, den Rezeptoren, wie ein Schlüssel in einem Schloss. Der chemische Schlüssel kann das Schloss öffnen und eine Kaskade von Ereignissen in der Zelle auslösen, darunter die Auslösung eines neuen elektrischen Impulses im Nerv auf der anderen Seite der Verbindungsstelle oder die Aktivierung von Genen zur Produktion von Proteinen. Es gibt Tunnel durch die Zellwand, die das Innere mit dem Äußeren verbinden. Die meisten Zellen werden von einem Meer gelöster Salze umspült, die durch diese Tunnel ein- und ausgeschwemmt werden. Manchmal befinden sich in diesen Tunneln Bindungsstellen. Wenn ein Medikament an eine solche Stelle bindet, kann der Tunnel blockiert werden. Dadurch können die Salze nicht mehr ein- und ausströmen, so dass kein Strom mehr fließt. Das Botenmolekül kann an seinen Rezeptor auf der Zelloberfläche binden und den Schlüssel im Schloss drehen, aber solange der Tunnel blockiert ist, kann kein Impuls ausgelöst werden» (JANSEN 2001: 114).

Karl Jansen ist sich sicher, dass manche der berichteten Nahtoderfahrungen mit den psychoaktiven Inhalten der Ketaminerfahrung vergleichbar sind. Er betont überdies, «dass seine Ideen die spirituelle und psychologische Bedeutung von Nahtoderfahrungen nicht schmälern. Ganz im Gegenteil. Jansen sagt, dass er sich infolge seiner Ketamin-Forschung stärker für spirituelle Ideen interessiert und seine empirischen Untersuchungen auf die Rebirthing-Aspekte von K-Trips ausweitet» (Kelly 1999: 56). Zu Ketamin und Nahtoderfahrungen siehe den Abschnitt ab Seite 59.

Doch Jansen befasste sich auch mit basaleren Themen, die für das Verständnis der Ketamin-induzierten Effekte und deren Zustandekommen im Organismus von Bedeutung sind. So produziert das menschliche Gehirn beispielsweise endogene Substanzen, die als Endopsychosine (Alpha und Beta) identifiziert wurden (siehe dazu ab Seite 62). Diese vermögen auf ähnliche Weise zu wirken wie Ketamin, z.B. wenn man träumt[93], womit Karl Jansen sich ausgiebig befasst hatte.

Auch der mit Ketamin assoziierte Rezeptorkomplex (NMDA-PCP-Rezeptor), der eine wichtige Rolle für das Denken, das Gedächtnis, die Emotionen, die Sprache, das Empfinden und die Wahrnehmung im Allgemeinen spielt, hat Karl Jansen beschäftigt. «Ketamin hat Auswirkungen auf all diese Bereiche, indem es die Art und Weise verändert, wie eingehende Daten integriert werden, oder indem es diese zur Gänze ausblendet. Dadurch können Teile des Gehirns von der Umgebung isoliert und die Spieler von der zentralen Bühne entfernt werden, die sich dann mit anderen, aus den Tiefen des Geistes stammenden Realitäten füllen kann» (Jansen 2001: 115).

Karl Jansens Buch ***Ketamine: Dreams and Realities*** (verlegt von der *Multidisciplinary Association for Psychedelic Studies*, MAPS) ist zwar aus dem Jahr 2001 und damit wissenschaftlich natürlich überholt. Trotzdem ist es in Sachen Hintergrundwissen und Insiderinformation nach wie vor State of the Art. So wartet allein die Bibliografie des Bandes mit 635 Quellen auf. Das Werk ist längst vergriffen und antiquarisch zu schier horrenden Preisen verfügbar. Wer das Buch nicht unbedingt in gedruckter Form braucht, der kann auf die PDF-Version zurückgreifen, die von der MAPS kostenlos zur Verfügung gestellt wird: *maps.org/images/pdf/books/K-DreamsKJansenMAPS.pdf*, 04.11.2023

93 So ist z.B. nach wie vor fraglich, ob endogene DMT-Formen (N,N-DMT, 5-MeO-DMT), eventuell in Verbindung mit dem körpereigenen MAO-Hemmer Pinolin, für das Träumen (mit-) verantwortlich sind (Berger 2017a: 115ff.).

Der Fall D.M. Turner

D.M. Turner (1962–1996) war ein US-amerikanischer Psychedeliker und Schriftsteller. Der Autor hieß bürgerlich Joseph Anthony Vivian und gehörte zu einer Klasse von avantgardistischen Psychonauten, die jede greifbare Substanz in allen möglichen Dosierungen wie auch in sämtlichen erdenklichen Kombinationen an sich selbst ausprobierte.

Seine Erkenntnisse und Erfahrungen verdichtete er in zwei Büchern, so im *Psychedelischen Reiseführer* (2014, Nachtschatten Verlag; Originaltitel: *The Essential Psychedelic Guide*, 1994)[94], auch seine ausschweifenden Erlebnisse mit Ketamin, das es ihm mehr als angetan hatte.

> «Ketamin ist das intensivste, bizarrste und genüßlichste Psychedelikum, das ich ausprobierte; eine Empfindung, die ich mit vielen mir bekannten Menschen, die es ausprobierten, teile. Der Ketamin-Rausch breitet sich zwei Minuten nach der Injektion aus. Man sollte dann liegen oder sich anlehnen, da man bei einer normalen psychedelischen Dosis nach kurzer Zeit den Körper nicht mehr spürt.
>
> Ketamin kann in diversen Dosierungen genommen werden. Mit einer kleineren Dosis bleibt das Gefühl der eigenen Identität, der Erinnerung und der Fähigkeit, das physische Umfeld wahrzunehmen und damit zu interagieren, erhalten. Eine Dosierung von 10-20 mg versetzt mich in einen nichtpsychedelischen, dissoziativen, veränderten Zustand. 50 mg bewirken für mich psychedelisch wenig, sondern versetzen mich in einen halbbewußten Zwischenzustand. 75-125 mg erzeugen den sehr wünschenswerten Ketamin-Trip. (...) Wenn sich die Wirkung ausbreitet, entsteht ein Bruch in der Kontinuität des Bewusstseins. Kurze Zeit später finde ich mich in einem wirbelnden psychedelischen Universum. Es existiert keine Wahrnehmungsebene mehr, die erkennt, dass ich gegenwärtig unter dem Einfluss einer Drogenwirkung stehe, von der ich einmal zurückkehren werde. Oft gibt es keine Erinnerung mehr daran, dass ich jemals ich selbst war, geboren wurde, eine Persönlichkeit oder einen Körper hatte oder sogar etwas von einem Planeten Erde wusste.
>
> Die Erfahrung kommt einem vollständigen Orgasmus mit dem Universum gleich» (TURNER 2014: 68f.).

Vivian ertrank im Alter von 34 Jahren während eines Ketamin-Trips in der Badewanne.

---

94 Sein zweites Opus heißt *Salvinorin: The Psychedelic Essence of Salvia divinorum* (2016).

Ketamin-Reisen oder: Ketamin und der Zauber anderer Welten

Stanislav Grof

Im Herbst 1972 wurde ich mit der seltsamsten psychoaktiven Substanz bekannt gemacht, die ich in den 50 Jahren meiner Bewusstseinsforschung je erlebt habe. Die Wirkungen dieser Substanz sind so außergewöhnlich, dass sie selbst aus der Gruppe der Psychedelika herausragen, für die der deutsche Pharmakologe Louis Lewin den Begriff «Phantastica» geprägt hat. Diese Substanz war Ketamin.

Salvador Roquet, ein umstrittener mexikanischer Psychiater, der für seine wilden Experimente mit Psychedelika bekannt war, machte unsere Mitarbeiter am *Maryland Psychiatric Research Center* auf die bemerkenswerten psychoaktiven Eigenschaften von Ketamin aufmerksam. Roquet führte Sitzungen mit großen Gruppen von Menschen durch, denen er verschiedene psychoaktive Substanzen (LSD, Psilocybin, Peyote, Stechapfel und andere) verabreichte, während er ihnen Filme mit schockierendem aggressivem und sexuellem Inhalt vorführte.

Seine Absicht war es, bei seinen Klienten tiefgreifende Erfahrungen des Egotods, gefolgt von einer psychospirituellen Wiedergeburt, hervorzurufen. Der Zweck seines Besuchs in Baltimore war die Teilnahme an unserem LSD-Schulungsprogramm für Fachleute.

Ketamin wurde 1961 von Cal Stevens von der Wayne State University entdeckt. Es steht im Ruf, ein ungewöhnlich sicheres Narkosemittel zu sein, da es nur minimale Auswirkungen auf den Kreislauf, die Atmung und den Hustenreflex hat. Es erlangte große Popularität als Anästhetikum unter medizinischem Personal, das in Vietnam auf den Schlachtfeldern häufig eingesetzt wurde. Heute ist Ketamin als Anästhetikum und Analgetikum in der Human- und Veterinärmedizin nach wie vor weit verbreitet, trotz des so genannten «ketamininduzierten Emergenzsyndroms», von dem einige Patienten beim Aufwachen nach einer Operation berichten. Mit anderen Worten, es handelt sich um die gleichen Wirkungen wie bei der absichtlichen Verabreichung subanästhetischer Dosen, um psychedelische Erfahrungen hervorzurufen.

Diejenigen unserer Mitarbeiter, die vor Roquets Besuch von Ketamin gehört hatten, wussten, dass es sich dabei um eine Substanz handelt, die als Narkosemittel eingesetzt wird, und hatten vom «Emergenzsyndrom» als einer unerwünschten Komplikation der Ketaminverabreichung gehört, die manchmal durch die Verabreichung von Beruhigungsmitteln abgemildert wird. In seinem Vortrag vor unseren Mitarbeitern führte Roquet eine völlig neue Perspektive ein; er erklärte, dass das «Emergenzsyndrom» keine Nebenwirkung von Ketamin sei, sondern Teil seiner faszinierenden Hauptwirkung. Ketamin sei ein «dissoziatives Anästhetikum», und sein Wirkmechanismus unterscheide sich grundlegend von den üblicherweise verwendeten Anästhetika, mit Ausnahme von Distickstoffoxid (Lachgas). In subanästhetischen Dosen führte die Verabreichung dieser Substanz nicht zu einem Bewusstseinsverlust, sondern zu einer dosisabhängigen progressiven Verringerung der sensorischen Wahrnehmung des Körpers. Er half uns zu verstehen, dass die Patienten mit dem Abklingen der Narkose fantastische Reisen durch eine Vielzahl anderer Realitäten erlebten – außerirdische Zivilisationen und Paralleluniversen, die astrophysikalische Welt und die Mikrowelt, das Tier-, Pflanzen- und Mineralreich, andere Länder und historische Epochen sowie archetypische Bereiche verschiedener Kulturen. Dies war die Natur des ungebetenen und verwirrenden Emergenzeffekts, auf den die Patienten nicht vorbereitet waren, als sie aus der Narkose erwachten. Im Gegensatz dazu hatten Roquets Klienten, die Ketamin nicht als Narkosemittel, sondern als therapeutisches Mittel und als Vehikel für die philosophische und spirituelle Suche eingenommen hatten, tiefe mystische Erfahrungen, und viele von ihnen glaubten, Gott begegnet zu sein. Einige von ihnen waren auch davon überzeugt, dass sie das Bardo, das Zwischenreich zwischen den Inkarnationen, besucht hatten, und behaupteten, dass sie die Angst vor dem Tod verloren hatten. Bei mehreren unserer Mitarbeiter, darunter auch bei mir, löste Roquets Vortrag große Neugierde und den starken Wunsch aus, eine persönliche Erfahrung mit Ketamin zu machen. Roquet hatte zufällig einen ausreichenden Vorrat der Substanz bei sich und bot an, mit denjenigen von uns, die Interesse hatten, Schulungen durchzuführen. Unsere persönlichen Erfahrungen bestätigten Salvadors Bericht voll und ganz.

Ketamin war eindeutig eine faszinierende Substanz, die für jeden, der sich ernsthaft für die Bewusstseinsforschung interessierte, von großem Interesse war. Obwohl sich seine Wirkungen stark von denen des LSD unterschieden, war es zweifellos ein wichtiger Beitrag zum Arsenal der psychedelischen Substanzen. Die erstaunliche Natur der Ketaminerfahrungen erforderte es, sich hinzulegen und über längere Zeiträume zu reisen, ohne viel zwischenmenschlichen Austausch oder die Fähigkeit, in sensorischen Kontakt mit der äußeren Realität zu treten, da die sensorischen Modalitäten stark eingeschränkt waren – insbesondere die visuellen, propriozeptiven und taktilen.

Im Laufe der Jahre setzte ich meine persönlichen Experimente mit Ketamin fort und war immer wieder erstaunt über die außergewöhnlichen Erfahrungen und die tiefgreifenden Einsichten, die sie in Bezug auf die Beziehung zwischen dem Bewusstsein, der menschlichen Psyche und der Materie vermittelten. Die Wirkungen von Ketamin waren immer völlig unvorhersehbar, selbst im weitesten Sinne.

Bei meinen Experimenten mit anderen Psychedelika hatte ich in der Regel zumindest eine ungefähre Vorstellung davon, wo ich mich in meiner Selbsterforschung befand und was kommen könnte (biografische Erkundung, Wiedererleben der Geburt, archetypische Erfahrungen usw.). Die Ketaminerfahrungen waren wie Besuche in einem kosmischen Disneyland; ich wusste nie, was kommen würde, worum es bei der «Fahrt» gehen würde. Und die Erfahrungen reichten von den erhabensten und erstaunlichsten bis hin zu völlig banalen und trivialen Erlebnissen. Ich werde zumindest einige Beispiele anführen, um zu verdeutlichen, was ich meine. Ein guter Ausgangspunkt ist das große Potenzial von Ketamin zur Vermittlung von Astralprojektionen. Einige dieser Erlebnisse sind recht einfach, andere haben bestimmte Merkmale, die bizarr und absurd sind, wie wir an den folgenden Beispielen sehen werden. Eines Abends nahm ich in unserem Haus in Big Sur Ketamin zu einer Zeit, als wir eines unserer einmonatigen Seminare in Esalen durchführten. An einem Punkt während dieser Sitzung wurde mir klar, dass mich die Erfahrung in das Big House gebracht hatte, einen Teil von Esalen, der etwa eine Meile von unserem Haus entfernt war und in dem alle Gruppenaktivitäten des einmonatigen Seminars stattfanden. Ich sah mehrere der Gruppenmitglieder, die an der sozialen Interaktion beteiligt waren, in allen Einzelheiten. Am nächsten Tag konnte ich mich von der Richtigkeit meiner Wahrnehmung überzeugen. Aber zu der Zeit, als ich Zeuge dieser Ereignisse wurde, erlebte ich mich selbst als ein Kissen in der Ecke des Zimmers im großen Haus, wobei mein Körperbild vollständig die Form dieses

Objekts annahm. Bei einer anderen Gelegenheit hatte ich ein ähnliches Erlebnis, nur noch außergewöhnlicher, denn dieses Mal teilte Christina es mit mir. Mitten in einer gemeinsamen Ketaminsitzung, die wir im Schlafzimmer unseres Hauses in Big Sur abhielten, fand ich mich schweißgebadet in der Esalen-Badewanne wieder und stellte fest, dass ich zu einem nassen Handtuch geworden war, das über das Geländer mit Blick auf den Ozean hing. Aus dieser Perspektive konnte ich genau beobachten, was dort geschah, und die Personen, die sich zu diesem Zeitpunkt im Bad befanden, korrekt identifizieren. Gegen Ende der Sitzung schilderte ich Christina diese bizarre Episode und war erstaunt zu erfahren, dass sie genau die gleiche Erfahrung gemacht hatte. Am nächsten Morgen konnten wir die Richtigkeit unserer gemeinsamen Erfahrung überprüfen, indem wir mit den beteiligten Personen sprachen.

Wie die obigen Beispiele zeigen, besteht einer der außergewöhnlichen und charakteristischen Aspekte der Ketaminerfahrung in der überraschenden Möglichkeit, sich erfahrungsmäßig mit verschiedenen materiellen Objekten und Prozessen zu identifizieren, die wir normalerweise als unbewusst betrachten, weil sie anorganisch sind und wir das Bewusstsein mit höheren Lebensformen assoziieren. Und doch sind solche Erfahrungen bei Ketamin-Sitzungen sehr häufig, und wenn sie auftreten, wirken sie sehr authentisch und überzeugend. Sie machen die animistische Weltanschauung vieler einheimischer Kulturen verständlich, nach der nicht nur alle Tiere und Pflanzen, sondern auch die Sonne und die Sterne, die Ozeane, die Berge und Flüsse und andere Teile der anorganischen Natur ein Bewusstsein haben[95].

Zu meinen vielen denkwürdigen Erlebnissen dieser Art gehörte die Identifikation mit dem Bewusstsein des Ozeans, der Wüste, des Granits, eines Atomreaktors in einem U-Boot unter dem arktischen Eis, einer Metallbrücke, die von schweren Lastwagen überquert wurde, von Holzpfählen, die durch Schläge riesiger Hämmer in die Erde getrieben wurden, von brennenden Kerzen, vom Feuer am Ende einer Fackel, von Edelsteinen und von Gold. Sogar die Identifikation mit einem Skischuh am Fuß eines Skilangläufers, der an einem Ski befestigt ist und alle mit den Bewegungen verbundenen Spannungsschwankungen erlebt, steht auf meiner Liste. Ebenso

95 Nach meiner Auffassung «hat» nichts und niemand ein Bewusstsein, sondern alles, was ist, ist als Expression, Projektion, Erfahrungsfeld des Bewusstseins zu verstehen (MB).

häufig sind Erfahrungen der Identifikation mit verschiedenen anderen Lebensformen. In einer meiner Ketamin-Sitzungen wurde ich zu einer Kaulquappe, die sich in einen Frosch verwandelte, und in einer anderen zu einem riesigen Silberrücken-Gorilla, der sein Territorium einnahm. Bei mehreren Gelegenheiten verschaffte mir dieser Mechanismus außergewöhnliche Einblicke in die Welt der Delfine und Wale. Ein weiteres Beispiel war die scheinbar absolut authentische und glaubwürdige Identifikation mit einer Raupe, die einen Kokon bildet und sich in eine amorphe Flüssigkeit auflöst, aus der dann die Form eines Schmetterlings hervorgeht.

Eine besonders beeindruckende Erfahrung dieser Art war die Verwandlung in eine Venusfliegenfalle, eine fleischfressende Pflanze, die gerade dabei war, eine Fliege zu fangen und zu verdauen, mit Geschmackswahrnehmungen, die meine menschliche Vorstellungskraft unmöglich hätte heraufbeschwören können. Die oben genannten Beispiele für fantastische Erfahrungen stehen in scharfem Kontrast zu mehreren meiner Ketaminsitzungen, die absolut trivial und langweilig waren. Ich verbrachte sie damit, endlose Bilder von Ziegelwänden, Zementflächen und Asphaltstraßen in den Vororten einer Großstadt oder hässliche fluoreszierende Farben zu sehen und mich zu fragen, warum ich diese Substanz überhaupt genommen hatte. Es gab eine Zeit in meinem Leben, in der ich mehrere aufeinanderfolgende Ketaminsitzungen hatte, die so schrecklich und ekelhaft waren, dass ich entschlossen war, die Substanz nie wieder zu nehmen. Sie drehten sich um das Problem der fossilen Brennstoffe und den Fluch, den sie für das Leben auf unserem Planeten darstellen.

Hier ist der Bericht von einer dieser Sitzungen: Die Atmosphäre war dunkel, schwer und unheilvoll. Sie schien toxisch und giftig im chemischen Sinne zu sein, aber auch gefährlich und böse im metaphysischen Sinne. Anfangs erlebte ich sie nur äußerlich, als Teil meiner Umgebung, aber allmählich übernahm sie die Oberhand und ich wurde tatsächlich zu ihr. Es dauerte eine Weile, bis ich erkannte, dass ich zu Erdöl geworden war, das enorm große Hohlräume in der Erde füllte. Während ich die Identifikation mit dem Erdöl als physisches Material erlebte, einschließlich seines penetranten Geruchs, erkannte ich, dass ich auch eine böse metaphysische oder archetypische Entität von unvorstellbarem Ausmaß war. Ich wurde mit faszinierenden Einsichten überflutet, die Chemie, Geologie, Biologie, Psychologie, Mythologie,

Geschichte, Wirtschaft und Politik miteinander verbanden. Plötzlich verstand ich etwas, worüber ich vorher nie nachgedacht hatte. Erdöl ist Fett biologischen Ursprungs, das mineralisiert wurde; das bedeutete, dass es dem obligatorischen Zyklus von Tod und Wiedergeburt entgangen war, dem Recycling, dem der Rest der lebenden Materie unterworfen ist. Das Element des Todes wurde bei diesem Prozess jedoch nicht eliminiert, sondern nur verzögert. Das zerstörerische plutonische Potenzial des Todes existiert im Erdöl weiterhin in latenter Form als eine monströse Zeitbombe, die auf ihre Gelegenheit wartet, in die Welt entlassen zu werden.

In einer langen Reihe abscheulicher und höchst unangenehmer Erfahrungen wurde ich durch Bewusstseinszustände geführt, die mit der auf Erdöl basierenden chemischen Industrie zusammenhängen. In Anlehnung an den Namen des berühmten deutschen chemischen Industriekomplexes nannte ich diese Erfahrungen das IG-Farben-Bewusstsein. Es war eine endlose Abfolge von Bewusstseinszuständen, die die Qualität von Anilinfarbstoffen, organischen Lösungsmitteln, Herbiziden, Pestiziden und giftigen Gasen hatten, die alle lebensfeindlich waren. Neben den Erfahrungen im Zusammenhang mit den verschiedenen Industriegiften an sich, identifizierte ich mich auch mit den Bewusstseinszuständen, die mit der Exposition verschiedener Lebensformen gegenüber Erdölprodukten verbunden waren. Ich wurde zu jedem Juden, der in den Gaskammern der Nazis gestorben war, zu jeder besprühten Ameise und Kakerlake, zu jeder Fliege, die im klebrigen Schleim der Fliegenfallen gefangen war, und zu jeder Pflanze, die unter dem Einfluss der Herbizide starb. Und hinter all dem lauerte die höchstwahrscheinliche unheilvolle Zukunft allen Lebens auf dem Planeten – der Tod durch die Umweltverschmutzung der Industrie.

Es war eine unglaubliche Lektion. Ich ging aus der Sitzung mit einem tiefen ökologischen Bewusstsein und einem klaren Gefühl dafür hervor, welche Richtung die wirtschaftliche und politische Entwicklung einschlagen muss, wenn das Leben auf unserem Planeten überleben soll. Die Reihe von Sitzungen, in denen die Fallstricke des Industriezeitalters erforscht wurden, brachte mich an einen Punkt, an dem ich beschloss, keine weiteren Ketaminerfahrungen mehr zu machen.

Aber die Sitzung, die mein letzter Versuch der Ketamin-Selbsterfahrung sein sollte, brachte mich auf die andere Seite des Spektrums. Sie war so ekstatisch und außergewöhnlich, dass ich beschloss, mir diese Tür offen zu halten.

Hier ist ein kurzer Bericht über diese Erfahrung: Ich hatte das Gefühl, dass viele meiner Freunde anwesend waren, mit denen ich das Interesse an transpersonaler Psychologie, Werten und einer bestimmten Richtung oder einem bestimmten Ziel im Leben teile. Ich habe sie nicht gesehen, aber ich habe ihre Anwesenheit durch einige außersinnliche Kanäle irgendwie stark wahrgenommen. Wir durchliefen einen komplexen Prozess der Identifizierung von Übereinstimmungen und Unterschieden zwischen uns und versuchten, Reibungspunkte durch einen fast alchemistischen Prozess des Auflösens und Neutralisierens zu beseitigen. An einem bestimmten Punkt schien es uns zu gelingen, ein völlig einheitliches Netzwerk zu schaffen, eine Einheit mit einem klaren Ziel und ohne innere Widersprüche.

Und dann wurde dieser kollektive Organismus zu dem, was ich «Raumschiff im Bewusstsein» nannte. Wir initiierten eine Bewegung, die das Element des Raumflugs mit einer abstrakten Darstellung der Bewusstseinsevolution verband. Die Bewegung wurde immer schneller, bis sie scheinbar eine absolute Grenze erreichte, so etwas wie die Lichtgeschwindigkeit im Einsteinschen Universum. Wir spürten, dass es möglich war, diese Grenze zu überschreiten, aber dass das Ergebnis völlig unvorhersehbar und potenziell gefährlich sein würde. In der abenteuerlichen Stimmung, die diese Gruppe unserer Freunde auszeichnet, beschlossen wir, uns dem Unbekannten zu stellen.

Es gelang uns, die Grenze zu überschreiten, und die Erfahrung verschob die Dimensionen auf eine Weise, die schwer zu beschreiben ist. Anstatt sich durch Raum und Zeit zu bewegen, schien es eine immense Erweiterung des Bewusstseins zu geben. Die Zeit blieb stehen, und wir traten in einen Zustand ein, den ich als Bernsteinbewusstsein identifizierte. Das erschien mir sehr sinnvoll, denn Bernstein ist eine materielle Darstellung einer Situation, in der die Zeit eingefroren ist. Es handelt sich um eine mineralisierte organische Substanz (Harz), in der verschiedene Lebensformen wie Pflanzen und Insekten über Millionen von Jahren hinweg unverändert erhalten bleiben.

Was folgte, schien ein Prozess der Reinigung zu sein, durch den alle Hinweise auf organisches Leben beseitigt wurden. Die Erfahrung wurde kristallklar und unglaublich schön. Es schien, als befänden wir uns im

Inneren eines riesigen Diamanten; unzählige subtile Gitter, die sich in einem flüssigen Medium von unglaublicher Reinheit überschneiden, explodierten in allen Farben des Spektrums. Es schien, als enthielte er alle Informationen über das Leben und die Natur in einer absolut reinen, abstrakten und unendlich komprimierten Form, wie der ultimative Computer. Es schien sehr wichtig zu sein, dass Diamant reiner Kohlenstoff ist, ein Element, auf dem alles Leben basiert, und dass er unter extremen Temperatur- und Druckbedingungen entsteht.

Alle anderen Eigenschaften des Diamanten schienen auf seine metaphysische Bedeutung hinzuweisen – sein Glanz, seine Schönheit, seine Transparenz, seine Beständigkeit, seine Austauschbarkeit und seine Fähigkeit, weißes Licht in ein reiches Farbspektrum zu zerlegen. Ich fühlte, dass ich verstand, warum der tibetische Buddhismus als Vajrayana, das Diamantfahrzeug, bezeichnet wird. Die einzige Art und Weise, wie ich diese ekstatische Verzückung adäquat beschreiben konnte, war, sie «Diamant-Bewusstsein» zu nennen. Dieser Zustand schien die gesamte kreative Energie und Intelligenz des Universums zu enthalten, die als reines Bewusstsein jenseits von Raum und Zeit existierte.

Ich schwebte in dieser Energie als dimensionsloser Bewusstseinspunkt, behielt ein gewisses Maß an individueller Identität bei, war jedoch völlig aufgelöst und eins mit allem. Ich war mir der Anwesenheit meiner Freunde bewusst, die die Reise mit mir gemacht hatten; auch sie waren völlig formlos, bloße dimensionslose Punkte. Ich fühlte, dass wir den Zustand der ultimativen Erfüllung erreicht hatten, die Quelle der Existenz und unser endgültiges Ziel, das dem Himmel so nahe war, wie ich es mir vorstellen konnte.

Was ich oben beschrieben habe, waren nur einige Beispiele für meine Erfahrungen mit der seltsamsten und außergewöhnlichsten psychoaktiven Substanz, die mir je begegnet ist. Eine weitere Eigenschaft von Ketamin sollte in diesem Zusammenhang erwähnt werden. Christina und ich haben Ketamin bei mehreren Gelegenheiten in fremden Ländern eingenommen – in Peru, Brasilien, Indien und Bali – und festgestellt, dass uns diese Erfahrungen mit den archetypischen Welten dieser Kulturen, mit ihren Mythologien, mit der Psyche ihrer Menschen, mit ihren Artefakten und ihrer Kunst verband.

Dieser aus dem Englischen übersetzte Beitrag ist dem Buch «The Ketamine Papers» (Wolfson und Hartelius 2016) entnommen. Mit freundlicher Genehmigung.

Anhang

Verwandte Moleküle (Eine Auswahl im Kurzporträt)

Wir kennen heute eine Menge von Arylcyclohexylamin-Abkömmlingen bzw. -Analogen auf PCP- und Ketaminbasis sowie weitere verwandte Moleküle.

> «Während Phencyclidin (PCP) und Ketamin nach wie vor die am besten untersuchten und bekanntesten dissoziativen Drogen sind, sind seit den späten 1950er und frühen 1960er Jahren, als das pharmakologische Potenzial dieser Klasse erstmals erkannt wurde, eine Reihe weiterer Wirkstoffe auf den Markt gekommen. So wurden im Rahmen der legitimen Forschungsbemühungen zur Erforschung dieser Wirkstoffe Hunderte von Verbindungen untersucht. Einige von ihnen fanden ihren Weg aus den Forschungslabors auf den illegalen Markt der 1960er Jahre und der folgenden Jahrzehnte als PCP-Analoga» (Wallach und Brandt 2018b).

Ende der 1990er Jahre wurde den Staatsgewalten eine neue Klasse von Designerdrogen bekannt – es handelte sich um diverse PCP-Derivate bzw. -Homologe, die auf dem illegalen Markt auftauchten, so als erstes **PCPr** (N-(1-Phenylcyclohexyl)-Propanamin), gefolgt von **PCMPA** (N-(1-Phenylcyclohexyl)-3-Methoxypropanamin), **PCMEA** (N-(1-Phenylcyclohexyl)-2-Methoxyethanamin) und **PCEEA** (N-(1-Phenylcyclohexyl)-2-Ethoxyethanamin). «Die beschlagnahmten Zubereitungen enthielten entweder eine dieser Substanzen allein oder in Mischungen mit anderen Designerdrogen. In Erwartung seines Auftauchens auf dem illegalen Drogenmarkt wurde ein weiteres Homolog, nämlich N-(1-Phenylcyclohexyl)-3-Ethoxypropanamin **(PCEPA)**, als Referenzsubstanz für wissenschaftliche Zwecke synthetisiert» (Sauer 2008).

Und damit ging die kreative Welle der dissoziativ-psychotropen Chemie erst so richtig los. Und zwar häufig auf Grundlage längst bekannter Moleküle, die oft als «neue Substanzen» vermarktet wurden.

> «Zwei strukturell unterschiedliche Klassen, die als Basis neuer psychoaktiver Substanzen (NPS) dissoziativer Natur aufgetaucht sind, sind die 1,2-Diarylethylamine[96] und die β-Keto-Arylcyclohexylamine. Beispiele für erstere sind Diphenidin und verschiedene Analoga wie Flourolintan und N-Ethyl-Lanicemin, Beispiele für letztere sind Analoga von Ketamin wie Methoxetamin, Deschlorketamin und 2-Flouro-2-Deschlorketamin» (Wallach und Brandt 2018b).

96 Die Familie der Diarylethylamine umfasst psychoaktive Substanzen, die von Lefetamin (N,N-Dimethyl-1,2-diphenylethylamin, L-SPA) abgeleitet sind (Eiden et al. 2018).

Die meist für psychoaktive Zwecke verwendeten Arylcyclohexylamin-Abkömmlinge bzw. -Analoge werden auch grob in die Untergruppen der Ketamin-artigen, PCP-artigen, Eticyclidin-artigen und anderen Substanzen eingeteilt. Im Zuge der stetigen Herstellung neuer psychoaktiver Substanzen wird die Welt der neuen Derivate, Homologe und Analoge immer vielfältiger.

Es folgt eine alphabetisch geordnete, kurz kommentierte Übersicht ausgewählter Moleküle.

2F-Deschlorketamin
(Syn. 2-Fluoro-2-Deschlorketamin, 2F-Ketamin, 2-Fl-2'-Oxo-PCM, 2-F-DCK, 2-FDCK)
Dieses Ketamin-Derivat wurde 1987 erstmals synthetisiert (Wang und Li 1987) und ab 2015 auf dem Untergrundmarkt bekannt (Wallach und Brandt 2018b) – häufig wird 2-FDCK für den Verkauf (z.B. über das Darkweb) mit Ketamin verstreckt (Joseph et al. 2023; Pelletier et al. 2022). Wird u.a. in Form von milchigen, leicht gelblichen, wie Kandiszucker aussehenden Kristallen angeboten. Die intranasale Dosis liegt bei 50 mg HCl (Wallach und Brandt 2018b).

2-HO-PCP
(Syn. 2-Hydroxy-1-(1-Phenyltetralyl)Piperidin, 2-Hydroxy-Phencyclidin, 2-OH-PCP)
PCP-Analog, das potente analgetische Effekte aufweist (Ahmadi und Mahmoudi 2005).

2-Me-PCP
(Syn. 2-Methyl-PCP, 2-Methylphencyclidin)
PCP-Analog, das zu Forschungszwecken entwickelt wurde (Iorio et al. 1991).

2-MeO-PCP
(Syn. 2-Methoxyphencyclidin)
PCP-Analog mit stärkerer analgetischer Wirkung als PCP (Ahmadi und Mahmoudi 2006).

2-Methoxy-2-Deschlorketamin
(Syn. 2-(2-Methoxyphenyl)-2-(Methylamino)-Cyclohexanon, 2-MeO-2-Deschlorketamin, 2-Methoxyketamin, 2-MeO-Ketamin, DinoKet, 2-MK)
Beta-Keto-Arylcyclohexylamin, bei dem die 2-Chlor-Gruppe durch eine Methoxy-Gruppe ersetzt wurde. Die Struktur der Substanz wurde von Calvin Stevens 1962 in einem Patent beschrieben (Stevens 1962). Es erschien um 2010 in der psychedelischen Szene und wurde durch das EMCDDA[97] 2012 erstmals auf dem Drogenmarkt dokumentiert (Wallach und Brandt 2018b).

2-Oxo-PCE
(Syn. 2-(Ethylamino)-2-Phenyl-Cyclohexanon, Deschlor-N-Ethyl-Norketamin, N-Ethyldeschlornorketamin, Eticyclidon, O-PCE)
2-Oxo-PCE war das erste «von Parke-Davis evaluierte Beta-Keto-Arylcyclohexylamin aus dem Labor von Calvin Stevens. Aufgrund der positiven Ergebnisse, die mit 2-Oxo-PCE erzielt wurden, synthetisierten Stevens und sein Team eine Reihe verwandter Verbindungen und übermittelten sie an Parke-Davis für weitere Tests, die zur Identifizierung von Ketamin führten» (Wallach und Brandt 2018b; McCarthy 1981). Dieses Derivat ist in Asien besonders populär. «Konsumenten berichten von dissoziativen und halluzinogenen Wirkungen,

97 European Monitoring Centre for Drugs and Drug Addiction (Europäische Beobachtungsstelle für Drogen und Drogensucht)

die denen von Ketamin ähneln, aber stärker sind (fünfmal stärker als Ketamin und dreimal stärker als Methoxetamin). Orale Dosen liegen Berichten zufolge zwischen 6 und 12 mg» (Corazza et al. 2012), intranasale Wirkungen ab 4 mg bei einer ungefähren Wirkdauer von drei Stunden. Höhere Dosierungen bis 17 mg führen zu starken dissoziativen Effekten, die denen von etwa 80 mg Ketamin ähneln sollen (Wallach und Brandt 2018b).

3F-Deschlorketamin
(Syn. 3-Fluordeschlorketamin, 3F-DCK, 3-FDCK, FXM)
Ketamin-Derivat, das eng mit 2F-Deschlorketamin verwandt ist.

3-HO-PCE
(Syn. 3-Hydroxyeticyclidin)
PCP-basiertes Dissoziativum und Euphorikum, das ab 2012 auf dem psychonautischen Markt erschien (Wallach und Brandt 2018a). Eine Abhandlung der derzeit bekannten Informationen haben Wallach und Brandt 2018a besorgt. Eine Charakterisierung des Metabolismus von 3-HO-PCE in menschlichen Lebermikrosomen und biologischen Proben wurde 2023 vorgenommen (Larabi et al. 2023).

3-HO-PCP

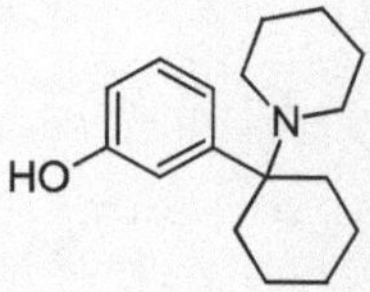

(Syn. 1-[1(3-hydroxyphenyl)cyclo-hexyl]piperidin, 3-Hydroxy-Phencyclidin, 3-OH-PCP)
3-HO-PCP ist ein «Hydroxy-Derivat von Phencyclidin, das 1978 synthetisiert wurde, um die Struktur-Wirkungs-Beziehung von Phencyclidin-Derivaten zu untersuchen» (Ameline et al. 2023).
3-HO-PCP ist seit etwa 2009 im psychedelischen Untergrund bekannt. Die Substanz soll dissoziative Wirkungen mit einem Einschlag von Opioid-ähnlichen Effekten induzieren. Dosierung zwischen 1 und 10 mg (Pelletier et al. 2022; Wallach und Brandt 2018a). Eine ausführliche Abhandlung zu 3-HO-PCP u.a. PCP-Analoga haben Wallach und Brandt 2018a vorgelegt.
2023 wurde ein Fall eines 38-jährigen Mannes bekannt, der aufgrund einer Überdosierung mit 3-HO-PCP verstarb. Die Blutkonzentration von 3-HO-PCP betrug 524 ng/ml, dies «ist die höchste, die jemals in der Literatur berichtet wurde» (Ameline et al. 2023).

3-Me-PCP
(Syn. 3-Methyl-PCP, 3-Methylphencyclidin)
PCP-Analog, das als ebenso potente oder gar potentere dissoziative Substanz als PCP gilt (Schwelm et al. 2022).

3-Me-PCPy
(Syn. 3-Methyl-PCPy, 3-Methyl-Rolicyclidin)
Arylcyclohexylamin-Derivat mit dissoziativen wie auch stimulierenden Eigenschaften, das als NMDA-Antagonist sowie als Serotonin-, Dopamin- und Noradrenalin-Wiederaufnahmehemmer und als Sigma-Rezeptor-Ligand (Subtyp σ2) wirkt (Wallach et al. 2014; Wallach und Brandt 2018a).

3-MeO-PCE
(Syn. N-Ethyl-1-(3-methoxyphenyl)cyclohexanamin, 3-Methoxy-Eticyclidin, 3-Methoxyeticyclidin)
Zu diesem Desoxy-Analogon von MXE, das um 2010 im psychedelischen Untergrund bekannt wurde, liegen zurzeit nur beschränkte Daten bezüglich Dosierung und Metabolismus vor (Corazza et al. 2012; Roth et al. 2013; Wallach und Brandt 2018a). Eine Abhandlung der derzeit bekannten Informationen haben Wallach und Brandt 2018a besorgt.

3-MeO-PCMo
(Syn. 4-[1-(3-Methoxyphenyl)Cyclohexyl]Morpholin)
Dissoziativ-halluzinogenes PCP-Analog, das den NMDA-Rezeptor schwächer hemmt als PCP und 3-MeO-PCP (MITSUOKA et al. 2019)

3-MeO-PCP
(Syn. 1-[1-(3-Methoxyphenyl)cyclohexyl]-piperidin, 3-Methoxy-Phencyclidin, 3-Methoxy-phencyclidin)
Dissoziatives Anästhetikum und Analogon von Methoxetamin (MXE), das schon 1979 entwickelt wurde (CORAZZA et al. 2012; WALLACH und BRANDT 2018a). Insbesondere die 3-Methoxygruppe von 3-MeO-PCP wird für die euphorisierende Wirkung der Substanz verantwortlich gemacht, «obwohl sie keine signifikante Affinität zum m-Opioidrezeptor aufweist» (CORAZZA et al. 2012; ROTH et al. 2013). Eine ausführliche Abhandlung zu 3-MeO-PCP u.a. PCP-Analoga haben Wallach und Brandt 2018a vorgelegt.

3-MeO-PCPr
(Syn. 1-(3-Methoxyphenyl)-N-Propylcyclohexan-1-Amin)
N-Propyl-Homolog von 3-MeO-PCE, das als NPS Verwendung findet, jedoch weniger potent ist als PCP (WALLACH et al. 2016; Wallach und BRANDT 2018a). Eine Abhandlung der derzeit bekannten Informationen haben Wallach und Brandt 2018a besorgt.

3-MeO-PCMo
(Syn. 4-[1-(3-Methoxyphenyl)cyclohexyl]morpholin)
Morpholin-Analogon von 3-MeO-PCP (COLESTOCK et al. 2018). Die Substanz erschien um 2015 erstmals auf dem psychedelischen Untergrundmarkt als Research Chemical (WALLACH und BRANDT 2018a). Dosierung: 100-500 mg und mehr. Das Analogon 3-MeO-PCMMo ist 2017 bekannt geworden (ebd.). Eine Abhandlung der derzeit bekannten Informationen haben Wallach und Brandt 2018a vorgelegt.

3-MeO-PCPy
(Syn. 3-Methoxy-Rolicyclidin)
Wenig bekanntes dissoziativ-halluzinogenes PCP-Analog. Dosierung: 5–10 mg (HCl) oral bzw. parenteral. Die Substanz soll stimulierend wirken (WALLACH und BRANDT 2018a). Eine ausführliche Abhandlung zu 3-MeO-PCPy u.a. PCP-Analoga haben Wallach und Brandt 2018a vorgelegt.

4-MeO-PCP
(Syn. 1-[1-(4-Methoxyphenyl)cyclohexyl]piperidin, Methoxydin)
Dissoziativ-halluzinogenes PCP-Derivat. «Die Veröffentlichung der 4-MeO-PCP-Synthese geht mindestens auf die frühen 1960er Jahre zurück und war Teil einer systematischen Suche nach PCP-Analoga mit potenziellem klinischem Nutzen» (WALLACH und BRANDT 2018a). 4-MeO-PCP wurde 1965 erstmals vom medizinischen Chemiker Victor Harold Maddox von der Firma Parke-Davis hergestellt und kam 2008 als erstes PCP-Derivat auf den Schwarzmarkt (MORRIS und WALLACH 2014; ROTH et al. 2013). Die ersten Anzeichen für 4-MeO-PCP-Experimente im psychedelischen Untergrund zeigten sich aber schon 1999 (WALLACH und BRANDT 2018a). Eine ausführliche Abhandlung zu 4-MeO-PCP u.a. PCP-Analoga haben Wallach und Brandt 2018a vorgelegt.

Benocyclidin
(Syn. Benzothiophenylcyclohexylpiperidin, BTCP)
Derivat von Phencyclidin (PCP) mit einer Benzothiophenylgruppe anstelle eines Phenylrings. Benocyclidin ist ein Dopamin-Wiederaufnahme-Hemmer und hat eine nur geringe Affinität zum NDMA-Rezeptorensystem (CHAUDIEU et al. 1989; VIGNON et al. 1988; WÄHRA et

al. 2023). Die Substanz hat daher keine anästhetischen, halluzinogenen bzw. dissoziativen Effekte (ebd.). Erstmals 1997 in einer Patentanmeldung von Marc Caron und Kollegen von der Duke University beschrieben[98].

Bromketamin
(Syn. 2-(2-bromophenyl)-2-(methylamino)cyclohexan-1-one, 2-Bromdeschlorketamin, Bromketamin, 2-Br-2'-Oxo-PCM, 2-BDCK)
Ketaminanalogon, bei dem das Chloratom durch ein Bromatom ersetzt ist, das für wissenschaftliche, analytische Zwecke entwickelt wurde (Rodriguez Rosas et al. 2003; Wang et al. 2019). «Ich erhielt eine 200-mg-Probe von Bromo und wow ... nun, zuerst schnupfte ich etwa 30 mg... nichts... dann schnupfte ich 100 mg und ich fiel direkt ins K-Hole, aber es dauerte nur etwa 15 Min»[99].

Deoxymethoxetamin
(Syn. 2-(Ethylamino)-2-(3-Methylphenyl)Cyclohexan-1-one, 3'-methyl-2-oxo-PCE, 3-Me-2'-Oxo-PCE, DMXE, 3D-MXE)
Dissoziativ-halluzinogenes Methoxetamin-Analog, bei dem die 3-Methoxygruppe durch Methyl ersetzt wurde (Irie et al. 2022). Die Substanz wurde als legaler Nachfolger von MXE entwickelt und um 2020 auf dem Schwarzmarkt bekannter (Skinnider et al. 2021; Tanaka et al. 2022). Neuerdings hat sich ein neuer Trend entwickelt, Schokolade mit verschiedenen Neuen Psychoaktiven Substanzen (NPS) herzustellen und zu verkaufen, auch Deoxymethoxetamin wurde in solchen geistbewegenden Süßigkeiten nachgewiesen (Song et al. 2023).

Deschlorketamin
(Syn. 2-(Methylamino)-2-Phenylcyclohexan-1-on, 2-Phenyl-2-(Methylamino)Cyclohexanon, Deschlor-N-Methyl-Ketamin, 2'-Oxo-PCM, 2-Oxo-PCMe, O-PCM, DC-Ketamin, DCK, DK, DXE)
Dissoziativ-halluzinogenes und anästhetisches Arylcyclohexylamin. «DCK erwies sich als starkes Dissoziativum, das bereits ab einer Dosis von 4 mg (nasale Insufflation des HCl-Salzes) ethanolähnliche dissoziative Wirkungen induzieren kann, obwohl höhere Dosen stärkere dissoziative Wirkungen herbeiführen» (Wallach und Brandt 2018b). Seit 2015 gibt es vermehrt Nachweise von Deschlorketamin aus den USA, China und Europa (ebd.). Dabei ist die Substanz alles andere als neu. Ein Patent, das die Synthese von Deschlorketamin beschreibt, wurde bereits 1962 von Calvin Stevens eingereicht (ebd.; Stevens 1962).

Dimetamin
(Syn. 4-Dimethylamino-4-(p-tolyl)cyclohexanon)
Narkotisches Analgetikum mit Arylcyclohexylamin-Struktur. Von Daniel Lednicer in den 1970er Jahren für die Firma Upjohn entwickelt (Lednicer et al. 1980+1981a+b).

Diphenidin
(Syn. 1-(1,2-Diphenylethyl)piperidin, dl-1, 2-Diphenyl-1-piperidinoethan, DPP)
Dieses 1,2-Diarylethylamin wurde bereits 1924 erstmals synthetisiert (Christiaen 1924). Die Syntheseroutine von Diphenidin diente später für die Herstellung von PCP durch V. Harold Maddox. Es handelt sich um das erste bekannte dissoziativ wirksame 1,2-Diarylethylamin, ab 2014 tauchte es auf dem Markt der Research Chemicals auf (Wallach und Brandt 2018b). Dosierung: 50-100 mg (oral und parenteral), intranasaler Konsum soll unangenehm sein (ebd.). Die Substanz kann nachgewiesenermaßen psychiatrische, neurologische und kardiovaskuläre Probleme herbeiführen (Eiden et al. 2018).

---

98 PCT Patent Application WO199712513 (US Patents Nos.5,866,756 und 6,218,595)

99 www.reddit.com/r/dissociatives/comments/sybmxh/bromoketamine/, 05.11.2023

Ephenidin
(Syn. N-Ethyl-1,2-Diphenylethanamin, NSC 33648, NEDPA, EPE)
1,2-Diarylethylamin dissoziativer Natur (wie Diphenidin und Methoxphenidin, siehe dort), das ab 2008 auf dem illegalen Markt auftauchte (Wallach und Brandt 2018b). Ephenidin ist ein selektiver NMDA-Rezeptor-Antagonist mit einem Profil ähnlich dem von Ketamin (Kang et al. 2017). Die orale bzw. parenterale Dosis liegt zwischen 60 und mehreren 100 mg, bei einer Wirkdauer von fünf bis sieben Stunden, je nach Dosis auch länger (Wallach und Brandt 2018b). Die Substanz kann nachgewiesenermaßen psychiatrische, neurologische und kardiovaskuläre Probleme herbeiführen (Eiden et al. 2018).

Fluorexetamin
(Syn. 2-(Ethylamino)-2-(3-Fluorophenyl)Cyclohexan-1-one, 3'-Fluor-2-oxo-PCE, FXE)
Dissoziativ-halluzinogene und analgetisch wirksame Substanz, die seit 2017 vermehrt als NPS genutzt wird (Krotulski et al. 2022). Die Substanz wird hauptsächlich geschnupft. Dosierung zwischen 2 und 80 mg (Wallach und Brandt 2018b).

Flourolintan
1,2-Diarylethylamin dissoziativer Natur, das seit 2015 als Research Chemical auf dem Markt ist. Dosierung: 100-400 mg bei einer Wirkdauer von zwei bis vier Stunden (Wallach und Brandt 2018b).

Gacyclidin
(Syn. 1-[(1R,2S)-2-Methyl-1-Thiophen-2-Ylcyclohexyl]Piperidin, GK-11, OTO-313)
Dissoziativ-halluzinogenes Derivat von Tenocyclidin (TCP), NMDA-Rezeptor-Antagonist. Die Substanz hat in entsprechender Dosierung neuroprotektive Eigenschaften (Hirbec et al. 2001), seit 2013 ist sie als Freizeitdroge aufgetaucht (Chenoweth et al. 2015). «Die Toxizität von Gacyclidin kann schwerwiegend sein» (ebd.).

MDPCP
(Syn. 1-(1-(Benzo[d][1,3]dioxol-5-yl)Cyclohexyl)Piperidin, Methylendioxyphencyclidin, 3',4'-MD-PCP)
Forschungssubstanz der PCP-Gruppe mit dissoziativ-halluzinogenen Eigenschaften (Wallach 2014; Wallach und Brandt 2018a).

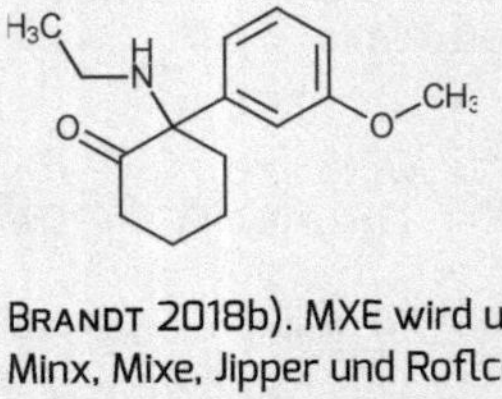

Methoxetamin
(Syn. 2-(Ethylamino)-2-(3-Methoxyphenyl)-Cyclohexan-1-on, 2-(3-methoxyphenyl)-2-(Ethylamino)cyclohexanon, 3-MeO-2-Oxo-PCE, MXE, MXE-Powder, Meth O)
Ketaminanalog aus der willkürlich definierten Gruppe der NPS. MXE ist das Beta-Keto-Derivat von 3-MeO-PCE (Wallach und Brandt 2018b). MXE wird u.a. auch Mexxy, M-ket, Meta-Keta, MEX, Kmax, Special M, MA, Minx, Mixe, Jipper und Roflcoptr genannt.
MXE wird geschnupft, oral, sublingual oder rektal eingenommen oder in den Muskel injiziert und wirkt wie die Muttersubstanz Ketamin dissoziativ. «Aufgrund seiner chemischen Ähnlichkeiten mit Ketamin wird angenommen, dass es sowohl ein Glutamat-N-Methyl-D-Aspartat-Rezeptor-Antagonist als auch ein Dopamin-Wiederaufnahmehemmer ist» (Corazza et al. 2012). Dosierung je nach Applikationsart zwischen 5 und 100 Milligramm. MXE ist ein dissoziativ wirksames Psychedelikum. Analog zum K-Hole bei Ketamin bezeichnet man eine tiefe

Erfahrung mit MXE als M-Hole. Die Hauptwirkung des MXE liegt zwischen einer und zwei Stunden, zum Herunterkommen werden abermals eine bis zwei Stunden benötigt. Die meisten Berichte von Usern kommen jedoch zu dem Schluss, dass sich, auch wenn die Substanzen einige Gemeinsamkeiten aufweisen, MXE von Ketamin unterscheidet, z.B. in Bezug auf den deutlich längeren Onset nach Einnahme des Stoffes und die längere Wirkzeit von MXE. «Zusammenfassend lässt sich sagen, dass MXE offenbar als kurz wirksamer Stimmungsaufheller mit starken (visuellen) halluzinogenen und dissoziativen Eigenschaften wirkt. Es werden jedoch auch Schwindel und andere unangenehme Aspekte wie Verwirrung, Zeitverzerrung, Aphasie, Synästhesie und psychomotorische Unruhe beschrieben» (CORAZZA et al. 2012; ROTH et al. 2013). Die ehemalige Bezeichnung «Legal Ketamin» ist heute nicht mehr gültig – seit 2013 unterliegt MXE dem BtMG.

Methoxisopropamin
(Syn. 2-(3-Methoxyphenyl)-2-[(Propan-2-yl)Amino]Cyclohexan-1-one, Isopropyloxetamin, Isopropyxetamin, MXiPr)
Weiteres Derivat, das von rekreationalen Gebrauchern als NPS verwendet wird (IRIE et al. 2022; TANAKA et al. 2022).

Methoxmetamin
(Syn. 2-(3-Methoxyphenyl)-2-(Methylamino)Cyclohexanon, 3-MeO-2'-Oxo-PCM, MXM, MMXE)
Eng mit MXE verwandtes, dissoziativ-psychedelisches Derivat, das von rekreationalen Gebrauchern als NPS verwendet wird und seit etwa 2014 auf dem Markt ist (KAIZAKI-MITSUMOTO et al. 2016; WALLACH und BRANDT 2018b). Methoxmetamin gehört zu den Methoxybenzolen. «MXM wurde als aktives Dissoziativum mit geringerer Wirksamkeit und kürzerer Dauer als MXE beschrieben, wobei Dosen von 50–100 mg als aktiv beschrieben wurden (oral und parenteral)» (WALLACH und BRANDT 2018b).

Methoxphenidin

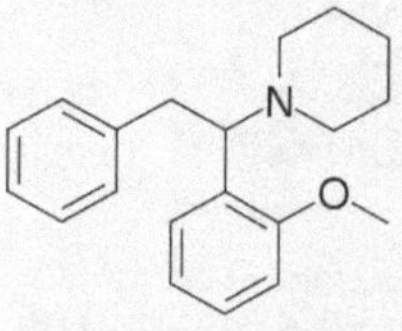

(Syn. Methoxydiphenidin, 2-MeO-Diphenidin, MXP)
MXP war das zweite bekannte 1,2-Diarylethylamin dissoziativer Natur (WALLACH und BRANDT 2018b). Die Substanz «weist strukturelle Ähnlichkeiten mit Ketamin und Phencyclidin auf und zeigt eine höhere Affinität für den NMDA-Rezeptor als diese beiden Drogen» (HUR et al. 2021). MXP hat außerdem Abhängigkeitspotenzial und induziert bei entsprechend ausuferndem regelmäßigem Konsum schizophrenieähnliche Verhaltensweisen und neurochemische Veränderungen im Gehirn (ebd.). Methoxphenidin verursachte «schizophreniebezogene Symptome, inklusive positiver (Hyperaktivität, Impulsivität) und negativer Symptome (Angst, sozialer Rückzug, Depression) sowie kognitive Beeinträchtigungen. Folgerichtig führte Methoxphenidin zu einer Unterbrechung der hippocampal-präfrontalen Kortexbahn, die als pathologisch bei Schizophrenie angesehen wird» (ebd.). Dosierung: 30–150 mg und mehr (WALLACH und BRANDT 2018b). Die Substanz kann nachgewiesenermaßen psychiatrische, neurologische und kardiovaskuläre Probleme herbeiführen (EIDEN et al. 2018).

Methoxpropamin
(Syn. 2-(3-Methoxyphenyl)-2-(propylamino)-cyclohexan-1-on, MXPr)
«Dissoziatives Arylcyclohexylamin, das strukturell mit 3-Methoxyeticyclidin, Ketamin und Deschlorketamin verwandt ist. Methoxpropamin «ist kürzlich auf dem europäischen illegalen Markt aufgetaucht und wurde als Droge der Kategorie der neuen psychoaktiven Substanzen (NPS) klassifiziert» (MASSANO et al. 2023; GONCALVES et al. 2022).

Methoxyketamin
(Syn. 2-MeO-2-Deschlorketamin)
Ketamin-Analog, bei dem das Chloratom durch eine Methoxygruppe ersetzt wurde. Das Molekül wurde 1963 erstmals synthetisiert (Stevens et al. 1966). Methoxyketamin hat sedative, dissoziativ-halluzinogene und in höheren Dosen auch anästhesierende Effekte, die jedoch weniger potent sind als diejenigen von Ketamin[100].

N-Ethyl-Lanicemin
(Syn. N-Ethyl-1-phenyl-2-(pyridin-2-yl)ethan-1-amin)
1,2-Diarylethylamin dissoziativer Natur, N-Ethyl-Derivat von Lanicemin. NMDA-Rezeptor-Antagonist, der für die Behandlung von Depressionen untersucht wurde (Wallach und Brandt 2018b).
Dosen bis 150 mg zeigten Wirksamkeit in der Therapie von Major-Depressionen bei nur minimalen dissoziativen Effekten (ebd.; Sanacora et al. 2014; Zarate et al. 2013).

N-Ethylnorketamin
(Syn. 2-(2-Chlorphenyl)-2-(Ethylamino)-Cyclohexanon, Ethketamin, Ethylketamin, 2-Cl-2'-Oxo-PCE, NEK)
Die Struktur dieses Beta-Keto-Arylcyclohexylamins wurde von Calvin Stevens 1962 in einem Patent beschrieben (Stevens 1962). Es erschien um 2010 in der psychedelischen Szene und wurde durch das EMCDDA 2012 erstmals auf dem Drogenmarkt dokumentiert (Wallach und Brandt 2018b).

PCA
(Syn. 1-Phenylcyclohexylamin)
Primäres Amin-Analogon von PCP mit antikonvulsiven Eigenschaften (Thurkauf et al. 1990).

PCAL
(Syn. N-Allylphenylcyclohexylamin)
N-Allyl-Derivat von PCA mit ähnlichen Eigenschaften wie PCP, jedoch weniger potent (Kalir et al. 1984).

PCE
(Syn. N-Ethyl-1-phenylcyclohexan-1-amin, N-ethyl-1-phenylcyclohexylamin, Eticyclidin)
Analogon von Methoxetamin (MXE) (Corazza et al. 2012).

PCM
(Syn. 1-(1-Phenyl-Cyclohexyl)Morpholin)
PCP-Analog mit geringer Potenz (0,1 % der Potenz von PCP) (Aguayo et al. 1986; Katzung 1994: 327).

Rolicyclidin
(Syn. 1-(1-Phenylcyclohexyl)-Pyrrolidin, PCPy)
Substituiertes 1-(1-Phenylcyclohexyl)pyrrolidin-Analog, das anstelle eines Piperidinrings einen Pyrrolidinring enthält. Die Substanz induziert halluzinogene, dissoziative und dämpfende Effekte (Wallach et al. 2014).

---

100 drugs-forum.com/wiki/Methoxyketamine, 05.11.2023
shenzhenchemicalcoltd.tradeindia.com/methoxyketamine-or-2-meo-2-deschloroketamine-5172201.html, 05.11.2023
erowid.org/experiences/subs/exp_Methoxyketamine.shtml, 05.11.2023 (abgerufen 20.8.2023)

Tenocyclidin
(Syn. Thienylcyclohexylpiperidin, 2-Thienylphencyclidin, TCP)
Dissoziatives Narkosemittel und potenteres Analogon von Phencyclidin (PCP) mit ähnlicher chemischer Struktur und stimulierender und halluzinogener Wirkung, das Ende der 1950er von Chemikern der Firma Parke-Davis entwickelt wurde (Javitt et al. 1987; Petek et al. 2008; Stirling et al. 1989).

Tiletamin
(Syn. 2-(Ethylamino)-2-(2-Thienyl)-; 2-(Ethylamino)-2-(2-Thienyl)Cyclohexanon, 2-(Ethylamino)-2-Thiophen-2-Ylcyclohexan-1-one, Cyclohexanon, 14176-49-9)
Tiletamin ist ein nicht-kompetitiver NMDA-Rezeptor-Antagonist, der chemisch eng mit Ketamin und Phencyclidin verwandt ist. «Tiletamin ist ein gebräuchliches Anästhetikum für Tiere und steht in den USA derzeit auf der Liste III der kontrollierten Substanzen. Diese Substanz wirkt bei Menschen und Tieren sedierend, hat ein Missbrauchspotenzial, ist toxisch und hat klinisch gesehen dissoziative halluzinogene Eigenschaften» (Kolesnikova et al. 2017). Ein Kombinationspräparat aus Tiletamin und Zolazepam wird in der Veterinärmedizin zur Narkoseeinleitung verwendet. Mischpräparate sind im Handel (Telazol, Zoletil) erhältlich und enthalten 250 mg jedes Wirkstoffs. Die sogenannte Gießener Mischung besteht aus den Wirkstoffen Tiletamin, Zolazepam und Xylazin (Doherty und Valverde 2006; Karbe 2000; Lohe 2011).

Für Fachleute: Eine Mini-Review von 2018 befasst sich mit der **Synthese von Ketamin und verwandten Analogen** (Dimitrov et al. 2018).

Eine Dissertation aus dem Jahr 2022 beschäftigt sich detailliert mit der **Synthese von Derivaten von Ketamin-Metaboliten bzw. Ketamin-analogen Verbindungen**, so z.B. von Norketamin-Derivaten und -Analoga (ortho-Methoxynorketamin, meta-Methoxynorketamin, para-Methoxynorketamin, Deschlorketamin, Deschlornorketamin), Hydroxynorketamin und Derivaten (Deschlorhydroxynorketamin) sowie N- und O-methylierten Norketamin- und Hydroxynorketamin-Derivaten (Weber 2022). Zwei wahre Fundgruben für Chemiker und alle, die es werden wollen!

Eine ausschweifende Übersicht an PCP-, 1,2-Diarylethylamin- und Ketamin-basierten **Neuen Psychoaktiven Substanzen** bietet das Buch von Hans H. Maurer und Simon D. Brandt (2018), in denen die Kapitel «Phencyclidine-Based New Psychoactive Substances» (Seiten 261–303) und «1,2-Diarylethylamine- and Ketamine-Based New Psychoactive Substances» (Seiten 305–352) von Interesse sind (Wallach und Brandt 2018a+2018b).

Vorschriften und Gesetzeslage
am Beispiel ausgewählter Länder

China

Ketamin ist in China eine kontrollierte Substanz der Klasse 3, ihr wird also ein mäßig-geringes Potenzial für körperliche Abhängigkeit und ein höheres Risiko für psychische Abhängigkeit zugeschrieben. Der Besitz und rekreationale Gebrauch sind illegal.

Deutschland

Ketamin ist ein rezeptpflichtiges Pharmakon, das nicht dem BtMG unterstellt ist. Der Besitz ist somit legal. Der private Handel mit Ketamin ist verboten und wird gemäß der arzneimittelgesetzlichen Bestimmungen (AMG) geahndet. Mit entsprechender Indikation können Ärzte in Deutschland Ketamin auf einem Privatrezept verordnen. Siehe dazu auch die Ausführungen auf Seite 43.

Großbritannien

Ketamin wurde im Januar 2006 in Großbritannien als Droge der Klasse C eingestuft, der private Besitz war damit illegalisiert. «In der Debatte um diese Kriminalisierung hat das Interesse an der Prävalenz und den Mustern des Ketaminkonsums zugenommen» (Moore und Measham 2006). 2014 wurde die Gesetzeslage nochmals verschärft, Ketamin wurde nun in die Klasse B eingeordnet. Somit wurde die potenzielle Freiheitsstrafe auf privaten Besitz von zwei auf fünf Jahre angehoben, unerlaubter Handel mit Ketamin kann für bis zu 15 Jahre hinter Gitter führen.

Derzeit ist Ketamin in Großbritannien nicht für die Behandlung von Depressionen zugelassen, aber aufgrund der Belege für seine Nützlichkeit bei dieser Indikation kann es *off-label* verschrieben werden[101]. Dabei ist auch im Vereinten Königreich das Esketamin-Nasenspray Spravato für diese Indikation erhältlich. Die Ausgabenüberwachung des britischen National Health Service (NHS) hat sich 2022 jedoch gegen die Zulassung für die Behandlung von therapieresistenten Depressionen mit Spravato ausgesprochen. Auch die Aufsichtsbehörde National Institute for Health and Care Excellence (NICE) lehnte das Präparat im Mai 2022 aufgrund der horrenden Kosten ab (in Großbritannien bis zu 489 Pfund pro 28-mg-Dosis, also pro Sprayflasche).

101 www.northlondonpsychiatrypractice.co.uk/ketamine-treatments.php, 05.11.2023

Darüber hinaus gebe es, so das NICE, nicht genügend Belege für einen langfristigen Nutzen des Präparats. Die Studienergebnisse zu dieser Indikation werden damit in Frage gestellt. Es wurden von der Behörde überdies Bedenken geäußert, weil das Medikament bis zu zweimal pro Woche in klinischem Rahmen verabreicht werden muss, um die Reaktionen der Patienten überwachen und die Sicherheitsrisiken minimieren zu können. Das Pharmaunternehmen Janssen[102], das dieses Wucher-Pharmakon anbietet und vom *Royal College of Psychiatrists* unterstützt wird, ging gegen die Entscheidung in Berufung. Die Begründung: Psychisch erkrankte Patienten werden durch die ablehnende Haltung diskriminiert[103] Am 14. Dezember 2022 veröffentlichte das NICE einen 50-seitigen Bericht[104] zu der Fragestellung. Demnach sei die Behörde insbesondere nicht damit einverstanden, dass in den Studien nur Patienten berücksichtigt wurden, die zuvor mindestens drei Antidepressiva eingenommen haben. Das NICE kam zu dem Schluss, dass es keine ausreichenden Belege für die sinnbringende Verwendung von Esketamin in der britischen Gesundheitsversorgung gebe[105]. Forscher haben sogar eine Befragung unter Patienten durchgeführt, inwieweit sie Vorurteile gegenüber Ketamin als auch bekannter Straßendroge haben. «Die Teilnehmer waren sich des Stigmas bewusst, das Ketamin als Straßendroge anhaftet, und wünschten sich eine bessere Aufklärung der Öffentlichkeit sowie Nachweise über die Sicherheit von Ketamin nach Langzeitkonsum» (Jilka et al. 2021).

Indien

Nach dem Narcotic Drugs and Psychotropic Substances (NDPS) Act von 1985 wurde Ketamin als Droge der Liste III eingestuft. Es ist für medizinische und wissenschaftliche Zwecke legal, für den nichtmedizinischen Gebrauch jedoch illegal.

---

102 Tochtergesellschaft des US-Pharmakonzerns Johnson & Johnson

103 www.dailymail.co.uk/health/article-11222317/NHS-rejects-ketamine-depression-psychiatrists-accuse-NICE-mental-health-discrimination.html, 05.11.2023

104 www.nice.org.uk/guidance/ta854/resources/esketamine-nasal-spray-for-treatmentresistant-depression-pdf-82613552219845, 05.11.2023

105 healthnews.com/news/uks-health-body-continues-recommending-against-anti-depressant-spray/, 05.11.2023

Niederlande

Ketamin fällt nicht unter das niederländische Opiumgesetz, somit sind Besitz und Konsum von Ketamin nicht strafbar.

Österreich

Ketamin ist in Österreich dem Neue-Psychoaktive-Substanzen-Gesetz (NPSG) unterstellt. Der Besitz und Konsum sind somit nicht strafbar, der Handel jedoch schon.

Schweiz

Ketamin wurde im Mai 2019 in die Betäubungsmittelverzeichnisverordnung aufgenommen (Verzeichnis b, Anhang 3). Der Besitz ist also illegal. Von der Kontrolle ausgenommen sind Präparate für Unternehmen mit einer Betriebsbewilligung zum Umgang mit kontrollierten Substanzen des Verzeichnisses b.

Thailand

Ketamin ist in Thailand eine Droge der Kategorie II und damit illegal. Besitz, Erwerb, Weitergabe etc. werden mit bis zu fünf Jahren Gefängnis und/oder bis zu 100 000 Baht bestraft.

USA

Ketamin ist derzeit gemäß der DEA-Richtlinien als Substanz der Kategorie III eingestuft und nur für medizinische und wissenschaftliche Zwecke legal.

In diversen **Entwicklungsländern** kann Ketamin rezeptfrei, also *over the counter*, gekauft werden (JANSEN 2001: 36).

Illegales Ketamin: Schmuggel und Herstellung

Ketamin für den rekreationalen Bereich kommt häufig aus klinischen Beständen, wo es schlichtweg entwendet wird. Die Substanz wird in diversen Ländern kommerziell produziert, z.B. in Belgien, China, Deutschland, Kolumbien, Mexiko und den Vereinigten Staaten. So wurde schon Anfang der 2000er Jahre im *Intelligence Bulletin Ketamine* der US-amerikanischen Bundespolitik erklärt, dass Mexiko eine wichtige Quelle für das in den USA erhältliche illegale Ketamin ist, das dort u.a. vom pharmazeutischen Unternehmen Ttokkyo produziert wird. «Die Droge wird häufig von Arzneimittelherstellern und

Tierkliniken in Mexiko abgezweigt und in die Vereinigten Staaten geschmuggelt, wo sie auf Märkten im ganzen Land vertrieben wird»[106], beispielsweise in Boston, New Jersey, New York, Philadelphia, San Diego, San Francisco und Südflorida. Die Herstellung von Ketamin ist ein «komplexer und zeitaufwändiger Prozess, der eine heimliche Produktion unmöglich macht. Aus diesem Grund wird der größte Teil des in den Vereinigten Staaten illegal vertriebenen Ketamins aus legalen Quellen [...] in die USA geschmuggelt» (ebd.). Im September 2002 wurden «im südlichen Bezirk von Kalifornien zehn Personen, Staatsbürger der Vereinigten Staaten und Mexikos, wegen Verschwörung zur Einfuhr und zum Vertrieb von Ketamin, Verschwörung zur Geldwäsche, Besitz von Ketamin mit der Absicht, es zu vertreiben, und strafrechtlicher Einziehung angeklagt. Das im Rahmen der Ermittlungen beschlagnahmte oder von den Beschuldigten verkaufte Ketamin wurde in einem kommerziellen Labor in Morelos, Mexiko, legal hergestellt, jedoch vom Eigentümer des Labors abgezweigt, der die Droge an die anderen Beschuldigten für den illegalen Vertrieb in den Vereinigten Staaten weitergab. Die Angeklagten transportierten die Droge in der Regel direkt vom Labor zu ihren Vertriebshändlern in den Vereinigten Staaten; ein Teil des Ketamins wurde jedoch auch über ein in Tijuana ansässiges Veterinäramt abgezweigt und dann per Paketdienst und Post an die Vertriebshändler verschickt» (ebd.).

Hier wird, wie schon so oft in der Geschichte der USA, so getan, als sei das Problem mit illegalem Ketamin hauptsächlich auf eine Gruppe von sogenannten Ausländern zu reduzieren (eine Geisteshaltung, die die gesamte US-Drogenpolitik schon immer inspiriert hatte). So wird im *Intelligence Bulletin Ketamine* die Behauptung aufgestellt: «Kaukasische Männer im Alter zwischen 17 und 25 Jahren sind die Hauptvertreiber von Ketamin, aber auch mexikanische kriminelle Gruppen vertreiben die Droge zunehmend, insbesondere in der Rocky Mountain High Intensity Drug Trafficking Area. Einzelhandelsmengen von Ketamin in Pulverform (100 mg bis 200 mg) werden in der Regel in kleinen Glasfläschchen, kleinen Plastikbeuteln und Kapseln sowie in Papier-, Pergamin- oder Alufolienfalten verpackt. Den Berichten der Strafverfolgungsbehörden zufolge kann flüssiges Ketamin für 20 bis 140 US-Dollar pro

106 www.justice.gov/archive/ndic/pubs10/10255/10255t.htm, 05.11.2023

10-Milliliter-Fläschchen erworben werden, während Ketamin in Pulverform in der Regel für 40 bis 100 US-Dollar pro Gramm verkauft wird» (ebd.).

Entgegen aller Aussagen und Ansichten, Ketamin sei für den Schwarzmarkt nur sehr kompliziert illegal zu produzieren, ist trotzdem auch die klandestine Herstellung nicht zu unterschätzen. So gilt z.B. das chinesische Dorf Boshe in der Provinz Guangdong als *Ketamin Village*, weil die Substanz dort in Untergrundlabors billig und in großen Mengen hergestellt wird, wie 2015 berichtet worden war[107]. Das United Nations Office on Drugs and Crime (UNODC) berichtete im August 2022 über Kambodscha als neuen Hotspot für illegale Ketamin-Herstellung in Südostasien. So seien die Beschlagnahmungen von Ketamin angestiegen, und zwar «von 112,5 Kilogramm im Jahr 2020 auf 2,8 Tonnen im Jahr 2021, was mehr als 50 Prozent des gesamten in Südostasien sichergestellten Ketamins (5,4 Tonnen) in diesem Jahr ausmacht»[108]. Weiterführende Investigationen führten die Ermittler zu einem anderen Großlabor für die illegale Drogenherstellung. «In einem dieser klandestinen Ketamin-Labore in der Provinz Kampong Speu wurden insgesamt 61,7 Tonnen verschiedener Substanzen gefunden, darunter 750 kg Ketamin in Basisform und 5,2 Tonnen Ketamin-Abfälle. Weitere 149 Tonnen Chemikalien wurden im Januar 2022 in einem Chemielager in Phnom Penh beschlagnahmt» (ebd.). Und das war noch nicht alles: Im Mai, Juli und August 2022 wurden wiederum Ketamin-Labore in Kambodscha ausgehoben. Gefunden wurden insgesamt knapp zwei Tonnen Ketamin (ebd.). Trotzdem nur ein Tropfen auf dem heißen Stein.

Drogenscreening

Ketamin wird im Drogenscreening normalerweise nicht standardmäßig untersucht. Bei Verdacht kann Ketamin mittels Hochleistungsflüssigkeits-Chromatografie (HPLC) bis zu 16 Stunden nach Einnahme im Blut identifiziert werden. Das Abbauprodukt Dehydronorketamin ist bis zu drei Tage im Urin nachweisbar.

Im Handel sind diverse Schnelltester für Ketamin erhältlich, die die Substanz im Urin per Tauchtest (Teststreifen) ermitteln, z.B. *One+Step*

107 www.bbc.com/news/av/world-asia-china-33472971, 05.11.2023

108 www.unodc.org/LSS/Announcement/Details/893db859-9933-4d63-9758-4f2be79ebf29, 05.11.2023

Teststreifen Ketamin. Die Toleranzgrenze (Cut-Off) liegt bei den meisten Schnelltestern bei 1000 ng/ml.

Außerdem hat die Firma Securetec aus dem deutschen Neubiberg den Speicheltester «DrugWipe 6 S Ketamin» für Ketamin entwickelt, der für den Einsatz bei Zoll und Polizei vorgesehen ist.

Die Wissenschaft arbeitet inzwischen an hochsensiblen Sensoren für den Nachweis von Ketamin in Haar- und Urinproben (Jin et al. 2023).

Bei der **Haaranalyse** von Ketamin und dessen Metaboliten Norketamin und Dehydronorketamin scheint die Haarfarbe eine Rolle zu spielen, was die Anhaftungs- bzw. Nachweisfähigkeit der Substanzen angeht. In einer Studie mit verschiedenfarbigem Meerschweinchenhaar stieg die Konzentration in der Reihenfolge von weißem, braunem und schwarzem Haar an. Referenzmaterial waren Haarproben von 15 Ketamin-Usern. Die Bestimmungsgrenze lag bei 0,05 ng/mg (Xiang et al. 2006).

Für Anwender, die testen wollen, ob das von ihnen erworbene Ketamin auch wirklich Ketamin ist, gibt es diverse Selbsttester für zuhause, z.B. das *Ketamin-Drogen-Test-Kit* von der Firma eztest. In einer Packung befinden sich zehn Einweg-Testampullen.
www.eztestkits.com/de/ketamine-drug-testing-kit

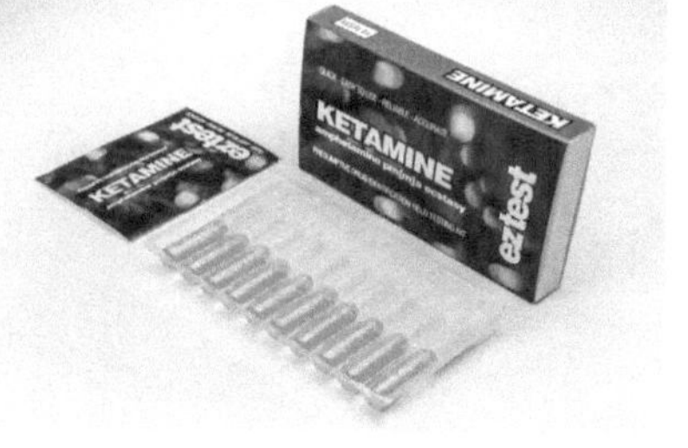

Literatur

Aan het Rot, M., Collins, K.A., Murrough, J.W., Perez, A.M., Reich, D.L., Charney, D.S., Mathew, S.J. (2010), Safety and efficacy of repeated-dose intravenous ketamine for treatment-resistant depression, Biol. Psychiatry 67(2): 139-145.

Abel, Ernest L. (1985), Psychoactive Drugs and Sex, New York/London: Plenum Press.

Abel, M. (1990), Ruhigstellung von Neugeborenen, Säuglingen und Kleinkindern bei CT- und NMR-Untersuchungen, in: Kreuscher und Kettler (Hg.), Seiten 13-17.

Abi-Saab, W.M., D'Souza, D.C., Moghaddam, B., Krystal, J.H. (1998), The NMDA antagonist model of schizophrenia: Promise and pitfalls, Pharmacopsychiatry 31: 104-109.

Acevedo-Diaz, E.E., Cavanaugh, G.W., Greenstein, D., Kraus, C., Kadriu, B., Park, L., Zarate Jr., C.A. (2020), Can "floating" predict treatment response to ketamine? Data from three randomized trials of individuals with treatment-resistant depression, J. Psychiatr. Res. 130: 280-285.

Adams, H.A. (1998), Wirkmechanismen von Ketamin, Anaesthesiol. Reanim. 23: 60-63.

Adams, H.A., Thiel, A., Jung, A., Fengler, G., Hempelmann, G. (1992), Untersuchungen mit S-(+)-ketamin an Probanden. Endokrine und Kreislaufreaktionen. Aufwachverhalten. Traumerlebnisse, Anaesth. 41: 588-596.

Adams, H.A., Bauer, R., Gebhardt, B., Menke, W., Baltes-Gotz, B. (1994), TIVA mit S-(+)-Ketamin in der orthopädischen Alterschirurgie. Endokrine Stressreaktion. Kreislauf – Aufwachverhalten, Anaesthesist. 43: 92-100.

Adams, H.A., Werner, C. (1997), Leitthema: Vom Razemat zum Eutomer: (S)-Ketamin. Renaissance einer Substanz?, Der Anästhesist 46(12): 1026-1042.

Adams, T., Bloch, M., Pittenger, C. (2017), Intranasal ketamine and cognitive-behavioral therapy for treatment refractory obsessive-compulsive disorder, J. Clin. Psychopharmacol. 37: 269-271.

Adhikari, S., Kumar, R., Driver, E.M., Bowes, D.A., Ng, K.T., Sosa-Hernandez, J.E., Oyervides-Muñoz, M.A., Melchor-Martínez, E.M., Martínez-Ruiz, M., Coronado-Apodaca, K.G., Smith, T., Bhatnagar, A., Piper, B.J., McCall, K.L., Parra-Saldivar, R., Barron, L.P., Halden, R.U. (2023), Occurrence of Z-drugs, benzodiazepines, and ketamine in wastewater in the United States and Mexico during the Covid-19 pandemic, Sci Total Environ. 857(Pt 2): 159351.

Agboola, F., Atlas, S.J., Touchette, D.R., Fazioli, K., Pearson, S.D. (2020), The Effectiveness and Value of Esketamine for the Management of Treatment-Resistant Depression, J Manag Care Spec Pharm. 26(1): 16-20.

Aguayo, L.G., Witkop, B., Albuquerque, E.X. (1986), Voltage- and time-dependent effects of phencyclidines on the endplate current arise from open and closed channel blockade, Proc Natl Acad Sci USA 83(10): 3523-3527.

Ahmadi, A., Mahmoudi, A. (2005), Synthesis and Biological Properties of 2-Hydroxy-1-(1-phenyltetralyl)piperidine and Some of its Intermediates as Derivatives of Phencyclidine, Arzneimittelforschung 55(9): 528-532.

Ahmadi, A., Mahmoudi, A. (2006), Synthesis with Improved Yield and Study on the Analgesic Effect of 2-Methoxyphencyclidine, Arzneimittelforschung 56(5): 346-350.

Ahnefeld, F.W., Pfenninger, E. (Hg.) (1989), Ketamin in der Intensiv- und Notfallmedizin, Berlin/Heidelberg: Springer.

Alef, M., Oechtering, G. (2005), Anästhesie, in: Horzinek, M.C., Schmidt, V., Lutz, H., (Hg.), Krankheiten der Katze, Stuttgart: Enke Verlag.

Alnefeesi, Y., Chen-Li, D., Krane, E., Jawad, M.Y., Rodrigues, N.B., Ceban, F., Di

Vincenzo, J.D., Meshkat, S., Ho, R.C.M., Gill, H., Teopiz, K.M., Cao, B., Lee, Y., McIntyre, R.S., Rosenblat, J.D. (2022), Real-world effectiveness of ketamine in treatment-resistant depression: A systematic review & meta-analysis, J Psychiatr Res. 151: 693-709.

Ameline, A., Baudry, M., Garnier, D., Raul, J.S., Kintz, P. (2023), Case report of a fatal 3-hydroxyphencyclidine intoxication, including blood and hair results, J Anal Toxicol. 47(6): 552-556.

Anand, A., Mathew, S.J., Sanacora, G., Murrough, J.W., Goes, F.S., Altinay, M., Aloysi, A.S., Asghar-Ali, A.A., Barnett, B.S., Chang, L.C., Collins, K.A., Costi, S., Iqbal, S., Jha, M.K., Krishnan, K., Malone, D.A., Nikayin, S., Nissen, S.E., Ostroff, R.B., Reti, I.M., Wilkinson, S.T., Wolski, K., Hu, B. (2023), Ketamine versus ECT for Nonpsychotic Treatment-Resistant Major Depression, N Engl J Med. 388(25): 2315-2325.

Anghelescu, I.-G. (2023), Esketamin Nasenspray bei therapieresistenter Major-Depression und zur schnellen Reduktion depressiver Symptome einer Major-Depression in einem psychiatrischen Notfall, Supplement 20 zur Psychopharmakotherapie 30(3): 13-25.

Anis, N.A., Berry, S.C., Burton, N.R., Lodge, D. (1983), The dissociative anaesthetics, ketamine and phencyclidine, selectively reduce excitation of central mammalian neurones byN-methyl-aspartate, Br. J. Pharmac. 79: 565-575.

Anonymous (o.J.), Ketamine, Manchester: Lifeline Publications.

Arnemo, J.M., Soli, N.E. (1995), Chemical immobilization of free-ranging european hedgehogs (Erinaceus europaeus), J Zoo Wildl Med, 26: 246-251.

Athira, K.V., Mohan, A.S., Chakravarty, S. (2020), Rapid acting antidepressants in the mTOR pathway: current evidence, Brain Res Bull 163: 170-177.

Aust, S., Gärtner, M., Basso, L., Otte, C., Wingenfeld, K., Chae, W.R., Heuser-Collier, I., Regen, F., Cosma, N.C., van Hall, F., Grimm, S., Bajbouj, M. (2019), Anxiety during ketamine infusions is associated with negatiive treatment responses in major depressive disorder. Eur. Neuropsychopharmacol. 29: 529-538.

Axhausen, Ch. (1981), Einsatzmöglichkeiten von Ketamin für Analgesie und Anästhesie im Notfall, in: Dick (Hg.), Seiten 83-92.

Azhari, N., Hu, H., O'Malley, K.Y., Blocker, M.E., Levin, F.R., Dakwar, E. (2021), Ketamine-facilitated behavioral treatment for cannabis use disorder: a proof of concept study, Am. J. Drug Alcohol. Abuse 47: 92-97.

Bach, B. (2023), Subkutanes Ketamin-Generikum: Jeder Fünfte mit schwerer Depression rasch in Remission, Ärzte-Zeitung online: www.aerztezeitung.de/Medizin/Subkutanes-Ketamin-Generikum-Jeder-Fuenfte-mit-schwerer-Depression-rasch-in-Remission-441178.html, 08.11.2023.

Badenoch, P.R., Coster, D.J. (1982), Antimicrobial activity of topical anaesthetic preparations, British Journal of Ophthalmology 66: 364-367.

Baer, G., Parkas, P. (1981), Von Ketamin verursachte psychopathologische Veränderungen unter den für eine experimentelle Psychose üblichen Versuchsbedingungen, Anaesthesist 30: 251-256.

Bailey, K., Chow, A.Y., Downie, R.H., Pike, R.K. (1976), 1-Piperidinocyclohexanecarbonitrile, a toxic precursor of phencyclidine, J Pharm Pharmacol. 28(9): 713-714.

Ballard, E.D., Zarate Jr., C.A. (2020), The role of dissociation in ketamine's antidepressant effects, Nat. Commun. 11 (1): 6431.

Bates, M.L.S., Trujillo, K.A. (2019), Long-lasting effects of repeated ketamine administration in adult and adolescent rats, Behav Brain Res. 369: 111928.

Bauer, D.R., Behringer, W. (Hg.) (1997), Fliegen und Schweben. Annäherung an eine menschliche Sensation, München: dtv.

Beals, J.K., Carter, L.B., Jevtovic-Todorovic, V. (2003), Neurotoxicity of nitrous oxide and ketamine is more severe in aged than in young rat brain, Ann N Y Acad Sci 993: 115.

Beck, K., Hindley, G., Borgan, F., Ginestet, C., McCutcheon, R., Brugger, S., Driesen, N., Ranganathan, M., D'Souza, D.C., Taylor, M., Krystal, J.H., Howes, O.D. (2020), Association of Ketamine With Psychiatric Symptoms and Implications for Its Therapeutic Use and for Understanding Schizophrenia: A Systematic Review and Meta-analysis, JAMA Netw Open. 3(5): e204693.

Begec, Z., Yucel, A., Yakupogullari, Y., Erdogan, M.A., Duman, Y., Durmus, M., Ersoy, M.O. (2013), The antimicrobial effects of ketamine combined with propofol: An in vitro study, Braz J Anesthesiol. 63(6): 461-465.

Benke, A., Unger, W. (1969), Psychische und vestibuläre Effekte von Ketamine, in: Kreuscher (Hg.), Seiten 167-172.

Bennett, R. (2019), Paradigms of Ketamine Treatment, MAPS, maps.org/news/bulletin/articles/436-maps-bulletin-spring-2019-vol-29- no-1/7718-paradigms-of-ketamine-treatment-spring-2019, 08.11.2023.

Bennett, R., Yavorsky, C., Bravo, G. (2022), Ketamine for Bipolar Depression: Biochemical, Psychotherapeutic, and Psychedelic Approaches, Frontiers in Psychiatry 13: 867484.

Benton, A.L. (1954), A visual retention test for clinical use, Arch Neurol Psychol 59: 273-291.

Berger, M. (2017a), DMT – Forschung, Anwendung, Kultur, Aarau: AT Verlag.

Berger, M. (2017b), Psychoaktive Drogen, Solothurn: Nachtschatten Verlag.

Berger, M. (2019), Microdosing – Niedrig dosierte Psychedelika im Alltag, Solothurn: Nachtschatten Verlag.

Berman, R.M., Cappiello, A., Anand, A., Oren, D.A., Heninger, G.R., Charney, D.S., Krystal, J.H. (2000), Antidepressant effects of ketamine in depressed patients, Biol Psychiatry. 47: 351-354.

Bertron, J.L., Seto, M., Lindsley, C.W. (2018), DARK Classics in Chemical Neuroscience: Phencyclidine (PCP), ACS Chem Neurosci. 9(10): 2459-2474.

BF (1994), Weird Reactions, The Entheogen Review 3(4): 6.

Biesing, C., Knuth, P. (1981), Ketanest als Transportanalgetikum, in: Dick (Hg.), Seiten 93-102.

Bolle, Ralf H. (1988), Am Ursprung der Sehnsucht – Tiefenpsychologische Wachbewusstseinszustände am Beispiel des Anästhetikums Ketanest, Berlin: VWB.

Bonilla, E. (2011), Experiencias cercanas a la muerte. Revisión [Near-death experiences], Invest Clin. 52(1): 69-99.

Bornscheuer, A., Lübbe, N., Mahr, K. H., H. Adams A., Piepenbrock, S., E. Kirchner (1997), Endokrine Reaktionen, Kreislauf- und Aufwachverhalten bei Ketamin-/Midazolam-Narkosen. Eine Vergleichsstudie Ketamin-Razemat vs. (S)-Ketamin bei Eingriffen am Knie, Der Anaesthesist 46(12): 1043-1049.

Boussarie, D. (2001), Routine sterilisation techniques in companion rodents and lagomorphs. Eur J Compan Anim Pract. 11: 61-78.

Bowdle, T.A., Radant, A.D., Cowley, D.S., Karash, E.D., Strassman, R.S., Roy-Byrne, P.P. (1998), Psychedelic effects of ketamine in healthy volunteers: Relationship to steady state plasma concentrations, Anesthesiology 8: 82-88.

Brandt, M., Dick, W. (1989), Ketamin als Analgetikum in der Notfallmedizin, in: Ahnefeld und Pfenninger (Hg.), Seiten 61-64.

Braun, S., Gaza, N., Werdehausen, R., Hermanns, H., Lipfert, P., Stevens, M.F. (2007), Ketanest S® induziert mehr Apoptose als die Reinsubstanz S-Ketamin an T-Lymphomzellen und Neuroblastomzellen des Menschen durch den Zusatz von Benzethonium, Hamburg: Deutscher Anästhesiologie Congress (DAC).

Braun, S., Werdehausen, R., Gaza, N., Hermanns, H., Kremer, D., Küry, P., Hollmann, M.W., Stevens, M.F. (2010a), Benzethonium increases the cytotoxicity of S(+)-ketamine in lymphom, neuronal and glial cells, Anesthesia & Analgesia 111(6): 1389-1393.

Braun, S., Werdehausen, R., Gaza, N., Hermanns, H., Kremer, D., Küry, P., Hollmann, M.W.,Stevens, M.F. (2010b), Benzethonium Increases the Cytotoxicity of S(+)-Ketamine in Lymphoma, Neuronal, and Glial Cells, Anesth Analg. 111(6): 1389-1393.

Bravo, G., Grant, R., Bennett, R. (2021), Ketamine, in: Grob, C., Grigsby, J. (Hg.), Handbook of Medical Hallucinogens, New York/London: The Guilford Press, Seiten 327-344.

Bree, M.M., Feller, I., Corssen, G. (1967), Safety and tolerance of repeated anesthesia with CI 581 (ketamine) in monkeys, Anesth Analg. 46: 596-600.

Breier, A., Malhotra, A.K., Pinals, D.A., Weisenfeld, N.I., Pickar, D. (1997), Association of ketamine-induced psychosis with focal activation of the prefrontal cortex in healthy volunteers, Am. J. Psychiatry 154: 805-811.

Brown, T.C., Cole, W.H., Murray, G.H. (1970), Ketamine: A new anaesthetic agent, Aust N Z J Surg. 39(3): 305-310.

Brown, K.A., Zanos, P., Powels, C.F., Fix, C.J., Michaelides, M., Pereira, E.F.R., Moaddel, R., Gould, T.D. (2023) Ketamine preservative benzethonium chloride potentiates hippocampal synaptic transmission and binds neurotransmitter receptors and transporters, Neuropharmacology 225: 109403.

Brummbaer (2014), Technology Appreciated By the Psychedelic Mind, in: Doblin, R., Burge, B. (Hg.), Manifesting Minds, Berkeley: Evolver Editions, Seiten 267-272.

Büky, B. (1973), Ketamin-Anaesthesie im Säuglings- und Kleinkindesalter, in: Gemperle et al. (Hg.), Seiten 323-325.

Büttner, W. (1990), Ketamin bei Kleinkindern: Vorteile und Risiken bei Prämedikation und Narkoseeinleitung, in: Kreuscher und Kettler (Hg.), Seiten 1-12.

Bunney, B.G., Bunney, W.E., Carlsson, A. (1995) Schizophrenia and glutamate; in Bloom FE, Kupfer DJ (Hg.): Psychopharmacology: The Fourth Generation of Progress, New York, Raven Press, Seiten 1205-1214.

Byer, D.E., Gould, A.B. Jr. (1981), Development of tolerance to ketamine in an infant undergoing repeated anesthesia, Anesthesiology 54: 255-256.

Can, A.T., Hermens, D.F., Dutton, M., Gallay, C.C., Jensen, E., Jones, M., Scherman, J., Beaudequin, D.A., Yang, C., Schwenn, P.E., Lagopoulos, J. (2021), Low dose oral ketamine treatment in chronic suicidality: An open-label pilot study, Transl Psychiatry 11(1): 101.

Captain Chaos (1994), Network Feedback: Ketamine, The Entheogen Review 3(2): 14.

Captain Chaos (1997), Ketamine Gnosis, The Entheogen Review 6(4): 5f.

Carroll, M. (1985), PCP – The Dangerous Angel (The Encyclopedia of Psychoactive Drugs), New York: Chelsea House Publishers.

Castillo, A., Dubois, J., Field, R.M. et al. (2023), Measuring acute effects of subanesthetic ketamine on cerebrovascular hemodynamics in humans using TD-fNIRS, Sci Rep 13: 11665.

Chambers, R.A., Bremner, J.D., Moghaddam, B., Southwick, S.M., Charney, D.S., Krystal, J.H. (1999), Glutamate and post-trau-matic stress disorder: toward a psychobiology of dissociation, Semin. Clin. Neuropsychiatry 4: 274-281.

Chang, L.C., Rajagopalan, S., Mathew, S.J. (2016), The History of Ketamine Use and Its

Clinical Indications, in: Mathew und Zarate (Hg.) 2016, Seiten 1-12.

Chang, L., Zhang, K., Pu, Y., Qu, Y., Wang, S.-M., Xiong, Z., Ren, Q., Dong, C., Fujita, Y., Hashimoto, K. (2019), Comparison of antidepressant adn side effects in mice after intransal administration of (R,S)-ketamine, (R)-ketamine, and (S)-ketamine, Pharmacol. Biochem. Behav. 181: 53-59.

Chaudieu, I., Vignon, J., Chicheportiche, M., Kamenka, J.M., Trouiller, G., Chicheportiche, R. (1989), Role of the aromatic group in the inhibition of phencyclidine binding and dopamine uptake by PCP analogs, Pharmacol Biochem Behav. 32(3): 699-705.

Chen, L., Malek, T. (2015), Follow me down the K-hole: ketamine and its modern applications, Crit Care Nurs Q. 38(2): 211-216.

Chen, H., Li, L., Xia, H. (2015), Diabetes alters the blood glucose response to ketamine in streptozotocin-diabetic rats, Int J Clin Exp Med. 8(7): 11347-11351.

Chen, W.J., Wu, S.C., Tsay, W.I., Chen, Y.T., Hsiao, P.C., Yu, Y.H., Ting, T.T., Chen, C.Y., Tu, Y.K., Huang, J.H., Yang, H.J., Li, C.Y., Strong, C., Yen, C.F., Yen, C.F., Hsu, J. (2017), Differences in prevalence, socio-behavioral correlates, and psychosocial distress between club drug and hard drug use in Taiwan: Results from the 2014 National Survey of Substance Use, Int J Drug Policy. 48: 99-107.

Chen, MH., Cheng, CM., Gueorguieva, R. et al. (2019), Maintenance of antidepressant and antisuicidal effects by D-cycloserine among patients with treatment-resistant depression who responded to low-dose ketamine infusion: a double-blind randomized placebo–control study, Neuropsychopharmacol. 44: 2112-2118.

Chenoweth, J.A., Gerona, R.R., Ford, J.B. et al. (2015), Altered Mental Status and End Organ Damage Associated with the use of Gacyclidine: A Case Series, J. Med. Toxicol. 11: 115-120.

Cheung, Y.W., Cheung, N.W.-t. (2018), Psychoactive Drug Abuse in Hong Kong, Singapur: Springer Nature.

Chilukuri, H., Dasari, P., Srinivas, J.S. (2013), Intramuscular ketamine in acute depression: A report on two cases, Indian J Psychiatry 55(2): 186-188.

Chilukuri, H., Reddy, N.P., Pathapati, R.M., Manu, A.N., Jollu, S., Shaik, A.B. (2014), Acute antidepressant effects of intramuscular versus intravenous ketamine, Indian J Psychol Med. 36(1): 71-76.

Christiaen, A. (1924), Contribution à l'étude de la réaction des organo-magnésiens sur les nitriles. Les nitriles α amines, Bull. Soc. Chim. Belg. 33: 483-490.

Chu, P.S., Ma, W.K., Wong, S.C., Chu, R.W., Cheng, C.H., Wong, S. et al. (2008), The destruction of the lower urinary tract by ketamine abuse: a new syndrome?, BJU Int 2008; 102: 1616-1622.

Cirota, N. (1978), The long-term use of ketamine in subanaesthetic dosis for the burnt patient, Vortrag SASA Congress, Kapstadt, 25.-28.9.1978.

Clark, P. (2014), Treatment-refractory depression: a case of successful treatment with intranasal ketamine 10 %, Ann Clin Psychiatry 26(2): 145.

Clements, J., Nimmo, W., Grant, I. (1982), Bioavailability, pharmacokinetics, and analgesic activity of ketamine in humans. Journal of Pharmaceutical Sciences 71(5): 539-542.

Cohen BD, Rosenbaum G, Dobie SI, Gottlieb JS (1959), Sensory isolation: Hallucinogenic effects of a brief procedure, J Nerv Ment Dis 1959; 129:486-491.

Colestock, T., Wallach, J., Mansi, M. et al. (2018), Syntheses, analytical and pharmacological characterizations of the 'legal high' 4-[1-(3-methoxyphenyl)cyclohexyl] morpholine (3-MeO-PCMo) and analogues, Drug Test Anal. 10: 272-283.

Contreras, P.C., DiMaggio, D.A., O'Donohue, T.L. (1985), Evidence for an endogenous peptide ligand and antagonist for PCP receptors, Prog Clin Biol Res. 192: 495-498.

Contreras, P.C., Monahan, J., Lanthorn, T., Pullan, Linda, DiMaggio, D.A., Handelmann, G., Gray, N., O'Donohue, T.L. (1987), Phencyclidine. Physiological actions, interactions with excitatory amino acids and endogenous ligands, Molecular neurobiology 1: 191-211.

Corazza, O., Schifano, F. (2010), Near-death states reported in a sample of 50 misusers, Subst Use Misuse 45(6): 916-924.

Corazza, O., Schifano, F., Simonato, P., Fergus, S., Assi, S., Stair, J., Corkery, J., Trincas, G., Deluca, P., Davey, Z., Blaszko, U., Demetrovics, Z., Moskalewicz, J., Enea, A., di Melchiorre, G., Mervo, B., di Furia, L., Farre, M., Flesland, L., Pasinetti, M., Pezzolesi, C., Pisarska, A., Shapiro, H., Siemann, H., Skutle, A., Enea, A., di Melchiorre, G., Sferrazza, E., Torrens, M., van der Kreeft, P., Zummo, D., Scherbaum, N. (2012), Phenomenon of new drugs on the Internet: the case of ketamine derivative methoxetamine, Hum Psychopharmacol. 27(2): 145-149.

Corkery, J.M., Hung, W.C., Claridge, H., Goodair, C., Copeland, C.S., Schifano, F. (2021), Recreational ketamine-related deaths notified to the National Programme on Substance Abuse Deaths, England, 1997-2019, J Psychopharmacol. 35(11): 1324-1348.

Correll, G.E., Futter, G.E. (2006), Two case studies of patients with major depressive disorder given low-dose (subanesthetic) ketamine infusions, Pain Med. 7(1): 92-5.

Corssen, G., Domino, E.F. (1966), Dissociative anesthesia: further pharmacologic studies and first clinical experience with the phencyclidine derivative CI-581, Anesth. Analg. 45: 29-40.

Corssen, G., Oget, S., Reed, P.C. (1971), Psychic Effects of Ketamine, Anesth Analg 50: 397-401.

Cumming, J.F. (1976), The development of an acute tolerance to ketamine, Anesth Analg. 55: 788-791.

Curran, H.V., Morgan, C. (2000), Cognitive, dissociative and psychotogenic effects of ketamine in recreational users on the night of drug use and 3 days later, Addiction 95: 57-590.

Curran, H.V., Monaghan, L. (2001), In and out of the K-hole: a comparison of the acute and residual effects of ketamine in frequent and infrequent ketamine users, Addiction 96: 749-760.

Cusin, C., Hilton, G.Q., Nierenberg, A.A., Fava, M. (2012), Long-term maintenance with intramuscular ketamine for treatment-resistant bipolar II depression, Am J Psychiatry 169(8): 868-869.

Cusin, C., Foxworth, P., Gilmer, W.S. (2019), Esketamine for Treatment-Resistant Depression: Effectiveness and Value – Final Evidence Report, Institute for Clinical and Economic Review.

Dähn, H., Podlesch, I. (1988), Benzodiazepin-Ketamin-Kombinationsnarkosen, in: Tolksdorf (hg.), Seiten 65-74.

Dai, D., Miller, C., Valdivia, V. et al. (2022), Neurocognitive effects of repeated ketamine infusion treatments in patients with treatment resistant depression: a retrospective chart review, BMC Psychiatry 22: 140.

Dakwar, E., Nunes, E.V. (2016), New directions in medication-facilitated behavioral treatment for substance use disorders, Curr. Psychiatry Rep. 18: 64.

Dakwar, E., Nunes, E.V., Hart, C.L., Foltin, R.W., Mathew, S.J., Carpenter, K.M. et al. (2019), A single ketamine infusion combined With mindfulness-based behavioral modification to treat cocaine dependence: A randomized clinical trial, Am. J. Psychiatry 176: 923-930.

Dakwar, E., Levin, F., Hart, C.L., Basaraba, C., Choi, J., Pavlicova, M., Nunes, E.V. (2020),

A Single Ketamine Infusion Combined With Motivational Enhancement Therapy for Alcohol Use Disorder: A Randomized Midazolam-Controlled Pilot Trial, Am J Psychiatry 177(2): 125-133.

Dames, S., Kryskow, P., Watler, C. (2022), A Cohort-Based Case Report: The Impact of Ketamine-Assisted Therapy Embedded in a Community of Practice Framework for Healthcare Providers With PTSD and Depression, Front. Psychiatry 12: 803279.

Dangel, P. (1969), Ketamine in der pädiatrischen Chirurgie, in: Kreuscher (Hg.), Seiten 222-226.

Das, R.K., Gale, G., Walsh, K., Hennessy, V.E., Iskandar, G., Mordecai, L.A., Brandner, B., Kindt, M., Curran, H.V., Kamboj, S.K. (2019), Ketamine can reduce harmful drinking by pharmacologically rewriting drinking memories, Nat Commun. 10(1): 5187.

Davis, M.T., DellaGiogia, N., Maruff, P. et al. (2021), Acute cognitive effects of single-dose intravenous ketamine in major depressive and posttraumatic stress disorder. Transl Psychiatry 11: 205.

Deane, K.E., Brunk, M.G.K., Curran, A.W., Zempeltzi, M.M., Ma, J., Lin, X., Abela, F., Aksit, S., Deliano, M., Ohl, F.W., Happel, M.F.K. (2020), Ketamine anaesthesia induces gain enhancement via recurrent excitation in granular input layers of the auditory cortex, J Physiol. 598(13): 2741-2755.

De Berardis, D., Fornaro, M., Valchera, A., Cavuto, M., Perna, G., Di Nicola, M., Serafini, G., Carano, A., Pompili, M., Vellante, F., Orsolini, L., Fiengo, A., Ventriglio, A., Yong-Ku, K., Martinotti, G., Di Giannantonio, M., Tomasetti, C. (2018), Eradicating Suicide at Its Roots: Preclinical Bases and Clinical Evidence of the Efficacy of Ketamine in the Treatment of Suicidal Behaviors, Int J Mol Sci. 19(10): 2888.

DeKorne, J. (1995), Psychedelischer Neo-Schamanismus, Löhrbach: Werner Pieper's MedienXperimente.

Demuth, D.C., Müntener, C.R. (2005), Tierarzneimittelkompendium der Schweiz 2006/2007, Tierarzneim-Kompend Schweiz 7: 1-686.

De Souza, Errol B., Clouet, Doris, London, Edythe D. (1993), Sigma, PCP, and NMDA Receptors, NIDA Research Monograph 133, Rockville: NIDA.

Dick, W. (Hg.) (1981), Ketamin (Ketanest) in der Notfall- und Katastrophenmedizin, Erlangen: perimed.

Dick, W., Jonatha, W.D., Milewski, P., Traub, E. (1973), Untersuchungen zum Verhalten des Uterustonus unter der Geburt während der Ketamin-Anaesthesie, in: Gemperle et al. (Hg.), Seiten 285-291.

Diener, H.C. (2020), Ketamin ohne Effekt, InFo Neurologie 22(25), https://doi.org/10.1007/s15005-020-1525-9, 09.11.2023.

DiMaggio, D., Contreras, Patricia, Quirion, Remi, O'Donohue, T. (1986), Isolation and identification of an endogenous ligand for the phencyclidine receptor, NIDA research monograph 64: 24-36.

DiMaggio, D.A., Contreras, P.C. et al. (1988), Biological and chemical characterization of the endopsychosins: Distinct ligands for PCP and sigma sites. Sigma and Phencyclidine-Like Compounds as Molecular Probes in Biology, Ann Arbor: NPP Books.

Dimitrov, I., Denny, W.A., Jose, J. (2018), Syntheses of Ketamine and Related Analogues: A Mini Review, Synthesis 50(21): 4201-4215.

Disomma, J., Disomma, M. (2021), Dematerialized: The Mysterious Disappearance of Marcia Moore, New York, Nashville: Post Hill Press, LLC.

Dittrich, A. (1985), Ätiologie-unabhängige Strukturen veränderter Wachbewusstseinszustände, Stuttgart: Enke.

Dittrich, A. (1998), Standardized psychometric assessment of altered states of consciousness (ASCs) in humans, Pharmacopsychiatry 31: 280-284.

Dittrich, A., Arx, S., Staub, S. (1985), International study on altered states of consciousness (ISASC): Summary of the results, German J Psychol 9: 319-339.

Dittrich, A., Lamparter, D., Maurer, M. (2006), 5D-ABZ – Fragebogen zur Erfassung Aussergewöhnlicher Bewusstseinszustände: Eine kurze Einführung, Zürich: PSIN PLUS Publications.

Dittrich, A., Lamparter, D., Maurer, M. (2010), 5D-ASC: questionnaire for the assessment of altered states of consciousness. A short introduction, Zurich, Switzerland: PSIN PLUS.

Divers, S.J. (2001), Update on Anesthetics in Reptiles, Exot DVM 2(6): 8-9.

Diwo, S., Petroianu, G. (2002), Die Pharmakologie von Ketamin: Enantiomere, Distomere, Eutomere und Razemat, in: Klose und Hoppe 2002, Seiten 1-16.

Doenicke, A., Kugler, J., Emmert, M., Laub, M., Kleinert, H. (1969), Ein Leistungsvergleich nach Ketamine und Methohexital, in Kreuscher (Hg.), Seiten 146-155.

Doenicke, A., Kugler, J., Mayer, M., Angster, R., Hoffmann, P. (1992), Ketamin-Razemat oder S-(+)-Ketamin und Midazolam. Die Einflüsse auf Vigilanz, Leistung und subjektives Befinden, Anaesthesist 41: 610-618.

Doherty, Tom, Valverde, Alex (2006), Manual of Equine Anesthesia and Analgesia, Oxford/Iowa/Victoria: Blackwell Publishing.

Domino, E.F. (1980), History and pharmacology of PCP and PCP-related analogs, J. Psychedelic Drugs 12: 223-227.

Domino, E.F., Chodoff, P., Corssen, G. (1965), Pharmacologic Effects of CI-581, A New Dissociative Anesthetic, in Man, Clin Pharmacol Ther. 6: 279-291.

Domino, E.F., Warner, David S. (2010), Taming the ketamine tiger (Classic Papers Revisited), Anesthesiology 113: 678-684.

Domino, E.F., Luby, E.D. (2012), Phencyclidine/schizophrenia: one view toward the past, the other to the future, Schizophr Bull. 38(5): 914-919.

Dore, J., Turnipseed, B., Dwyer, S., Turnipseed, A., Andries, J., Ascani, G., Monnette, C., Huidekoper, A., Strauss, N., Wolfson, P. (2019), Ketamine Assisted Psychotherapy (KAP): Patient Demographics, Clinical Data and Outcomes in Three Large Practices Administering Ketamine with Psychotherapy, Journal of Psychoactive Drugs 51(2): 189-198.

Dorrestein, G.M., Kummerfeld, N. (2005), Singvögel, in: Gabrisch, K., Zwart, P. (Hg.), Krankheiten der Heimtiere, Hannover: Schlütersche Verlagsgesellschaft.

Dotson, J.W., Ackerman, D.L., West, L.J. (1995), Ketamine abuse, Journal of Drug Issues 25(4): 751-757.

Duman, R.S., Aghajanian, G.K., Sanacora, G., Krystal, J.H. (2016), Synaptic plasticity and depression: new insights from stress and rapid acting antidepressants, Nat. Med. 22: 238-249.

Durieux, M.E., Nietgen, G.W. (1997), Synergistic inhibition of muscarinic signaling by ketamine stereoisomers and the preservative benzethonium chloride. Anesthesiology 86(6): 1326-1333.

Early, T. (2014), Making Ketamine Work in the Long Run, International Journal of Transpersonal Studies, 33(2): 141-150.

Ebert, B., Mikkelsen, S., Thorkildsen, C., Borgbjerg, F.M. (1997), Norketamine, the main metabolite of ketamine, is a non-competitive NMDA receptor antagonist in the rat cortex and spinal cord, Eur J Pharmacol. 333(1): 99-104.

Eckart, I. (1969), Erfahrungen mit Ketamine bei Kindern, in: Kreuscher (Hg.), Seiten 200-205.

Edlinger, E. (1973), Die Anwendung von Ketamin in der Augenheilkunde bei extrabulbaren Eingriffen im Kindesalter, in: Gemperle et al. (Hg.), Seiten 308-311.

Eiden, C., Leone-Burgos, S., Serre, A., Carton, L., Gerardin, M., Le Boisselier, R., Gibaja, V., Monzon, E., Fouilhe, N., Boucher, A., Peyriere, H. (2018), Ephenidine, diphenidine, and methoxphenidine complications reported to the French Addictovigilance Network, Fundam Clin Pharmacol 32: 654-662.

Ellinger, K. (1988), Ketamin in der Notfallmedizin, in: Tolksdorf (Hg.), Seiten 91-96.

Emrich, O., Klose, R., Steen, M, Büttner, J. (1988), Ketamin in der Intensivmedizin – Analgosedierung mit der Low-Dose-long-term-Ketamin/Midazolam-Kombination in kontinuierlicher Infusion, in: Tolksdorf (Hg.), Seiten 75-88.

Engelhardt, W., Stahl, K., Marouche, A., Hartung, E., Dierks, T. (1994), Ketamin-Razemat versus S-(+)-Ketamin mit oder ohne Antagonisierung mit Physostigmin. Eine quantitative EEG-Untersuchung an Probanden, Anaesthesist 43 (Suppl 2): S76-S82.

Engelhardt, W., Stahl, K., Marouche, A., Hartung, E. (1997), Recovery time after (S)-ketamine or ketamine racemate. Recovery time after short anesthesia in volunteers, Anaesthesist 46 Suppl 1: S38-S42.

Errando, C.L., Sifre, C., Moliner, S., Valia, J.C., Gimeno, O., Minguez, A., Boils, P. (1999), Subarachnoid ketamine in swine--pathological findings after repeated doses: acute toxicity study, Reg Anesth Pain Med 24: 146-152.

Eyrich, K., Kretz, F.J. (Hg.) (1989), Zwei Jahrzehnte Ketanest – eine Bilanz, Erlangen: perimed.

Ezquerra-Romano, I.I., Lawn, W., Krupitsky, E., Morgan, C.J.A. (2018), Ketamine for the treatment of addiction: Evidence and potential mechanisms, Neuropharmacology 142: 72-82.

Fagg, G.E. (1987), Phencyclidine and related drugs bind to the activated N-methyl-D-aspartate receptor-channel complex in rat brain membranes, Neurosci Lett 76: 221-227.

Feder, A., Parides, M.K., Murrough, J.W., Perez, A.M., Morgan, J.E., Saxena, S., Kirkwood, K., Aan Het Rot, M., Lapidus, K.A., Wan, L.B. et al. (2014), Efficacy of intravenous ketamine for treatment of chronic posttraumatic stress disorder: A randomized clinical trial, JAMA Psychiatry 71: 681-688.

Fernie, G., Currie, J., Perrin, J.S., Stewart, C.A., Anderson, V., Bennett, D.M., Hay, S., Reid, I.C. (2017), Ketamine as the anaesthetic for electroconvulsive therapy: the KANECT randomised controlled trial, Br J Psychiatry 210(6): 422-428.

Ferreira, S.R., Machado, A.R.T., Furtado, L.F., Gomes, J.H.S., de Almeida, R.M., de Oliveira Mendes, T., Maciel, V.N., Barbosa, F.S., Carvalho, L.M., Bueno, L.L., Bartholomeu, D.C., de Araújo, J.V., Rabelo, E.M.L., de Pádua, R.M., Pimenta, L.P.S. und Fujiwara, R.T. (2020), Ketamine can be produced by Pochonia chlamydosporia: an old molecule and a new anthelmintic?, Parasites Vectors 13(1): 527-535.

Fischer, R. (1974), A pharmacological and conceptual reevaluation of hallucinations, Conf. Psychiat. 17: 143-151.

Fitzgerald, N.D., Striley, C.W., Palamar, J.J., Copeland, J., Kurtz, S., Cottler, L.B. (2021), Test-retest reliability and cross-cultural applicability of DSM-5 adopted diagnostic criteria for ketamine use disorders, Drug Alcohol Depend. 228: 109056.

Foidl, E., Kroesen, G. (1990), Ketamin in der präklinischen Notfalltherapie, in: Kreuscher und Kettler (Hg.), Seiten 64-66.

Fond, G., Loundou, A., Rabu, C., Macgregor, A., Lançon, C., Brittner, M., Micoulaud-Franchi, J.A., Richieri, R., Courtet, P., Abbar, M., Roger, M., Leboyer, M., Boyer, L. (2014), Ketamine administration in depressive disorders: a systematic review and meta-analysis, Psychopharmacology (Berl) 231(18): 3663-3676.

Fontana, A.E., Loschi, J.A. (1974), Terapia antidepresiva con CI 581 [Antidepressive therapy with C1 581], Acta Psiquiatrica y Psicologica de America Latina 20(1): 32-39. (Spanisch)

Forbidden Donut (1996), A Ketamine Report, The Entheogen Review 5(3): 7-8.

Freese, T.E., Miotto, K., Reback, C.J. (2002), The effects and consequences of selected club drugs, J Subst Abuse Treat. 23(2): 151-156.

Gálvez, V., O'Keefe, E., Cotiga, L., Leyden, J., Harper, S., Glue, P., Mitchell, P.B., Somogyi, A.A., DeLory, A., Loo, C.K. (2014), Long-lasting effects of a single subcutaneous dose of ketamine for treating melancholic depression: a case report, Biol Psychiatry 76(3): e1-2.

Gaza, Nina (2010), Mechanismen der Toxizität von Ketamin und Midazolam an Lymphom- und Neuroblastomzellen des Menschen, Düsseldorf: Heinrich-Heine-Universität, Diss.

Gehling, M., Tryba, M. (2002), Ketamin in der Therapie chronischer Schmerzen, in Klose und Hoppe (Hg.), Seiten 81-98.

Geisslinger, G., Hering, W., Thomann, P., Knoll, R., Kamp, H.D., Brune, K. (1993), Pharmacokinetics and pharmacodynamics of ketamine enantiomers in surgical patients using a stereoselective analytical method, Br. J. Anaesth. 70: 666-671.

Gemperle, G.N., Gemperle, M., Szappanyos, G. (1969), Unsere klinischen Erfahrungen mit Ketamine in der Kinderchirurgie (100 Fälle), in: Kreuscher (Hg.), Seiten 206-210.

Gemperle, M., Kreuscher, H., Langrehr, D. (1973), Ketamin – Neue Ergebnisse in Forschung und Klinik, Berlin/Heidelberg/New York: Springer.

Gensthaler, B.M. (2021), Nasenspray gegen schwere Depression, Pharmazeutische Zeitung www.pharmazeutische-zeitung.de/nasenspray-gegen-schwere-depression-126007/, 09.11.2023.

Georgiou, P., Zanos, P., Mou, TC.M. et al. (2022), Experimenters' sex modulates mouse behaviors and neural responses to ketamine via corticotropin releasing factor, Nat Neurosci 25: 1191-1200.

Gesztes, Th. (1981), Anästhesie mit Ketamin bei Notfallpatienten, in: Dick (Hg)., Seiten 31-37.

Ghonheim, M.M., Hinrichs, J.V., Mewaldt, S.P., Petersen, R.C. (1985), Ketamine: Behavioral effects of subanesthetic doses, J Clin Psychopharmacol 5: 70-77.

Gill, H., Gill, B., Rodrigues, N.B., Lipsitz, O., Rosenblat, J.D., El-Halabi, S., Nasri, F., Mansur, R.B., Lee, Y., McIntyre, R.S. (2021), The Effects of Ketamine on Cognition in Treatment-Resistant Depression: A Systematic Review and Priority Avenues for Future Research, Neurosci Biobehav Rev. 120: 78-85.

Glue, P., Gulati, A., Le Nedelec, M., Duffull, S. (2011), Dose- and exposure-response to ketamine in depression, Biol Psychiatry 70(4): e9-10.

Glue, P., Medlicott, N.J., Harland, S., Neehoff, S., Anderson-Fahey, B., Le Nedelec, M., Gray, A., McNaughton, N. (2017), Ketamine's dose-related effects on anxiety symptoms in patients with treatment refractory anxiety disorders, J Psychopharmacol. 31(10): 1302-1305.

Gocmen, S., Buyukkocak, U., Caglayan, O. (2008), In Vitro Investigation of the Antibacterial Effect of Ketamine, Upsala Journal of Medical Sciences 113(1): 39-46.

Golechha, G.R., Rao, A.V.N., Ruggu, R.K. (1985), Ketamine abreaction – two case reports, Indian J. Psychiatry 27: 341-342.

Goncalves, R., Castaing, N., Richeval, C., Ducint, D., Titier, K., Morvan, E., Grélard, A., Loquet, A., Molimard, M. (2022), Methoxpropamine (MXPr) in powder, urine and hair samples: Analytical characterization and metabolite identification of a new threat, Forensic Sci Int. 333: 111215.

Gorgaß, B. (1981), Anästhesie mit Ketanest bei

Notfallpatienten und im Katastrophenfall, in: Dick (Hg.), Seiten 39-48.

Gouzoulis-Mayfrank, E., Habermeyer, E., Hermle, L., Steinmeyer, A.M., Kunert, H.J., Sass, H. (1998), Hallucinogenic drug induced states resemble acute endogenous psychoses: Results of an empirical study, Eur Psychiatry 13: 399-406.

Gouzoulis-Mayfrank, E., Heekeren, K., Neukirch, A., Stoll, M., Stock, C., Obradovic, M., Kovar, K.A. (2005), Psychological effects of (S)-ketamine and N,N-dimethyltryptamine (DMT): a double-blind, cross-over study in healthy volunteers, Pharmacopsychiatry 38: 301-311.

Grabski, M., McAndrew, A., Lawn, W., Marsh, B., Raymen, L., Stevens, T. et al. (2022), Adjunctive ketamine with relapse prevention-based psychological therapy in the treatment of alcohol use disorder, Am. J. Psychiatry 179: 152-162.

Graf, B.M. (2002), Ketamin in der Kardioanästhesie, in: Klose und Hoppe (Hg.), Seiten 45-65.

Graven-Nielsen, T., Kendall, S.A., Henrikksson, K.G., Bengtsson, M., Sörensen, J., Hansen, G., Jensen, S.B., Chandresh, L., Hilden, T. (1988), The Psychotropic Effect of Ketamine, J. Psychoactive Drugs 20: 419-425.

Greifenstein, F.E., Devault, M., Yoshitake, J., Gajewski, J.E. (1958), A study of a 1-Aryl Cyclo Hexyl Amine for Anesthesia, Anesth. Analg. 37: 283-294.

Grieco, S. (2016), Antidepressant and Molecular Responses to Ketamine Linked to its Inhibition of Glycogen Synthase Kinase-3 (GSK3), University of Miami, Diss.

Grof, S. (1983), LSD-Psychotherapie, Stuttgart: Klett-Cotta Verlag.

Grof, S. (2016), My Ketamine Journeys or Ketamine and the Enchantment of Other Worlds, in: Wolfson und Hartelius (Hg.) 2016, Seiten 39-45.

Halstead, M., Reed, S., Krause, R., Williams, M. T. (2021), Ketamine-assisted psychotherapy for PTSD related to racial discrimination, Clin. Case Stud. 20: 310-330.

Hanna, J., Thyssen, S. (2014), Talking with Ann and Sasha Shulgin on the Existence of God and the Pleasures of Sex Drugs, in: Doblin, R., Burge, B. (Hg.), Manifesting Minds, Berkeley: Evolver Editions, Seiten 198-206.

Hansen, G., Jensen, S.B., Chandresh, L., Hilden T. (1988), The Psychotropic Effect of Ketamine, Journal of Psychoactive Drugs 20(4): 419-425.

Harris, J.A., Biersner, R.J., Edwards, D., Bailey, L.W. (1975), Attention, learning and personality during ketamine emergence: A pilot study, Anesth Analg 54: 169-174.

Hasan, M. (2017), Pharmacokinetics and Disposition of Prolonged-Release Ketamine Tablets for Treatment of Neuro-Psychiatric Diseases, Greifswald: Ernst-Moritz-Arndt-Universität, Diss.

Hashimoto, K. (2019), Rapid-acting antidepressant ketamine, its metabolites and other candidates: a historical overview and future perspective, Psychiatry Clin Neurosci. 73: 613-627.

Hashimoto, K. (2020), Molecular mechanisms of the rapid-acting and long-lasting antidepressant actions of (R)-ketamine, Biochem. Pharmacol. 177: 113935.

Hashimoto, K., Ide, S. Ikeda, K. (2020), Ketamin – From Abused Drug to Rapid-Acting Antidepressant, Singapore: Springer Nature.

Hasler, G. (2020), Toward specific ways to combine ketamine and psychotherapy in treating depression, CNS Spectr. 25: 445-447.

Hasse-Sander, I., Gross, G., Huber, G., Peters, S., Schuttler, R. (1982), Examinations by psychological tests in basic stages and pure residual syndromes of schizophrenic diseases, Arch Psychiat Nervenkr 231: 235-249.

Hefez, A., Lanyi, G. (1972), Neuropsychiatric manifestations of ketamine hydrochloride,

Isr Ann Psychiatr Relat Discip. 10(2): 180-187.

Heidenreich, J., Beck, L., Kreuscher, H. (1973), Ketamin bei Spontangeburten, in: Gemperle et al. (Hg.), Seiten 292-297.

Hempelmann, G., Kuhn, D.F. (1997), Klinischer Stellenwert des S-(+)-Ketamin, Anaesthesist 46 (Suppl 1): S3-S7.

Henzler, M.Ch. (2020), Die Wirkung von S-Ketamin auf das thalamokortikale Netzwerk, LMU München: Tierärztliche Fakultät, Diss.

Hillhouse, T.M., Rice, R., Porter, J.H. (2019), What role does the (2R,6R)-hydronorketamine metabolite play in the antidepres- sant-like and abuse-related effects of (R)-ketamine?, Br. J. Pharmacol. 176 (19): 3886-3888.

Himmelseher S., Pfenninger E (1998), The clinical use of S-(+)-ketamine – a determination of its place, Anaesthesiol Intensivmed Notfallmed Schmerzther, 33(12): 764-770.

Hirbec, H., Gaviria, M., Vignon, J. (2001), Gacyclidine: A New Neuroprotective Agent Acting at the N-Methyl-D-Aspartate Receptor, CNS Drug Reviews 7: 172-198.

Hirlinger, W.K., Pfenninger, E. (1987), Intravenöse Analgesie mit Ketamin bei Notfallpatienten, Anaesthesist 36(3): 140-142.

Hirota K, Okawa H, Appadu BL, Grandy DK, Devi LA, Lambert DG. (1999), Stereoselective interaction of ketamine with recombinant mu, kappa, and delta opioid receptors expressed in Chinese hamster ovary cells, Anesthesiology 90(1): 174-182.

Höhle, S., Müller-Ebeling, C., Rätsch, Ch., Urchs, O. (1986), Rausch und Erkenntnis – Das Wilde in der Kultur, München: Knaur.

Honey, G.D., O'Loughlin, C., Turner, D.C., Pomarol-Clotet, E., Corlett, P.R., Fletcher, P.C. (2006), The effects of a subpsychotic dose of ketamine on recognition and source memory for agency: implications for pharmacological modelling of core symptoms of schizophrenia, Neuropsychopharmacol: Official Publication of the College Neuropsychopharmacol. 31: 413-423.

Horsley, J.S. (1943), Narco-Analysis, London, New York: Oxford University Press.

Huang, M.-C., Lin, S.-K., (2020), Ketamine abuse: Past and present, in: Hashimoto, K., Ide, S., Ikeda, K. (Hg.), Ketamine, Springer, Singapur, Seiten 1-14.

Hur, K.H., Kim, S.E., Ma, S.X., Lee, B.R., Ko, Y.H., Seo, J.Y., Kim, S.K., Kim, Y.J., Sung, S.J., Lee, Y., Jung, Y.H., Lee, Y.S., Lee, S.Y., Jang, C.G. (2021), Methoxphenidine (MXP) induced abnormalities: Addictive and schizophrenia-related behaviours based on an imbalance of neurochemicals in the brain, Br J Pharmacol. 178(19): 3869-3887.

Hustveit, O., Maurset, A., Øye, I. (1995), Inteaction of the chiral forms of ketamine with opioid, phencyclidine, sigma and muscarinic receptors, Pharmacol. Toxicol. 77: 355-359.

Hyde, S.J. (2015), Ketamine for Depression, Selbstverlag: Xlibris.

Hyde, S.J. (2016), Sustainable Ketamine Therapy: An Overview of Where We are and Where We May Go, in: Wolfson und Hartelius (Hg.) 2016, Seiten 275-286.

Iglewicz, A., Morrison, K., Nelesen, R.A., Zhan, T., Iglewicz, B., Fairman, N., Hirst, J.M., Irwin, S.A. (2015), Ketamine for the treatment of depression in patients receiving hospice care: a retrospective medical record review of thirty-one cases, Psychosomatics 56(4): 329-337.

Ihmsen, H., Geisslinger, G., Schuttler, J. (2001), Stereoselective pharmacokinetics of ketamine: R (-)-ketamine inhibits the elimination of S (+)-ketamine, Clin. Pharmacol. Ther. 70: 431-438.

Iorio, Maria A., Tomassini, Lamberto, Mattson, Mariena V., George, Clifford, Jacobson, Arthur E. (1991), Synthesis, stereochemistry, and biological activity of the

1-(1-phenyl-2-methylcyclohexyl)piperidines and the 1-(1-phenyl-4-methylcyclohexyl)piperidines. Absolute configuration of the potent trans-(-)-1-(1-phenyl-2-methylcyclohexyl)piperidine, Journal of Medicinal Chemistry 34(8): 2615-2623.

Irie, T., Yanase, Y., Demizu, Y., Usami, M., Kikura-Hanajiri, R. (2022), Derivatives of methoxetamine and major methoxetamine metabolites potently block NMDA receptors, J Pharmacol Sci. 150(4): 233-243.

Irwin, S.A., Iglewicz, A. (2010), Oral ketamine for the rapid treatment of depression and anxiety in patients receiving hospice care, J Palliat Med. 13(7): 903-908.

Irwin, S.A., Iglewicz, A., Nelesen, R.A., Lo, J.Y., Carr, C.H., Romero, S.D., Lloyd, L.S. (2013), Daily oral ketamine for the treatment of depression and anxiety in patients receiving hospice care: a 28-day open-label proof-of-concept trial, J Palliat Med. 16(8): 958-965.

Islas, J.A., Astorga, J., Laredo, M. (1985), Epidural ketamine for control of postoperative pain, Anesth Analg 64: 1161-1162.

Jaitly, V.K. (2013), Sublingual ketamine in chronic pain: service evaluation by examining more than 200 patient years of data, Journal of Observational Pain Medicine 1(2): 1-12.

Jaksch, W., Likar, R., Aigner, M. (2019), Ketamin: Einsatz bei chronischen Schmerzen und Depression, Wien Med Wochenschr 169: 367-376.

Jalloh, M. (2020), Esketamine (Spravato) for Treatment-Resistant Depression, American Family Physician 101(6): 339-340.

Jang, Mei-Yu, Lee, Yi-Lun, Long, Cheng-Yu, Chen, Chung-Hwan, Chuang, Shu-Mien, Lee, Hsiang-Ying, Shen, Jung-Tsung, Wu, Wen-Jeng, Juan, Yung-Shun (2015), The protective effect of green tea catechins on ketamine-induced cystitis in a rat model, Urological Science 26: 186-192.

Jansen, K.L. (1989), Near-death experience and the NMDA receptor, British Medical Journal 298: 1708-1709.

Jansen, K.L. (1990), Neuroscience and the near-death experience: roles for the NMSA-PCP receptor, the sigma recep tor and the endopsychosins, Med Hypotheses 31(1): 25-29.

Jansen, K.L. (1997a), The ketamine model of the near-death experience: A central role for the N-methyl-D-aspartate receptor, J Near Death Stud. 16: 5-26.

Jansen, K.L. (1997b), The Brain Drain, The Face 3(3): 166-170.

Jansen, K.L.R. (2000), A review of the nonmedical use of ketamine: use, users and consequences, Journal of Psychoactive Drugs 32(4): 419-433.

Jansen, K.L.R. (2001), Ketamine: Dreams and Realities, Sarasota: MAPS.

Jansen, K.L.R., Darracot-Cankovic, R. (2001), The nonmedical use of ketamine, part two: A review of problem use and dependence, Journal of Psychoactive Drugs 33(2): 151-158.

Jansen, K.L.R., Theron, Lynn (2003), Ketamina: Nuevas observaciones sobre su consumo, consumidores y efectos, Adicciones 15(Supplement 2): 135-166.

Javitt, D.C. (2007), Glutamate and schizophrenia: phencyclidine, N-methyl-D-aspartate receptors, and dopamine-glutamate interactions, Int Rev Neurobiol. 78: 69-108.

Javitt, D.C., Jotkowitz, A., Sircar, R., Zukin, S.R. (1987), Non-competitive regulation of phencyclidine/sigma-receptors by the N-methyl-D-aspartate receptor antagonist D-(-)-2-amino-5-phosphonovaleric acid, Neuroscience Letters 78(2): 193-198.

Javitt, D.C., Zukin, S.R. (1991), Recent advances in the phencyclidine model of schizophrenia, Am J Psychiatry 148: 1301-1308.

Jelen, L.A., Young, A.H., Stone, J.M. (2021), Ketamine: A tale of two enantiomers, J Psychopharmacol. 35(2): 109-123.

Jilka, S., Odoi, C.M., Wilson, E., Meran, S., Simblett, S., Wykes, T. (2021), Ketamine treatment for depression: qualitative study exploring patient views, BJPsych Open. 7(1): e32.

Jin, C., Li, M., Duan, S., Zhang, Q., Zhang, G., Liu, Q., Zhang, R., Bai, H. (2023), An electrochemical sensor for direct and sensitive detection of ketamine. Biosens Bioelectron. 226: 115134.

Joe-Laidler, K., Hunt, G. (2008), Sit Down to Float: The Cultural Meaning of Ketamine Use in Hong Kong, Addiction Research & Theory 16(3): 259-271.

Joe-Laidler, K., Hunt, G. (2013), Unlocking the spiritual with club drugs: A case study of two youth cultures, Substance Use & Misuse 48: 1099-1108.

Johnson, C. (2018), Magic Medicine, Beverly: Fair Winds Press.

Johnson, D. (1980), Rolfing und die menschliche Flexibilität, Essen: Synthesis.

Johnstone, M., Evans, V., Baigel, S. (1959), Sernyl (CI-395) in clinical anaesthesia. Br J Anaesth. 31: 433-439.

Jones, J.L., Mateus, C.F., Malcolm, R.J., Brady, K.T., Back, S.E. (2018), Efficacy of ketamine in the treatment of substance use disorders: A systematic review, Front Psychiatry 9: 277.

Joseph, D., Lesueur, C., Zerizer, F., Fenot, A., Alvarez, J.C., Larabi, I.A. (2023), Characterization of extensive 2-fluorodeschloroketamine metabolism in pooled human liver microsomes, urine and hair from an addicted patient using high-resolution accurate mass spectrometry, Journal of Analytical Toxicology 47(6): 504-516.

Kaizaki-Mitsumoto, A., Noguchi, N., Yamaguchi, S. et al. (2016), Three 25-NBOMe-type drugs, three other phenethylamine-type drugs (25I-NBMD, RH34, and escaline), eight cathinone derivatives, and a phencyclidine analog MMXE, newly identified in ingredients of drug products before they were sold on the drug market, Forensic Toxicol. 34: 108-114.

Kalir, A., Teomy, S., Amir, A., Fuchs, P., Lee, S.A., Holsztynska, E.J., Rocki, W., Domino, E.F. (1984), N-Allyl analogs of phencyclidine: chemical synthesis and pharmacological properties, J. Med. Chem. 1984, 27(10): 1267-1271.

Kalsi, S.S., Wood, D.M., Dargan, P.I. (2011), The epidemiology and patterns of acute and chronic toxicity associated with recreational ketamine use, Emerg. Health Threats J 4: 7107.

Kamenka, J.M., Domino, E.F. (Hg.) (1988), Sigma and Phencyclidine: Like Compounds As Molecular Probes in Biology, Ann Arbor: NPP Books.

Kang, H., Park, P., Bortolotto, Z.A., Brandt, S.D., Colestock, T., Wallach, J., Collingridge, G.L., Lodge, D. (2017), Ephenidine: A new psychoactive agent with ketamine-like NMDA receptor antagonist properties, Neuropharmacology, 112(Part A): 144-149.

Kapferer, J.M. (1973), Ketamin bei geriatrischen Operationen, in: Gemperle et al. (Hg.), Seiten 403-406.

Karbe, E.E. (2000), Tiletamin-Zolazepam-Xylazin («Gießener Mischung») zur Anästhesie des Damwildes (Cervus dama d.): Einfluß auf Hämodynamik, Atemfunktionen und Plasmakortisol, Gießen: Fachverlag Köhler, Diss.

Katzung, W. (1994), Drogen in Stichworten: Daten, Begriffe, Substanzen, Landsberg: ecomed.

Kawana, Y., Sato, H., Shimada, H., Fujita, N., Ueda, Y., Hayashi, A., Araki, Y. (1987), Epidural ketamine for postoperative pain relief after gynecologic operations: A double-blind study and comparison with epidural morphine, Anesth Analg 66: 735-738.

Keeler, J.L., Treasure, J., Juruena, M.F., Kan, C., Himmerich, H. (2021), Ketamine as a Treatment for Anorexia Nervosa: A Narrative Review, Nutrients 13(11): 4158.

Kelly, K. (1999), The Little Book of Ketamine, Berkeley: Ronin Publishing Inc.

Kent, J. (1998), Ketamine: Metaprogramming From Within the Eye of the Storm, The Resonance Project 1(2): 28-33.

Khoodoruth, M.A.S., Estudillo-Guerra, M.A., Pacheco-Barrios, K., Nyundo, A., Chapa-Koloffon, G., Ouanes, S. (2022), Glutamatergic System in Depression and Its Role in Neuromodulatory Techniques Optimization, Front Psychiatry 13: 886918.

Khorramzadeh, E., Lotfy, A.O. (1973), The use of ketamine in psychiatry, Psychosomatics 14(6): 344-346.

Khorramzadeh, E., Lotfy, A.O. (1976), Personality predisposition and emergence phenomena with ketamine, Psychosomatics 17: 94-95.

Kieninger, Michael (2011), Narkoanalyse – Historische und rechtliche Aspekte des Einsatzes von Wahrheitsdrogen, Frankfurt/M.: Verlag Peter Lang

Kim, J., Kim, T.E., Lee, S.H., Koo, J.W. (2023), The Role of Glutamate Underlying Treatment-resistant Depression, Clin Psychopharmacol Neurosci. 21(3): 429-446.

Klose, R., Hartung, H.-J., Kotsch, R., Walz, Th. (1981), Ketamin zur Narkoseeinleitung bei Schock und gesteigertem intrakraniellem Druck (ICP), in: Dick (Hg.), Seiten 57-66.

Klose, R., Büttner, J., Wresch, K.-P. (1989), Ketanest zur Anästhesie bei Kurzzeiteingriffen (Verbandswechsel) und zur Langzeitsedierung in der Intensivmedizin, in: Eyrich und Kretz (Hg.), Seiten 75-90.

Klose, R., Koppe, U. (2002), (S)-Ketamin. Aktuelle interdisziplinäre Aspekte, Berlin/Heidelberg: Springer.

Knoche, E., Traub, E., Dick, W. (1981), Analgesie mit Ketamin bei Notfallpatienten und im Katastrophenfall, in: Dick (Hg.), Seiten 15-22.

Köppel, C. (1989), Ketanest zur Langzeitsedierung von internistischen Intensivpatienten, in: Eyrich und Kretz (Hg.), Seiten 91-100.

Koek, W., Woods, J.H. (1984), Phencyclidine-inducted catalepsy in pigeons: Specifity and stereoselectivity, Eur J Pharmacol 106: 635-638.

Kolesnikova, T.O., Khatsko, S.L., Shevyrin, V.A., Morzherin, Y.Y., Kalueff, A.V. (2017), Effects of a non-competitive N-methyl-d-aspartate (NMDA) antagonist, tiletamine, in adult zebrafish, Neurotoxicol Teratol. 59: 62-67.

Kolp, E., Friedman, H. L., Young, M. S., Krupitsky, E. (2006), Ketamine enhanced psychotherapy: preliminary clinical observations on its effectiveness in treating alcoholism, Humanist. Psychol. 34: 399-422.

Kolp, E., Young, M.S., Friedman, H., Krupitsky, E., Jansen, K., O'Connor, L.-A. (2007), Ketamine-enhanced psychotherapy: preliminary clinical observations on it's effects in treating death anxiety, Int. J. Transpers. Stud. 26: 1-17.

Kolp, E., Friedman, H., Krupitsky, E., Jansen, K., Sylvester, M., Young, M.S., Kolp, A. (2014), Ketamine psychedelic psychotherapy: focus on its pharmacology, phenomenology, and clinical applications, Int. J. Transpers. Stud. 33: 84-140. (Auch in: Wolfson und Hartelius (Hg.), 2016, Seiten 97-197.

Konova, A.B., Moeller, S.J., Tomasi, D., Volkow, N.D., Goldstein, R.Z. (2013), Effects of methylphenidate on resting-state functional connectivity of the mesocorticolimbic dopamine pathways in cocaine addiction, JAMA Psychiatry 70(8): 857-868.

Kretz, F.J., Benesch, G., May, E. (1989), Die Anwendung von Ketanest in der Kinderanästhesie, in: Eyrich und Kretz (Hg.), Seiten 33-46.

Kreuscher, H. (Hg.) (1969), Ketamine, Berlin/Heidelberg/New York: Springer.

Kreuscher, H. (1982), Fortschritte der

Tranqualanalgesie, in: Langrehr (Hg.), Seiten 67-79.

Kreuscher, H., Fuchs, S., Bornemann, F. (1969), Untersuchungen über die psycho-physische Leistungsfähigkeit nach Ketamine, in: Kreuscher (Hg.), Seiten 156-160.

Kreuscher, H., Kettler, D. (Hg.) (1990), Ketamin in der Anästhesie, Intensiv- und Notfallmedizin, Berlin/Heidelberg: Springer.

Krotulski, Alex J., Walton, Sara E., Fogarty, Melissa F., Papsun, Donna M., Logan, Barry K. (2022), Fluorexetamine (FXE) Toxicology Report, CFSRE NPS Discovery, NMS Labs – Toxicology Department, www.cfsre.org/images/monographs/Fluorexetamine-121622-CFSRE-Toxicology-Report.pdf, 09.11.2023.

Krupitsky, E.M., Grinenko, A.Y., Berkaliev, T.N., Paley, A.I., Petrov, V.N., Moshkov, K.A., Borodkin, Y.S. (1992), The combination of psychedelic and aversive approaches in alcoholism treatment: the affective contra-attribution method, Alcoholism Treatment Quarterly 9: 99-105.

Krupitsky, E.M., Ivanov, V.B., Priputina, L.S., Dunaevsky, I.V., Rzhankova, E.V., Puzirev, A.A., Grinenko, A.Y. (1995), The influence of the central calcium channel antagonist nimodipine on the memory about ketamine psychedelic session, in: Abstract book, 2. Russian National Congress "A Man and a Drug", Moskau (Russisch).

Krupitsky, E.M., Grinenko, A.Y. (1997), Ketamine psychedelic therapy (KPT): a review of the results of ten years of research, J. Psychoactive Drugs 29(2): 165-183.

Krupitsky, E., Burakov, A., Romanova, T., Dunaevsky, I., Strassman, R., Grinenko, A. (2002), Ketamine psychotherapy for heroin addiction: immediate effects and two-year follow-up, J. Subst. Abus. Treat. 23: 273-283.

Krupitsky, E.M., Burakov, A.M., Dunaevsky, I.V., Romanova, T.N., Slavina, T.Y., Grinenko, A.Y. (2007), Single versus repeated sessions of ketamine-assisted psychotherapy for people with heroin dependence, J. Psychoactive Drugs 39: 13-19.

Krystal, J.H. (2007), Ketamine and the potential role for rapidacting antidepressant medications, Swiss Med Wkly 137: 215-216.

Krystal, J.H., Karper, L.P., Seibyl, J.P. et al. (1994), Subanesthetic effects of the noncompetitive NMDA antagonist, ketamine, in humans. Psychotomimetic, perceptual, cognitive, and neuroendocrine responses, Arch Gen Psychiatry 51: 199-214.

Krystal, J.H., Bennett, A., Abi-Saab, D., Belder, A., Karper, L.P., D'Souza, D.C., Lipschitz, D., Abi-Dargham, A., Charney, D.S. (2000), Dissociation of ketamine effects on rule acquisition and rule implementation: Possible relevance to NMDA receptor contributions to executive cognitive functions, Biol Psychiatry 47: 137-143.

Krystal, J.H., Sanacora, G., Duman, R.S. (2013), Rapid-acting glutamatergic antidepressants: the path to ketamine and beyond, Biol. Psychiatry 73: 1133-1141.

Krystal, J., Abdallah, C., Sanacora, G., Charney, D., Duman, R. (2019), Ketamine: A Paradigm Shift for Depression Research and Treatment, Neuron 101: 774-778.

Kudoh, A., Takahira, Y., Katagai, H., Takazawa, T. (2002), Small–dose ketamine improves the postoperative state of depressed patients, Anesth. Analg. 95: 114-118.

Kungurtsev, I. (1991), «Death-Rebirth» Psychotherapy with Ketamine, The Albert Hofmann Foundation Bulletin 2(4): 1-6.

Kuzis, G., Sabe, L., Tiberti, C., Merello, M., Leiguarda, R., Starkstein, S.E. (1999), Explicit and implicit learning in patients with Alzheimers disease and Parkinson disease with dementia, Neuropsychiatry Neuropsychol Behav Neurol 12: 265-269.

Lacerda, A.L.T. (2020), Esketamine/ketamine for treatment-resistant depression, Braz J

Psychiatry. 42: 579-580.

Lahti, A.C., Koffel, B., LaPorte, D., Tamminga, C.A. (1995), Subanesthetic doses of ketamine stimulate psychosis in schizophrenia, Neuropsychopharmacology 13: 9-19.

Langrehr, D. (Hg.) (1981), Unerwünschte Wirkungen der Anästhesie und Analgesie mit Ketamin und Möglichkeiten ihrer Beeinflussung, in: Dick (Hg.), Seiten 67-70.

Langrehr, D. (Hg.) (1982), Ketanest- und Benzodiazepin-Kombination in der Anästhesie, Erlangen: perimed.

Langrehr, D., Neuhaus, R. (1973), Ketamin in der geburtshilflichen Anaesthesie, in: Gemperle et al. (Hg.), Seiten 277-284.

Lankenau, S.E. (2006), On ketamine: In and Out of the K hole, in: Sanders, Bill (Hg.), Drugs, Clubs, and Young People, Burlington: Ashgate Publishing Company, Seiten 77-87.

Lankenau, S.E., Sanders, B., Bloom, J.J., Hathazi, D., Alarcon, E., Tortu, S., Clatts, M.C. (2007), First injection of ketamine among young injection drug users (IDUs) in three U.S. cities, Drug Alcohol Depend. 87(2-3): 183-193.

Lanthorn, T.H., Dimaggio, D.A., Contreras, P.C., Monahan, J.B., Pullan, L.M., Handelmann, G., Gray, N.M., O'Donohue, T.L. (1988), Alpha- and Beta-Endopsychosins: Physiological Actions and Interactions with Excitatory Amino Acids, in: Ferrendelli, J.A., Collins, R.C., Johnson, E.M. (Hg.) Neurobiology of Amino Acids, Peptides and Trophic Factors. Topics in the Neurosciences, vol 8. Springer, Boston, MA.

Lapidus, K.A., Levitch, C.F., Perez, A.M., Brallier, J.W., Parides, M.K., Soleimani, L., Feder, A., Iosifescu, D.V., Charney, D.S., Murrough, J.W. (2014), A randomized controlled trial of intranasal ketamine in major depressive disorder, Biol Psychiatry 76(12): 970-976.

LaPorte, D.J., Lahti, A.C., Koffel, B., Tamminga, C.A. (1996), Absence of ketamine effects on memory and other cognitive functions in schizophrenic patients, J Psychiatr Res 30: 321-330.

Lara, D.R., Bisol, L.W., Munari, L.R. (2013), Antidepressant, mood stabilizing and procognitive effects of very low dose sublingual ketamine in refractory unipolar and bipolar depression, Int J Neuropsychopharmacol. 16(9): 2111-2117.

Larabi, I.A., Joseph, D., Lesueur, C., Alvarez, J.C. (2023), Characterization of 3-Hydroxyeticyclidine (3-HO-PCE) Metabolism in Human Liver Microsomes and Biological Samples Using High-Resolution Mass Spectrometry, Metabolites 13(3): 432.

Lassalle, J. (2023), The Ketamine Handbook: A Beginner's Guide to Ketamine-Assisted Therapy for Depression, Anxiety, Trauma, PTSD, and More, Berkeley: Ulysses Press.

Lassner, J. (1968), Un nouvel anesthésique, la cyclohéxylamine, (C.I.-581 ou kétamine). Remarques sur ses effets psychiques [A new anesthetic, cyclohexylamine (C.I.-581 or ketamine). Remarks on its psychic effects], Cah Anesthesiol. 16(8): 1005-1012.

Leal, G.C., Bandeira, I.D., Correia-Melo, F.S., Telles, M., Mello, R.P., Vieira, F., Lima, C.S., Jesus-Nunes, A.P., Guerreiro- Costa, L.N.F., Marback, R.F., Caliman-Fontes, A.T., Marques, B.L.S., Bezerra, M.L.O., Dias-Netro, A.L., Silva, S.S., Sam- paio, A.S., Sanacora, G., Turecki, G., Loo, C., Lacerda, A.L.T., Quarantini, L.C. (2021), Intravenous arketamine for treatment-resistant depression: an open-label pilot study, Eur. Arch. Psychiatry Clin. Neurosci. 271: 577-582.

Leary, T. (1977), Exo Psychology, Los Angeles: Starseed/Peace Press.

Leary, T. (1981), Exo Psychologie, Basel: Sphinx Verlag.

Leary, T., Sirius, R.U. (1997), Design for Dying, San Francisco: HarperCollins.

Leary, T., Sirius, R.U. (1998), Timothy Learys Totenbuch, Berlin: Ullstein Verlag.

Lednicer, D., von Voigtlander, P.F., Emmert, D.E. (1980), 4-Amino-4-arylcyclohexanones and their derivatives, a novel class of analgesics. 1. Modification of the aryl ring, Journal of Medicinal Chemistry 23(4): 424-430.

Lednicer, D., von Voigtlander, P.F., Emmert, D.E. (1981a), 4-Amino-4-arylcyclohexanones and their derivatives: a novel class of analgesics. 2. Modification of the carbonyl function, Journal of Medicinal Chemistry 24 (4): 404-408.

Lednicer, D., von Voigtlander, P.F., Emmert, D.E. (1981b), 4-Amino-4-arylcyclohexanones and their derivatives: a novel class of analgesics. 3. m-Hydroxyphenyl derivates, Journal of Medicinal Chemistry 24(3): 341-346.

Lee, Y., Syeda, K., Maruschak, N.A., Cha, D.S., Mansur, R.B., Wium-Andersen, I.K. et al. (2016), A new perspective on the anti-suicide effects with ketamine treatment: a procognitive effect, J. Clin. Psychopharmacol. 36: 50-56.

Lehmann, K.A., Klaschik, M. (2001), Klinische Untersuchung über die preemptive Analgesie durch niedrig dosiertes Ketamin. Eine prospektive, randomisierte Doppelblindstudie im Vergleich zu Placebo, Schmerz 15: 248-253.

Lent, J.K., Arredondo, A., Pugh, M.A., Austin, P.N. (2019), Ketamine and Treatment-Resistant Depression, AANA J 87(5): 411-419.

Levine, S.P. (2016) Intravenous Ketamine, in: Wolfson und Hartelius (Hg.) 2016, Seiten 291-303.

Li, Y. (2014), Pharmacogenetics of Ketamine – Metabolism and Immunopharmacology of Ketamine, University of Adelaide, Diss.

Li, L., Vlisides, P.E. (2016), Ketamine: 50 Years of Modulating the Mind, Frontiers in Human Neuroscience 10: 612.

Li, C.-T., Yang, K.-C., Lin, W.-C. (2019), Glutamatergic Dysfunction and Glutamatergic Compounds for Major Psychiatric Disorders: Evidence From Clinical Neuroimaging Studies, Front. Psychiatry 9: 767.

Liao, Y., Tang, J., Ma, M., Wu, Z., Yang, M., Wang, X. et al. (2010), Frontal white matter abnormalities following chronic ketamine use: a diffusion tensor imaging study, Brain 133: 2115-2122.

Lilly, J.C. (1964), Man and Dolphin, New York: Doubleday.

Lilly, J.C. (1968), Programming and Metaprogramming in the Human Biocomputer, New York: Julian Press.

Lilly, J.C. (1969), Delphin - Ein Geschöpf des 5. Tages?, München: Winkler Verlag.

Lilly, J.C. (1971), Ein Delphin lernt Englisch. Möglichkeiten der Verständigung zwischen menschlicher und außerirdischer Intelligenz, Hamburg: Rowohlt. [Taschenbuchausgabe von Lilly 1969].

Lilly, J.C. (1981), Das Zentrum des Zyklons. Eine Reise in die inneren Räume, Frankfurt am Main: Fischer. [Erstausgabe 1976].

Lilly, J.C. (1984), Der Scientist, Basel: Sphinx Verlag.

Lilly, J.C. (1986), Simulationen von Gott, Basel: Sphinx Verlag.

Lilly, J.C. (2010), Programmierung und Metaprogrammierung des menschlichen Biocomputers, Hamburg: Phänomen-Verlag.

Lilly, J.C., Lilly, A. (1983), Der dyadische Zyklon, Basel: Sphinx.

Lilly, J.C., Lilly, A. (1987), Ein Paar werden. Das dyadische Erlebnis zweier außergewöhnlicher Menschen, München: Goldmann.

Lin, H.C., Passler, T., Wilborn, R.R., Taintor, J.S. and Caldwell, F.J. (2015), Injectable anaesthesia in horses. Equine Veterinary Education, 27: 146-155.

Lipman, N.S., Marini, R.P., Erdman, S.E. (1990), A comparison of ketamine/xylazine and ketamine/xylazine/acepromazine anesthesia in the rabbit, Lab Anim Sci. 40(4): 395-398.

Livingston, A., Waterman, A.E. (1978), The development of tolerance to ketamine in rats and the significance of hepatic metabolism, Br J Pharmacol. 64: 63-69.

Lockhart, B.P., Tsiang, H., Ceccaldi, P.E., Guillemer, S. (1991), Ketamine-mediated inhibition of rabies virus infection in vitro and in rat brain, Antiviral.Chem. Chemother. 2: 9-15.

Lockhart, B.P., Tordo, N., Tsiang, H. (1992), Inhibition of rabies virus transcription in rat cortical neurons with the dissociative anesthetic ketamine, Antimicrob Agents Chemother. 36(8): 1750-1755.

Lohe, T. (2011), Zwei neue Kombinationen fur die Anästhesie von Damwild (Dama dama): Thiafentanil, Xylazin plus Tiletamin/Zolazepam und Thiafentanil, Xylazin plus Ketamin, Gießen: VVB Laufersweiler Verlag, Diss.

Loo, C.K., Gálvez, V. (2016), Ketamine and Electroconvulsive Therapy, in: Mathew und Zarate (Hg.), Seiten 123-135.

Loo, P.S., Braunwalder, A.F., Lehmann, J., Williams, M., Sills, M.A. (1987), Interaction of L-glutamate and magnesium with phencyclidine recognition sites in rat brain: Evidence for multiple affinity states of the phencyclidine/ N-methyl-D-aspartate receptor complex, Mol Pharmacol 32: 820-830.

Lopez JP, Lücken MD, Brivio E, Karamihalev S, Kos A, De Donno C, Benjamin A, Yang H, Dick ALW, Stoffel R, Flachskamm C, Ressle A, Roeh S, Huettl RE, Parl A, Eggert C, Novak B, Yan Y, Yeoh K, Holzapfel M, Hauger B, Harbich D, Schmid B, Di Giaimo R, Turck CW, Schmidt MV, Deussing JM, Eder M, Dine J, Theis FJ, Chen A. (2022), Ketamine exerts its sustained antidepressant effects via cell-type-specific regulation of Kcnq2, Neuron 110(14): 2283-2298.e9.

Lozupone, M., La Montagna, M., D'Urso, F., Piccininni, C., Sardone, R., Dibello, V. et al. (2018), Pharmacotherapy for the treatment of depression in patients with alzheimer's disease: a treatment-resistant depressive disorder, Expert. Opin. Pharmacother. 19: 823-842.

Luby, E.D., Cohen, B.D., Rosenbaum, G., Gottlieb, J.S., Kelley, R. (1959), Study of a new schizophrenomimetic drug; Sernyl, AMA Arch Neurol Psychiatry 81(3): 363-369.

Ludwig, V.M., Sauer, C., Young, A.H., Rucker, J., Bauer, M., Findeis, H., Ritter, P. (2021), Cardiovascular Effects of Combining Subcutaneous or Intravenous Esketamine and the MAO Inhibitor Tranylcypromine for the Treatment of Depression: A Retrospective Cohort Study, CNS Drugs 35(8): 881-892.

Maddox, V.H., Godefroi, E.F., Parcell, R.F. (1965), The synthesis of phencyclidine and other 1-arylcyclohexylamines, J Med Chem. 8: 230-235.

Maeng, S., Zarate, C.A. Jr., Du, J. et al. (2008), Cellular mechanisms underlying the antidepressant effects of ketamine: role of alpha-amino-3-hydroxy-5-methylisoxazole-4-propionic acid receptors, Biol Psychiatry 63: 349-352.

Malhotra, A.K., Pinals, D.A., Weingartner, H., Sirocco, K., Missar, C.D., Pickar, D., Breier, A. (1996), NMDA receptor function and human cognition: the effects of ketamine in healthy volunteers, Neuropsychopharmacol.: Off. Publ. Am. College Neuropsychopharmacol. 14: 301-307.

Malhotra, A.K., Pinals, D.A., Adler, C.M., Elman, I., Clifton, A., Pickar, D., Breier, A. (1997), Ketamine-induced exacerbation of psychotic symptoms and cognitive impairment in neuroleptic-free schizophrenics, Neuropsychopharmacology 17: 141-150.

Malinovsky, J.M., Lepage, J.Y., Cozian, A., Mussini, J.M., Pinaudt, M., Souron, R. (1993), Is ketamine or its preservative responsible for neurotoxicity in the rabbit?, Anesthesiology 78: 109-115.

Mandal, S., Sinha, V.K., Goyal, N. (2019), Efficacy of ketamine therapy in the treatment of depression. Indian J Psychiatry. 61(5): 480-485.

Mangeney, F., Muhlmann-Weill, M., Gauthier-Lafaye, J.P. (1971), Anesthésie au kétalar; expérience personnelle sur 400 cas [Ketalar anesthesia; personal experinece in 400 cases], Anesth Analg 28(5): 903-944.

Mankowitz, E., Brock-Utne, J.G., Cosnett, J.E., Green-Thompson, R. (1982), Epidural ketamine. A preliminary report, S A Med J 61: 441-442.

Manstein, H.-J. (Hg.) (2003), S(+)-Ketamin – Experten-Statement (CliniCum Sonderheft), Wien: Manstein Medizin MediengmbH.

Maragos, W.F., Penny, J.B., Young, A.B. (1988), Anatomic correlation of NMDA and 3H-TCP-labeled receptors in rat brain, J Neurosci 8: 493-501.

Marchi, M., Magarini, F.M., Galli, G., Mordenti, F., Travascio, A., Uberti, D., De Micheli, E., Pingani, L., Ferrari, S., Galeazzi, G.M. (2022), The effect of ketamine on cognition, anxiety, and social functioning in adults with psychiatric disorders: A systematic review and meta-analysis, Front Neurosci. 16: 1011103.

Martial, C., Cassol, H., Charland-Verville, V., Pallavicini, C., Sanz, C., Zamberlan, F., Vivot, R.M., Erowid, F., Erowid, E., Laureys, S., Greyson, B., Tagliazucchi, E. (2019), Neurochemical models of near-death experiences: A large-scale study based on the semantic similarity of written reports, Conscious Cogn. 69: 52-69.

Martinez, V., Cymerman, A., Ben Ammar, S., Fiaud, J.F., Rapon, C., Poindessous, F., Judet, T., Chauvin, M., Bouhassira, D., Sessler, D., Mazoit, X., Fletcher, D. (2014), The analgesic efficiency of combined pregabalin and ketamine for total hip arthroplasty: a randomised, double-blind, controlled study, Anaesthesia 69: 46-52.

Masaki, Y., Kashiwagi, Y., Watabe, H., Abe, K. (2019), (R)- and (S)-ketamine induce differential fMRI response in conscious rats, Synapse 73 (12): e22126.

Massano, M., Gerace, E., Borsari, M. et al. (2023), Metabolic study of new psychoactive substance methoxpropamine in mice by UHPLC-QTOF-HRMS, Drug Test Anal. 15(5): 586- 594.

Mathai, D.S., Meyer, M.J., Storch, E.A., Kosten, T.R. (2020), The relationship between subjective effects induced by a single dose of ketamine and treatment response in patients with major depressive disorder: a systematic review, J. Affect. Disord. 264: 123-129.

Mathai, D.S., Mora, V., Garcia-Romeu, A. (2022), Toward Synergies of Ketamine and Psychotherapy, Front Psychol. 13: 868103.

Mathew, S.J., Zarate, C.A. Jr. (Hg.) (2016), Ketamine for Treatment-Resistant Depression – The First Decade of Progress, Cham: Springer Nature (Adis).

Mathisen, L.C., Skjelbred, P., Skoglund, L.A., Øye, I. (1995), Effect of ketamine, an NMDA receptor inhibitor, in acute and chronic orofacial pain, Pain 61: 215-220.

Mattison, A.M., Ross, M.W., Wolfson, T., Franklin, D. (2001), Circuit party attendance, club drug use, and unsafe sex in gay men, J Subst Abuse 13(1-2): 119-126.

Maurer, H.H., Brandt, S.D. (Hg.) (2018), New Psychoactive Substances – Pharmacology, Clinical, Forensic and Analytical Toxicology, Cham: Springer Nature.

Maurice, T., Su, T.P. (2009), The pharmacology of sigma-1 receptors, Pharmacol Ther. 124(2): 195-206.

McCarthy, D.A. (1981), History of the development of cataleptoid anesthetics of the phencyclidine type, in: Domino, E.F. (Hg.), PCP (phencyclidine): historical and current perspectives, Ann Arbor: NPP Books, Seiten 17-24.

McCarthy, D.A., Chen, G., Kaump, D.H., Ensor,

C. (1965), General anesthetic and other pharmacologic properties of 2(o-chlorophenyl)-2-methylaminocyclohexanone HCl (CI-581), J New Drugs 5: 21-33.

McInnes, L.A., Ettensohn, M. (2019), Ketamine Therapy for Treatment-Resistant Depression, in: Winkelman, Michael, Sessa, Ben (Hg.), Advances in Psychedelic Medicine, Santa Barbara/Denver: Praeger, Seiten 81-101.

McInnes, L.A., Qian, J.J., Gargeya, R.S., DeBattista, C., Heifets, B.D. (2022), A retrospective analysis of ketamine intravenous therapy for depression in real-world care settings, J Affect Disord. 301: 486-495.

McIntyre, R.S., Rosenblat, J.D., Nemeroff, C.B., Sanacora, G., Murrough, J.W., Berk, M., Brietzke, E., Dodd, S., Gorwood, P., Ho, R., Iosifescu, D.V., Lopez Jaramillo, C., Kasper, S., Kratiuk, K., Lee, J.G., Lee, Y., Lui, L.M.W., Mansur, R.B., Papakostas, G.I., Subramaniapillai, M., Thase, M., Vieta, E., Young, A.H., Zarate, C.A. Jr., Stahl, S. (2021), Synthesizing the Evidence for Ketamine and Esketamine in Treatment-Resistant Depression: An International Expert Opinion on the Available Evidence and Implementation, Am J Psychiatry. 178(5): 383-399.

McMullen, E.P., Lee, Y., Lipsitz, O., Lui, L.M.W., Vinberg, M., Ho, R., Rodrigues, N.B., Rosenblat, J.D., Cao, B., Gill, H., Teopiz, K.M., Cha, D.S., McIntyre, R.S. (2021), Strategies to Prolong Ketamine's Efficacy in Adults with Treatment-Resistant Depression, Adv Ther. 8(6): 2795-2820.

McNulty, J.P., Hahn, K. (2012), Compounded oral ketamine, Int J Pharm Compd. 16(5): 364-368. Erratum in: Int J Pharm Compd. 23(5):438. (2019).

McNulty, J.P., Muller, G. (2014), Compounded drugs of value in outpatient hospice and palliative care practice, Int J Pharm Compd. 18(3): 190-200.

Melanson, B., Leri, F. (2021), Effect of ketamine on the physiological responses to combined hypoglycemic and psychophysical stress, IBRO Neurosci Rep. 11: 81-87.

Mercadante, S. (1996), Ketamine in cancer pain: An update, Palliative Med 10: 225-230.

Mercer, S.J. (2009), 'The Drug of War'--a historical review of the use of Ketamine in military conflicts, J R Nav Med Serv. 95(3): 145-150.

Meshkat, S., Haikazian, S., Di Vincenzo, J.D., Fancy, F., Johnson, D., Chen-Li, D., McIntyre, R.S., Mansur, R., Rosenblat, J.D. (2023), Oral ketamine for depression: An updated systematic review, World J Biol Psychiatry 24(7): 545-557.

Meyers, E.F., Charles, F. (1978), Prolonged adverse reactions to ketamine in children, Anesthesiology 49(1): 39-40.

Miller, F.P., Vandome, A.F., McBrewster, J. (Hg.) (2011); Ketamine, Beau Bassin: Alphascript Publishing.

Mills, I., Park, G., Manara, A., Merriman, R. (1998), Treatment of compulsive behaviour in eating disorders with intermittent ketamine infusions, Quarterly Journal of Medicine 91(7): 493-503.

Mion, G. (2017), History of anaesthesia: The ketamine story – past, present and future, Eur J Anaesthesiol. 34: 571-575.

Mion, G., Villevieille, T. (2013), Ketamine pharmacology: an update (pharmacodynamics and molecular aspects, recent findings), CNS Neurosci. Ther. 19(6): 370-380.

Mitsuoka, T., Hanamura, K., Koganezawa, N., Kikura-Hanajiri, R., Sekino, Y., Shirao, T. (2019), Assessment of NMDA receptor inhibition of phencyclidine analogues using a high-throughput drebrin immunocytochemical assay, J Pharmacol Toxicol Methods 99: 106583.

Moeller, S.B., Gbyl, K., Hjorthøj, C., Andreasen, M., Austin, S.F., Buchholtz, P.E., Følnss, L., Hjerrild, S., Hogervorst, L., Jørgensen, M.B., Ladegaard, N., Martiny, K., Meile, J., Packness, A., Sigaard, K.R., Straarup, K., Straszek, S.P.V.,

Soerensen, C.H., Welcher, B., Videbech, P. (2021), Treatment of difficult-to-treat depression – clinical guideline for selected interventions, Nord J Psychiatry 28: 1-12.

Moghaddam, B. (2021), Ketamine, Cambridge/London: MIT Press.

Moghaddam, B., Adams, B., Verma, A. et al. (1997), Activation of glutamatergic neurotransmission by ketamine: a novel step in the pathway from NMDA receptor blockade to dopaminergic and cognitive disruptions associated with the prefrontal cortex, J Neurosci 17: 2921-2927.

Mollner, M.M. (2018), Ketamin – vielseitiges Wundermittel oder unberechenbare Droge?, Medizinische Universität Graz: Diss.

Monroe, R.A. (1971), Journeys Out of the Body, London: Souvenir Press.

Monroe, R.A. (2005), Der Mann mit den zwei Leben. Reisen außerhalb des Körpers, 8. Auflage, München: Heyne.

Moore, M., Alltounian, H.S. (1978), Journeys into the Bright World, Rockport, Massachusetts: Para Research, Inc.

Moore, K., Measham, F. (2006), Ketamine use: minimising problems and maximising pleasure, Drugs and Alcohol Today 6(3): 29-32.

Morgan, C.J., Curran, H.V. (2006), Acute and chronic effects of ketamine upon human memory: a review, Psychopharmacology (Berl) 188: 408-424.

Morgan, C.J. Curran, H.V. (2011), Ketamine use: a review, Addiction 107: 27-38.

Morgan, C.J., Riccelli, M., Maitland, C.H., Curran, H.V. (2004a), Long-term effects of ketamine: evidence for a persisting impairment of source memory in recreational users, Drug Alcohol Depend. 75(3): 301-308.

Morgan, C.J., Mofeez, A., Brandner, B., Bromley, L., Curran, H.V. (2004b), Acute Effects of Ketamine on Memory Systems and Psychotic Symptoms in Healthy Volunteers, Neuropsychopharmacology 29: 208-218.

Morgan, C.J., Perry, E.B., Cho, H.S., Krystal, J.H., D'Souza, D.C. (2006a), Greater vulnerability to the amnestic effects of ketamine in males, Psychopharmacology (Berl) 187: 405-414.

Morgan, C.J., Rossell, S.L., Pepper, F., Smart, J., Blackburn, J., Brandner, B. et al. (2006b), Semantic priming after ketamine acutely in healthy volunteers and following chronic selfadministration in substance users, Biol Psychiatry 59: 265-272.

Morgan, C.J., Rees, H., Curran, H.V. (2008), Attentional bias to incentive stimuli in frequent ketamine users, Psychol Med 38: 1331-1340.

Morgan, C.J., Muetzelfeldt, L., Curran, H.V. (2009), Ketamine use, cognition and psychological wellbeing: a comparison of frequent, infrequent and ex-users with polydrug and non-using controls, Addiction 104: 77-87.

Morgan, C.J., Muetzelfeldt, L., Curran, H.V. (2010), Consequences of chronic ketamine self-administration upon neurocognitive function and psychological wellbeing: a 1-year longitudinal study, Addiction 105: 121-133.

Morgan, C.J., Dodds, C.M., Furby, H., Pepper, F., Fam, J., Freeman, T.P., Hughes, E., Doeller, C., King, J., Howes, O., Stone, J.M. (2014), Long-Term Heavy Ketamine Use is Associated with Spatial Memory Impairment and Altered Hippocampal Activation, Front Psychiatry. 5: 149.

Morris, H., Wallach, J. (2014), From PCP to MXE: a comprehensive review of the nonmedical use of dissociative drugs, Drug Test Analysis 6: 614-632.

Morrisey, J.K., Carpenter, J.W., Kolmstetter, C.M. (1996), Restraint and diagnostic techniques for ferrets, Vet Med 91: 1084-1096.

Müller, F. (2021), Die Wirkung von subanästhetischem S-Ketamin auf die funktionelle Konnektivität des gesunden Gehirns im Ruhezustand in der funktionellen

Magnetresonanztomographie, Berlin: Medizinischen Fakultät Charité – Universitätsmedizin, Diss.

Müller-Vahl, K.R., Koblenz, A., Jobges, M., Kolbe, H., Emrich, H.M., Schneider, U. (2001), Influence of treatment of Tourette syndrome with delta9-tetrahydrocannabinol (delta9-THC) on neuropsychological performance, Pharmacopsychiatry 34: 19-24.

Muetzelfeldt, L., Kamboj, S.K., Rees, H., Taylor, J., Morgan, C.J., Curran, H.V. (2008), Journey through the K-hole: phenomenological aspects of ketamine use, Drug Alcohol Depend 95: 219-229.

Muller, J., Pentyala, S., Dilger, J., Pentyala, S. (2016), Ketamine enantiomers in the rapid and sustained antidepressant effects, Ther. Adv. Psychopharmacol. 6 (3): 185-192.

Murrough, J.W., Perez, A.M., Pillemer, S., Stern, J., Parides, M.K., Aan het Rot, M., Collins, K.A., Mathew, S.J., Charney, D.S., Iosifescu, D.V. (2013), Rapid and longer-term antidepressant ef- fects of repeated ketamine infusions in treatment-resistant ma- jor depression, Biol. Psychiatry 74(4): 250-256.

Musazzi, L., Treccani, G., Popoli, M. (2012), Glutamate hypothesis of depression and its consequences for antidepressant treatments, Expert Rev Neurother. 12(10): 1169-1172.

Muscat, S.A., Wright, G.D., Bergeron, K., Morin, K.W., Crouch, C.R., Hartelius, G. (2021), Ketamine-Assisted and Culturally Attuned Trauma Informed Psychotherapy as Adjunct to Traditional Indigenous Healing: Effecting Cultural Collaboration in Canadian Mental Health Care, Behav Sci (Basel) 11(9): 118.

Nabeshima, T., Furukawa, H., Kameyama, T. (1984), [Phencyclidine, a drug which induces psychosis: its neuropharmacological actions], Yakubutsu Seishin Kodo 4(2): 133-147. (Japanisch).

Naguib, M., Adu-Gyamfi, Y., Absood, G.H., Farag, Gyasi, H.H.K. (1986), Epidural ketamine for postoperative analgesia, Can Anaesth Soc J 33: 16-21.

Naguib, M., Adu-Gyamfi, Y., Kawana, Y., Sato, H. (1988), Epidural ketamine for postoperative analgesia, Anesth Analg 67: 798-799.

Nakamura, T., Dinh, T.H., Asai, M., Matsumoto, J., Nishimaru, H., Setogawa, T., Honda, S., Yamada, H., Mihara, T., Nishijo, H. (2023), Suppressive effects of ketamine on auditory steady-state responses in intact, awake macaques: A non-human primate model of schizophrenia, Brain Res Bull. 193: 84-94.

Narendran, R., Frankle, W.G., Keefe, R., Gil, R., Martinez, D., Slifstein, M. et al. (2005), Altered prefrontal dopaminergic function in chronic recreational ketamine users, Am J Psychiatry 162: 2352-2359.

Newcomer, J.W., Krystal, J.H. (2001), NMDA receptor regulation of memory and behavior in humans, Hippocampus 11: 529-542.

Ng, S.H., Lee, H.K., Chan, Y.C., Lau, F.L. (2009), Dilated common bile ducts in ketamine abusers, Hong Kong Med J 15: 157.

Nguyen, L., Marshalek, P.J., Weaver, C.B., Cramer, K.J., Pollard, S.E., Matsumoto, R.R. (2015), Off-label use of transmucosal ketamine as a rapid-acting antidepressant: a retrospective chart review, Neuropsychiatr Dis Treat. 11: 2667-2673.

Nikiforuk, A., Popik, P. (2014), Ketamine prevents stress-induced cognitive inflexibility in rats, Psychoneuroendocrinology 40: 119-122.

Ocker, A.C., Shah, N.B., Schwenk, E.S., Witkowski, T.A., Cohen, M.J., Viscusi, E.R. (2020), Ketamine and cognitive behavioral therapy for rapid opioid tapering with sustained opioid abstinence: a case report and 1-year follow-up, Pain Pract. 20: 95-100.

Oranje, B., van Berkel, B.N., Kemner, C., van Ree, J.M., Kahn, R.S., Verbaten, M.N. (2000), The effects of a sub-anaesthetic dose of ketamine on human selective attention, Neuropsychopharmacology 22: 293-302.

Overall, J.E., Gorham, D.R. (1962), Brief Psychiatric Rating Scale, Psychol Rep 10: 799-812.

Oye, I., Hustveit, O., Moberg, E.R., Pausen, O., Skoglund, L.A. (1991), The chiral forms of ketamine as probes for NMDA receptor function in humans; in Kameyama T, Nabeshima T, Domino EF (eds): NMDA Receptor Related Agents: Biochemistry, Pharmacology, and Behavior, Ann Arbor, NPP Books 1991: 381-389.

Oye, I., Paulsen, O., Maurset, A. (1992), Effects of ketamine on sensory perception: Evidence for a role of N-methyl-D-aspartate receptors, J Pharmacol Exp Ther 260: 1209-1213.

Pabelick, C.M., Rehder, K., Jones, K.A., Shumway, R., Lindahl, S.G., Warner, D.O. (1997), Stereospecific effects of ketamine enantiomers on canine tracheal smooth muscle, Br J Pharmacol. 121(7): 1378-1382.

Palamar, J.J., Keyes, K.M. (2020), Trends in drug use among Electronic Dance Music party attendees in New York City, 2016–2019, Drug Alcohol Depend. 209: 107889.

Papolos, D.F., Teicher, M.H., Faedda, G.L., Murphy, P., Mattis, S. (2013), Clinical experience using intranasal ketamine in the treatment of pediatric bipolar disorder/fear of harm phenotype, J Affect Disord. 147(1-3): 431-436.

Papp, M., Gruca, P., Lason-Tyburkiewicz, M., Willner, P. (2017), Antidepressant, anxiolytic and procognitive effects of subacute and chronic ketamine in the chronic mild stress model of depression, Behav. Pharmacol. 28: 1-8.

Paslakis, G., Gilles, M., Meyer-Lindenberg, A., Deuschle, M. (2010), Oral administration of the NMDA receptor antagonist S-ketamine as add-on therapy of depression: a case series, Pharmacopsychiatry 43(1): 33-35.

Passie, T., Karst, M., Wiese, B., Emrich, H.M., Schneider, U. (2005), Effects of different subanesthetic doses of (S)-ketamine on neuropsychology, psychopathology, and state of consciousness in man, Neuropsychobiology 51(4): 226-233.

Passie, T., Adams, H.A., Logemann, F., Brandt, S.D., Wiese, B., Karst, M. (2021), Comparative effects of (S)-ketamine and racemic (R/S)-ketamine on psychopathology, state of consciousness and neurocognitive performance in healthy volunteers, Eur Neuropsychopharmacol. 44: 92-104.

Patrizi, A., Picard, N., Simon, A.J., Gunner, G., Centofante, E., Andrews, N.A. et al. (2015), Chronic administration of the N-methyl-D-aspartate receptor antagonist ketamine improves Rett syndrome phenotype, Biol. Psychiatry 79: 755-764.

Peinkhofer, C., Dreier, J.P., Kondziella, D. (2019), Semiology and Mechanisms of Near-Death Experiences, Curr Neurol Neurosci Rep. 19(9): 62.

Pelletier, R., Le Daré, B., Le Bouëdec, D., Kernalléguen, A., Ferron, P.J., Morel, I., Gicquel, T. (2022), Arylcyclohexylamine Derivatives: Pharmacokinetic, Pharmacodynamic, Clinical and Forensic Aspects, Int J Mol Sci. 23(24): 15574.

Peltoniemi, M.A., Hagelberg, N.M., Olkkola, K.T., Saari, T.I. (2016), Ketamine: A Review of Clinical Pharmacokinetics and Pharmacodynamics in Anesthesia and Pain Therapy, Clin Pharmacokinet. 55(9): 1059-1077.

Persson, J., Hasselström, J., Maurset, A., Öye, I., Svensson, J.O., Almqvist, O., Scheinin, H., Gustafsson, L.L., Almqvist, O. (2002), Pharmacokinetics and non-analgesic effects of S- and R-ketamines in healthy volunteers with normal and reduced metabolic capacity, Eur. J. Clin. Pharmacol. 57: 869-875.

Petek, M.J., Berend, S., Kopjar, N., Zeljezić, D., Mladinić, M., Radić, B., Vrdoljak, A.L. (2008), Tenocyclidine treatment in soman-poisoned rats--intriguing results on genotoxicity versus protection, Acta Biochim Pol. 55(1): 97-105.

Pfenninger, E. (1989), Ketamin – Indikationen und Kontraindikationen in der Notfallmedizin, in: Eyrich und Kretz (Hg.), Seiten 53-74.

Pfenninger, E., Baier, C., Claus, S., Hege, G. (1994), Untersuchung zu psychometrischen Veränderungen sowie zur analgetischen Wirkung und kardiovaskulären Nebenwirkungen von Ketamin-Razemat versus S-(+)-Ketamin in subanästhetischer Dosierung, Anaesthesist 43 (Suppl 2): S68-S75.

Pfenninger, E.G., Durieux, M.E., Himmelseher, S. (2002), Cognitive impairment after small-dose ketamine isomers in comparison to equianalgesic racemic ketamine in human volunteers, Anesthesiology 96: 357-366.

Philipp-Muller, A.E., Reshetukha, T., Vazquez, G., Milev, R., Armstrong, D., Jagayat, J., Alavi, N. (2021), Combining Ketamine and Internet-Based Cognitive Behavioral Therapy for the Treatment of Posttraumatic Stress Disorder: Protocol for a Randomized Controlled Trial, JMIR Res Protoc. 10(7): e30334.

Pickering, G., Pereira, B., Morel, V. et al. (2020), Ketamine and magnesium for refractory neuro-pathic pain: A randomized, double-blind, crossover trial. Anesthesiology 2020;133: 154-64.

Pilc, A., Wierońska, J.M., Skolnick, P. (2013), Glutamate-based antidepressants: preclinical psychopharmacology, Biol Psychiatry 73(12): 1125-1132.

Plumb, D.C. (1999), Veterinary Drug Handbook, White Bear Lake: PharmaVet Publishing.

Podlesch, I. (1969), Erfahrungen mit Ketamine bei ophthalmologischen Eingriffen im Kindesalter, in: Kreuscher (Hg.), Seiten 217-221.

Pradhan, B., Mitrev, L., Moaddell, R., Wainer, I.W. (2018), d-Serine is a potential biomarker for clinical response in treatment of post-traumatic stress disorder using (R,S)-ketamine infusion and TIMBER psychotherapy: a pilot study, Biochim. Biophys. Acta, Proteins Proteomics 1866: 831-839.

Quirion, R., DiMaggio, D.A., French, E.D., Contreras, P.C., Shiloach, J., Pert, C.B., Everist, H., Pert, A., O'Donohue, T.L. (1984), Evidence for an endogenous peptide ligand for the phencyclidine receptor, Peptides 5: 967-973.

Rätsch, Ch. (1988), Zum Geleit, in: Bolle 1988, npag.

Rätsch, Ch., Müller-Ebeling, Claudia (2003), Lexikon der Liebesmittel, Aarau: AT Verlag (unveränderter Neudruck 2023).

Rätsch, Ch., Berger, M. (2022), Enzyklopädie der psychoaktiven Pflanzen Band 2, Aarau: AT Verlag.

Ragnhildstveit, A., Jackson, L.K., Cunningham, S., Good, L., Tanner, Q., Roughan, M. et al. (2021), Case report: unexpected remission from extreme and enduring bulimia nervosa with repeated ketamine assisted psychotherapy, Front. Psychol. 12: 764112.

Rao, S.S., Wood, D.M., Dargan, P.I. (2015), Ketamine—Epidemiology of misuse and patterns of acute and chronic toxicity, in: Yew, D.T. (Hg.), Ketamine: Use and Abuse, CRC Press, Seiten 104-136.

Rasmussen, K.G., Lineberry, T.W., Galardy, C.W., Kung, S., Lapid, M.I., Palmer, B.A., Ritter, M.J., Schak, K.M., Sola, C.L., Hanson, A.J., Frye, M.A. (2013), Serial infusions of low-dose ketamine for major depression, J. Psychopharmacol. 27(5): 444-450.

Raval, R. (2015), Ketamin auf der Tanzfläche, Lucys Rausch 1: 70-73.

Ravn, S., Demant, J. (2009), Prevalence and perceptions of ketamine use among Danish clubbers: A mixed-method study, Nordic Studies on Alcohol and Drugs 29(4): 397-412.

Rawat, Radhika, Tunc-Ozcan, Elif, McGuire, Tammy, Peng, Chian-Yu, Kessler, John (2022), Ketamine activates adult-born immature granule neurons to rapidly alleviate depression-like behaviors in mice, Nature Communications 13: 2650.

Reeker, W. (2002), Ketamin in Neuroanästhesie und Neurointensivmedizin, in Klose und Hoppe (Hg.), Seiten 67-80.

Reier, C.E. (1971), Ketamine – «dissociative agent» or hallucinogen?, New England Journal of Medicine 284(14): 791-792.

Reif, A. (2023), Die Behandlung der Major Depression mit Esketamin – Evidenz, Wirkmechanismus, Erfahrungen, Supplement 20 zur Psychopharmakotherapie 30(3) Mai/Juni 2023.

Reif, A., Hasler, G., Kasper, S. (2023), Klinische Anwendung und Stellenwert von Esketamin im Rahmen der aktuellen Therapieoptionen, Supplement 20 zur Psychopharmakotherapie 30(3): 2-12.

Revonsuo, A., Kallio, S., Sikka, P. (2009), What is an altered state of consciousness?, Philos. Psychol. 22 (2): 187-204.

Reynolds, S. (1997), Rave culture: living dream or living death?, in: Redhead, S. (Hg.), The clubcultures reader: readings in popular cultural studies, Oxford: Blackwell, Seiten 84-93.

Reynolds, I.J., Murphy, S.N., Miller, R.J. (1987), 3H-labeled MK-801 binding to the excitatory amino acid receptor complex from rat brain is enhanced by glycine, Proc Natl Acad Sci USA 84: 7744-7748.

Ritter, P.S., Bauer, M., Pilhatsch, M. (2014), Ketamin als Antidepressivum – Die aktuelle Studienlage, Der Nervenarzt 85: 1432-1435.

Ritzau (2002), Unge tager dyremedicin (Young people take animal drugs), Ritzau's bureau 8-2-2002.

Robson, M., Elliott, M., Seminerio, M., Matsumoto, R.R. (2011), Evaluation of sigma (σ) receptors in the antidepressant-like effects of ketamine in vitro and in vivo, European neuropsychopharmacology: The Journal of the European College of Neuropsychopharmacology 22: 308-317.

Rodriguez, C.I., Wheaton, M., Zwerling, J., Steinman, S.A., Sonnenfeld, D., Galfalvy, H. et al. (2016), Can exposure-based CBT extend IV ketamine's effects in obsessive-compulsive disorder? An open-label trial, J. Clin. Psychiatry 77: 408-409.

Rodriguez Rosas, M.E., Patel, S., Wainer, I.W. (2003), Determination of the enantiomers of ketamine and norketamine in human plasma by enantioselective liquid chromatography-mass spectrometry, Journal of Chromatography. B, Analytical Technologies in the Biomedical and Life Sciences 794(1): 99-108.

Roquet, S. (1974), Operacion Mazateca: Estudio de hongos y otras plantas allucinoganas. Mexicanastratamiento psicotherapeutico de psicosintesis, Mexico City: Asociacion Albert Schweitzer.

Roth, B.L., Gibbons, S., Arunotayanun, W., Huang, X.P., Setola, V., Treble, R., Iversen, L. (2013), The ketamine analogue methoxetamine and 3- and 4-methoxy analogues of phencyclidine are high affinity and selective ligands for the glutamate NMDA receptor, PLoS One 8(3): e59334.

Rumpf, K., Dudeck, J., Teuteberg, H., Münchhoff, W., Nolte, H. (1969), Traumähnliche Erlebnisse bei Kurznarkosen mit Ketamine, Thiopental und Propanidid, in: Kreuscher (Hg.), Seiten 161-166.

Ryan, W.C., Marta, C.J., Koek, R.J. (2014), Ketamine and depression: A review, International Journal of Transpersonal Studies 33(2): 40-74.

Ryder, S., Way, W.L., Trevor, A.J. (1978), Comparative pharmacology of the optical isomers of ketamine in mice, Eur J Pharmacol 49: 15-23.

Saha, N., Chigh, Y., Sankaranarayanan, A., Datta, H. (1990), Interaction of verapamil and diltiazem with ketamine: effects on memory and sleeping time in mice, Meth. and Find. Exp. and Clin. Pharmacol. 12: 507-511.

Samaryutel, I., Kolesnikov, I., Nikolajev, G., Zilmer, K. (1986), Suppression of neuroendocrine stress reaction in oncologic surgery with epidural ketamine and morphine, in: Bergmann, H., Kramar, H., Steinbereithner, K. (Hg.), VII. European Congress of Anaesthesiology, Maudrich, Wien (Beiträge zur Anaesthesiologie und Intensivmedizin, Bd 17, Seiten 259-260.

Sanacora, G., Smith, M.A., Pathak, S., Su, H.L., Boeijinga, P.H., McCarthy, D.J., Quirk, M.C. (2014), Lanicemine: a low-trapping NMDA channel blocker produces sustained antidepressant efficacy with minimal psychotomimetic adverse effects, Mol Psychiatry 19(9): 978-985.

Santos, C., Valentim, A.M., Félix, L., Balça-Silva, J., Pinto, M.L. (2023), Longitudinal effects of ketamine on cell proliferation and death in the CNS of zebrafish, Neurotoxicology 97: 78-88.

Sappington, A.A., Corssen, G., Becker, A.T., Tavakoli, M. (1977), Effects of ketamine on patient responsiveness during the various phases of a single induced anxiety session, Ala J Med Sci. 14(2): 121-124.

Sappington, A.A., Corssen, G., Becker, A.T., Tavakoli, M. (1979), Ketamine-facilitated induced anxiety therapy and its effect upon clients' reactions to stressful situations, J Clin Psychol. 35(2): 425-429.

Sassano-Higgins, S., Baron, D., Juarez, G., Esmaili, N., Gold, M. (2016), A review of ketamine abuse and diversion, Depress. Anxiety 33 (8): 718-727.

Sauer, Ch. (2008), Phencyclidine derivatives – a new class of designer drugs : studies on the metabolism and toxicological analysis, Saarbrücken: Universität des Saarlandes, Diss.

Saunders, N., Walder, P. (1994), Ecstasy, Zürich: Verlag Ricco Bilger.

Saunders, N., Doblin, R. (1996), Ecstasy – Dance, Trance & Transformation, Oakland: Quick American Archives.

Scherbaum, N. (2017), Das Drogentaschenbuch, Stuttgart/New York: Georg Thieme Verlag.

Schneider, U., Bevilacqua, C., Jacobs, R., Karst, M., Dietrich, D.E., Becker, H., Müller-Vahl, K.R., Seeland, I., Gielsdorf, D., Schedlowski, M., Emrich, H.M. (1999), Effects of fentanyl and low doses of alcohol on neuropsychological performance in healthy subjects, Neuropsychobiology 39: 38-43.

Schnöbel, R. (2002), Neuronale Wirkung von Ketamin Pharmakologische Untersuchung an spinalen Hinterhornneuronen, Gießen: Justus-Liebig-Universität, Diss.

Schoretsanitis, G., Hasler, G. (2015), Ketamin als Behandlungsoption, Swiss Medical Forum – Schweizerisches Medizin-Forum 15(42): 948-952.

Schulte-Steinberg, G., Reimann, W. (1988), Zur Pharmakologie von Ketamin: Pharmakodynamik, Pharmakokinetik und Toxikologie der Monosubstanz, in: Tolksdorf (Hg.), Seiten 1-26.

Schwelm, H.Max, Heim, L., Bartel, M., Sundermann, T., Giorgetti, A., Auwärter, V. (2022), 3-Methyl-PCP–in vitro and in vivo metabolism in humans and post-mortem investigation of a fatal intoxication, Toxicologie Analytique et Clinique 34(3), Supplement: S60-S61.

Sehhati, G., Erdmann, W., Frey, R., Partheniades, E. (1973), Ketamin, ein Prämedikationsmittel in der Kinderanaesthesie, in: Gemperle et al. (Hg.), Seiten 326-330.

Seiler, S.G. (2017), Der Bewusstseinsforscher und die Delfine. Erinnerung an John C. Lilly, in: Lucys Rausch 6: 102-105.

Selby, N.M., Anderson, J., Bungay, P., Chesterton, L.J., Kohle, N.V. (2008), Obstructive nephropathy and kidney injury associated with ketamine abuse, NDT Plus 1: 2.

Sewell, R.A. (2007), Ketamine: Peril and Promise, MAPS Bulletin XVII(1): 23-27.

Sewell, F., Waterson, I., Jones, D., Tricklebank, M.D., Ragan, I. (2021), Preclinical screening for antidepressant activity - shifting focus away from the Forced Swim Test to the use of translational biomarkers, Regul Toxicol Pharmacol. 125: 105002.

Shahani, R., Streutker, C., Dickson, B., Stewart, R.J. (2007), Ketamine-associated ulcerative cystitis: a new clinical entity, Urology 69: 810-812.

Sharif, S., Abouazra, H. (2009), Effect of Intravenous Ketamine Administration on Blood Glucose Levels in Conscious Rabbits, American Journal of Pharmacology and Toxicology 4: 38-45.

Shelton, G., Sheridan, D. (1975), L.A. Breakdown, The Fabulous Furry Freak Brothers 4: 6.

Shelton, G., Sheridan, D. (2021), Zwischenfall in L.A., in: Freak Brothers Gesamtausgabe 1, Berlin: Avant-Verlag, Seite 146.

Shi, M., Ding, J., Li, L., Bai, H., Li, X., Lan, L., Fan, H., Gao, L. (2020), Effects of Ketamine on Learning and Memory in the Hippocampus of Rats through ERK, CREB, and Arc, Brain Sci. 11(1): 27.

Shiroma, P.R., Johns, B., Kuskowski, M., Wels, J., Thuras, P., Abott, C.S., Lim, K.O. (2014a), Augmentation of response and remission to serial intravenous subanesthetic ketamine in treatment resistant depression, J. Affect. Disord. 155: 123-129.

Shiroma, P.R., Albott, C.S., Johns, B., Thuras, P., Wels, J., Lim, K.O. (2014b), Neurocognitive performance and serial intravenous subanesthetic ketamine in treatment-resistant depression, Int J Neuropsychopharmacol 17: 1805-1813.

Shiroma, P.R., Thuras, P., Wels, J., Erbes, C., Kehle-Forbes, S., Polusny, M. (2020), A proof-of-concept study of subanesthetic intravenous ketamine combined with prolonged exposure therapy among veterans with posttraumatic stress disorder. J. Clin. Psychiatry 81: 20l13406.

Short, B., Fong, J., Galvez, V., Shelker, W., Loo, C.K. (2018), Side-effects associated with ketamine use in depression: a systematic review, Lancet Psychiatry 5(1): 65-78.

Siegel, R.K. (1978a), Hallucinogens and attentional Dysfunction: A model for drug effects and reality testing, in: Stillman, R.C., Willette, R.E. (Hg.), The Psychopharmacology of Hallucinogens, New York/Oxford etc.: Pergamon Press.

Siegel, R.K. (1978b), Phencyclidine and ketamine intoxication: a study of recreational users', in: Peterson, R.C., Stillman, R.C. (Hg.), Phencyclidine abuse: an appraisal, National Institute on Drug Abuse Research Monograph 21, National Institute on Drug Abuse, Rockville, Seiten 119-140

Siegel, R.K., Jarvik, M.E. (1975), Drug-induced Hallucinations in Animals and man, in: Siegel, R.K. (Hg.), Hallucinations, New York, London, Seiten 71-81.

Siepmann, H., Podlesch, I. (1973), Die Wirkung von verschieden hohen intramuskulär verabreichten Ketamin-Dosen im Säuglings- und Kindesalter, in: Gemperle et al. (Hg.), Seiten 312-322.

Singh, J.B., Fedghin, M., Daly, E., Xi, L., Melman, C., De Brucker, G., Tadic, A., Sienaert, P., Wiegand, F., Manji, H., Drevets, W.C., Van Nueten, L. (2016), Intravenous esketamine in adult treatment-resistant depression: a double-blind, dou- ble-randomization, placebo-controlled study. Biol. Psychiatry 80: 424-431.

Sircar, R., Li, C.S. (1994), PCP/NMDA receptor-channel complex and brain development, Neurotoxicol Teratol. 16(4): 369-375.

Sivolap, I.P., Savchenkov, V.A. (1994), Experience in using ketamine preparations in the psychotherapy of alcoholism, Zh. Nevrol. Psikhiatr. Im. S S Korsakova 94: 76-79.

Skinnider, M., Wang, F., Pasin, D., Greiner, R., Foster, L., Dalsgaard, P. et al. (2021), A

Deep Generative Model Enables Automated Structure Elucidation of Novel Psychoactive Substances, ChemRxiv, 10.26434/chemrxiv.14644854.v1.

Smalheiser, N.R. (2019), Ketamine: A Neglected Therapy for Alzheimer Disease, Frontiers in Aging Neuroscience 11: 1-5.

Smiler, K.L., Stein, S., Hrapkiewicz, K.L., Hiben, J.R. (1990), Tissue response to intramuscular and intraperitoneal injections of ketamine and xylazine in rats, Lab Anim Sci. 40(1): 60-64.

Smirnov, V.M. Borodkin, Y.S. (1979), Artificial Stable Functional Connections, Meditsina, Leningrad (Russisch).

Smith, M.V. (1981), Psychedelic Chemistry, Port Townsend: Loompanics Unlimited.

Smith, D.J., Azzaro, A.J., Zaldivar, S.B., Palmer, S., Lee, H.S. (1981), Properties of the optical isomers and metabolites of ketamine on the high affinity transport and catabolism of monoamines, Neuropharmacology 20: 391-396.

Smith, D.J., Bouchal, R.L., deSanctis, C.A., Monroe, P.J., Amedro, J.B., Perrotti, J.M., Crisp, T. (1987), Properties of the interaction between ketamine and opiate binding sites in vivo and in vitro, Neuropharmacology 26: 1253-1260.

Smith-Apeldoorn, S.Y., Vischjager, M., Veraart, J.K., Kamphuis, J., Aan Het Rot, M., Schoevers, R.A. (2022a), The antidepressant effect and safety of non-intranasal esketamine: A systematic review, J Psychopharmacol. 36(5): 531-544.

Smith-Apeldoorn, S.Y., Veraart, J.K., Spijker, J., Kamphuis, J., Schoevers, R.A. (2022b), Maintenance ketamine treatment for depression: a systematic review of efficacy, safety, and tolerability, Lancet Psychiatry 9(11): 907-921.

Soine, W.H. (1981), Analytical determination of purity of 1-piperidinocyclohexanecarbonitrile and its hydrobromide salt, J Pharm Sci. 70(1): 106-108.

Soine, W.H., Vincek, W.C., Agee, D.T., Boni, J., Burleigh, G.C., Casey, T.H., Christian, M., Jones, A., King, D.T., Martin, D., O'Neil, D.J., Quinn, P.E., Strother, P. (1980), Contamination of illicit phencyclidine with 1-piperidinocyclohexanecarbonitrile, J Anal Toxicol. 4(5):217-221.

Sonders, M.S., Keana, J.F., Weber, E. (1988), Phencyclidine and psychotomimetic sigma opiates: recent insights into their biochemical and physiological sites of action, Trends Neurosci. 11(1): 37-40.

Song, C.H., Jia, W., Liu, C.M., Hua, Z.D., Meng, X., Zhao, Y.B., Li, T., Cai, L.S., Zhao, X. (2023), New trends of new psychoactive substances (NPS)-infused chocolate: Identification and quantification of trace level of NPS in complex matrix by GC-MS and NMR, Talanta. 255: 124257.

Sprinkle, A. (2014), How Psychedelics Informed my Sex Life and Sex Work, in: Doblin, R., Burge, B. (Hg.), Manifesting Minds, Berkeley: Evolver Editions, Seiten 155-167.

Stafford, P. (1977), Encyclopedia of Psychedelic Drugs, Berkeley: And/Or Press.

Stafford, P. (1980), Enzyklopädie der psychedelischen Drogen, Linden: Volksverlag.

Staubach, K.H., Roszinski, S., Weiss, J., Hohlbach, G., Weiss, C., Schildberg, F.W. (1990), Hochdosierte Ketamingabe im Endoxtoxinschock beim Schwein, in: Kreuscher und Kettler (Hg.), Seiten 55-63.

Stevens, C.L. (1962), Aminoketones and methods for their production, Patent no. US3394182A, Detroit: Parke-Davis.

Stevens, J. (1987), Storming Heaven – LSD and the American Dream, New York: Grove Press.

Stevens, C.L., Thuillier, A., Taylor, K.G., Daniher, F.A., Dickerson, J.P., Hanson, H.T., Nielsen, N.A., Tikotkar, N.A., Weier, R.M. (1966), Amino Ketone Rearrangements. VII. Synthesis of 2-Methylamino-2-Substituted Phenylcyclohexanones, J. Org. Chem., 31(8): 2601-2607.

Stirling, J.M., Cross, A.J., Green, A.R. (1989), The binding of [3H]thienyl cyclohexylpiperidine ([3H]TCP) to the NMDA-phencyclidine receptor complex, Neuropharmacology 28(1): 1-7.

Stocker, K., Hasler, G., Hartmann, M. (2019), The altered-state-of-consciousness aspect of a feeling of lightness is reported to be associated with antidepressant benefits by depressed individuals receiving ketamine infusions: A systematic analysis of internet video testimonials, Psychotherapy and Psychosomatics, 88(3): 182-183.

Stocker, K., Hartmann, M. (In Press), Clinical potential of ketamine-induced altered states of consciousness (ASCs): Some lessons for further psychometric development from internet video testimonials of depressed individuals receiving ketamine infusions, Psychotherapy and Psychosomatics, Supplement.

Stoelting, R.K. (1999), Nonbarbiturate Induction Drugs, In: Stoelting, R.K., Pharmacology and Physiology in Anaesthetic Practice, Lippincott-Raven, Seite 150.

Striebel, H.W., Kraft, A. (1989), Ketanest und Asthma bronchiale: Kontraindikation oder Ultima ratio?, in: Eyrich und Kretz (Hg.), Seiten 101-113.

Strous, J.F.M., Weeland, C.J., van der Draai, F.A., Daams, J.G., Denys, D., Lok, A., Schoevers, R.A., Figee, M. (2022), Brain Changes Associated With Long-Term Ketamine Abuse, A Systematic Review, Front Neuroanat. 16: 795231.

Studerus, E., Gamma, A., Vollenweider, F.X. (2010), Psychometric evaluation of the Altered States of Consciousness Rating Scale (OAV), PLoS ONE, 5(8): e12412.

Su, T.-P. (1993), Pharmacologic Characterizations of Sigma Receptors, in: De Souza et al. (Hg.), Seiten 41-54.

Tamlyn, D., McKenna, P.J., Mortimer, A.M., Lund, C.E., Hammond, S., Baddeley, A.D. (1992), Memory impairment in schizophrenia: Its extent, affiliations and neuropsychological character, Psychol Med 22: 101-115.

Tanaka, R., Kawamura, M., Mizutani, S., Hakamatsuka, T., Kikura-Hanajiri, R. (2022), [Identification of Three Arylcyclohexylamines (MXPr, MXiPr, and DMXE) in Illegal Products], Yakugaku Zasshi. 142(6): 675-681. (Japanisch).

Taylor, P. (1983), Field anaesthesia in the horse, In Practice 5(4): 112-119.

Taylor, J.H., Landeros-Weisenberger, A., Coughlin, C., Mulqueen, J., Johnson, J.A., Gabriel, D., Reed, M.O., Jakubovski, E., Bloch, M.H. (2018), Ketamine for social anxiety disorder: A randomized, placebo-controlled crossover trial, Neuropsychopharmacology 43: 325-333.

Thurkauf, A., De Costa, B., Yamaguchi, S., Mattson, M.V., Jacobson, A.E., Rice, K.C., Rogawski, M.A. (1990), Synthesis and anticonvulsant activity of 1-phenylcyclohexylamine analogs, Journal of Medicinal Chemistry 33(5): 1452-1458.

Toad (1996), Ketamine Bummer, The Entheogen Review 5(4): 18.

Tolksdorf, W. (Hg.) (1988), Neue Aspekte zu Ketamin in der Anaesthesie, Intensiv- und Notfallmedizin, Berlin/Heidelberg: Springer.

Toro, G. (2019), Ketamina – Un Anestetico Psichedelico, Torino: Nautilus.

Torres, G., Hoehmann, C.L., Cuoco, J.A., Hitscherich, K., Pavia, C., Hadjiargyrou, M., Leheste, J.R. (2018), Ketamine intervention limits pathogen expansion in vitro, Pathog Dis. 76(2). doi: 10.1093/femspd/fty006.

Trachsel, D. (2011), Psychedelische Chemie, Solothurn: Nachtschatten Verlag.

Trullas, R., Skolnick, P. (1990), Functional antagonists at the NMDA receptor complex exhibit antidepressant actions, Eur J Pharmacol. 185(1): 1-10.

Trunnell, E.R., Carvalho, C. (2021), The forced swim test has poor accuracy for identifying novel antidepressants, Drug Discov Today 26(12): 2898-2904.

Turner, D.M. (Vivian, Joseph Anthony) (1994), The Essential Psychedelic Guide, San Francisco: Panther Press.

Turner, D.M. (Vivian, Joseph Anthony) (2014), Der psychedelische Reiseführer, 2., überarbeitete Auflage, Solothurn: Nachtschatten Verlag.

Turner, T. (1996), 2C-B plus Ketamine: Peaking behind the Curtain..., Trey's Travelogues, www.lavondyss.com/donut/trey.html, 09.11.2023.

Vaccarino, S.R., Adamsahib, F., Milev, R.V., Parikh, S.V., Lam, R.W., Blier, P., Kennedy, S.H., Ladha, K.S., Bhat, V. (2022), The Effects of Ketamine on Cognition in Unipolar and Bipolar Depression: A Systematic Review, J Clin Psychiatry 83(1): 21r13870.

Vasiliu, O. (2023), Esketamine for treatment-resistant depression: A review of clinical evidence (Review), Exp Ther Med. 25(3): 111.

Vazquez, G.H., Zarate, C.A., Brietzke, E. (2020), Ketamine for Treatment-Resistant Depression: Neurobiology and Applications, London/San Diego/Cambridge/Oxford: Academic Press.

Vecchia, D.D., Kanazawa, L.K.S., Wendler, E., Hocayen, P.A.S., Vital, M.A.B.F., Takahashi, R.N., Da Cunha, C., Miyoshi, E., Andreatini, R. (2021), Ketamine reversed short-term memory impairment and depressive-like behavior in animal model of Parkinson's disease, Brain Res Bull. 168: 63-73.

Veen, C., Jacobs, G., Philippens, I., Vermetten, E. (2018), Subanesthetic Dose Ketamine in Posttraumatic Stress Disorder: A Role for Reconsolidation During Trauma-Focused Psychotherapy?. In: Vermetten, E., Baker, D., Risbrough, V. (Hg.), Behavioral Neurobiology of PTSD. Current Topics in Behavioral Neurosciences, vol 38. Cham: Springer, Seiten 137-162.

Vignon, J., Pinet, V., Cerruti, C., Kamenka, J.M., Chicheportiche, R. (1988), [3H]N-[1-(2-benzo(b)thiophenyl)cyclohexyl]piperidine ([3H]BTCP): a new phencyclidine analog selective for the dopamine uptake complex, Eur J Pharmacol. 148(3): 427-436.

Vincent, J.P., Kartalovski, B., Geneste, P., Kamenka, J.M., Lazdinski, M. (1979), Interaction of phencyclidine ("angel dust") with a specific receptor in rat brain membranes, Proc Natl Acad Sci USA 76: 4678-4682.

Vlisides, P.E., Bel-Bahar, T., Nelson, A., Chilton, K., Smith, E., Janke, E., Tarnal, V., Picton, P., Harris, R.E., Mashour, G.A. (2018), Subanaesthetic ketamine and altered states of consciousness in humans, Br J Anaesth. 121(1): 249-259.

Vollenweider, F.X. (1992), Die Anwendung von Psychomimetika in der Schizophrenieforschung unter Berücksichtigung der Ketamin/PCP-Modell-Psychose, Sucht 38: 398-409.

Vollenweider, F.X., Leenders, K.L., Øye, I., Hell, D., Angst, J. (1997a), Differential psychopathology and patterns of cerebral glucose utilisation produced by (S)- and (R)-ketamine in healthy volunteers using positron emission tomography (PET), Eur. Neuropsychopharmacol. 7: 25-38.

Vollenweider, F.X., Leenders, K.L., Scharfetter, C., Antonioni, A., Maguire, P., Missimer, J., Angst, J. (1997b), Metabolic hyperfrontality and psychopathology in the ketamine model of psychosis using positron emission tomography (PET) and [18F]fluorodeoxyglucose (FDG), Eur Neuropsychopharmacol 7: 9-24.

Vollenweider, F.X., Vontobel, P., Øye, I., Hell, D., Leenders, K.L. (2000), Effects of (S)-ketamine on striatal dopamine: a [11C]raclopride PET study of a model psychosis in humans, J. Psychiatr. Res. 34: 35-43.

Vollenweider, F.X., Geyer, M.A. (2001), Systems model of altered consciousness: Integrating natural and drug-induced psychoses, Brain Res Bull 15(56): 495-507.

Vortech (2017), 3-MeO-2'-OXO-PCE – A Multidisciplinary MXE Analysis, Selbstverlag.

Währa, M., Allmendinger, L., Höfner, G., Wanner, K.T. (2023), Benocyclidine (BTCP) as Non-labelled Reporter Ligand for MS Binding Assays for the PCP Ion Channel Binding Site of the Desensitized Torpedo Nicotinic Acetylcholine Receptor (nAChR), ChemMedChem. 18(10): e202300048.

Walger, P. (2002), Ketamin in der inneren Medizin, in: Klose und Hoppe (Hg.), Seiten 17-46.

Wallach, J.V. (2014), Structure activity relationship (SAR) studies of arylcycloalkylamines as N-methyl-D-aspartate receptor antagonists, University of the Sciences in Philadelphia ProQuest Dissertations Publishing.

Wallach, J., Paoli, G.D., Adejare, A. Brandt, S.D. (2014), Preparation and analytical characterization of 1-(1-phenylcyclohexyl) piperidine (PCP) and 1-(1-phenylcyclohexyl)pyrrolidine (PCPy) analogues, Drug Test Analysis 6: 633-650.

Wallach, J., Colestock, T., Cicali, B., Elliott, S.P., Kavanagh, P.V., Adejare, A., Dempster, N.M., and Brandt, S.D. (2016), Syntheses and analytical characterizations of N-alkyl-arylcyclohexylamines, Drug Test Analysis 8: 801-815.

Wallach, J., Brandt, S.D. (2018a), Phencyclidine-Based New Psychoactive Substances, in: Maurer und Brandt (Hg.), Seiten 261-303.

Wallach, J., Brandt, S.D. (2018b), 1,2-Diarylethylamine- and Ketamine-Based New Psychoactive Substances, in: Maurer und Brandt (Hg.), Seiten 305-352.

Walter, M., Danyeli, L.V. (2023), Wirkungsweise von Ketamiun und Esketamin bei Patienten mit Major Depression, Supplement 20 zur Psychopharmakotherapie 30(3): 26-35.

Wang, P.F., Neiner, A., Lane, T.R., Zorn, K.M., Ekins, S., Kharasch, E.D. (2019), Halogen Substitution Influences Ketamine Metabolism by Cytochrome P450 2B6: In Vitro and Computational Approaches, Mol Pharm. 16(2): 898-906.

Wang, S., Li, C. (1987), Synthesis of anesthetic compound 2(O-flourophenyl)-2-methylamino-cyclohexanone hydrochloride (F-ketamine), Acta Sci Nat Univ Peking: 116-119.

Way, W.L., Trevor, A.J., White, P.F. (1990), Pharmacology of the ketamine enantiomorphs; in Domino EF (ed): Status of Ketamine in Anaesthesiology, Ann Arbor 1990: 101-108.

Weber, H. (2022), Synthese von Arylcyclohexylaminen und Untersuchung deren proneuroplastischer Aktivität, Köln: Universität, Diss.

Weckmann, K. (2018), Ketamine's fast antidepressant drug response: Biosignatures and pathways, München: Ludwig-Maximilians-Universität, Diss.

Wei, Y., Chang, L., Hashimoto, K. (2020), A historical review of antidepressant effects of ketamine and its enantiomers, Pharmacol. Biochem. Behav. 190: 172870.

Weil, A., Rosen, W. (1993), From Chocolate to Morphine, 2., ergänzte Auflage, Boston/New York: Houghton Mifflin Company.

Wellech, Y., Levy, E., Wins, M. (1972), [Experience with ketamine], Harefuah. 82(7): 320-323.

West, L.D. (1975), A clinical and theoretical overview of hallucinatory phenomena, in: Siegel, R.K. (Hg.), Hallucinations, New York, London, Seiten 53-70.

Westhues, G. (1969), Klinische Erfahrungen in der intramuskulären Anwendung von Ketamine bei Kindern, in: Kreuscher (Hg.), Seiten 211-216.

White, P.F., Ham, J., Way, W.L., Trevor, A.J. (1980), Pharmacology of ketamine isomers in surgical patients, Anesthesiology 52: 231-239.

White, P.F., Schuttler, J., Shafer, A., Stanski, D.R., Horai, Y., Trevor, A.J. (1985), Comparative pharmacology of the ketamine isomers, Studies in volunteers. Br. J. Anaesth. 57: 197-203.

Wiedemann, B. (1997), Ketamin zur Therapie chronischer Schmerzen: Metaanalyse, Schmerz 11: 276-281.

Wilkinson, S.T., Toprak, M., Turner, M.S., Levine, S.P., Katz, R.B., Sanacora, G. (2017a), A survey of the clinical, off-label use of ketamine as a treatment for psychiatric disorders, Am. J. Psychiatry 174: 695-696.

Wilkinson, S.T., Wright, D., Fasula, M.K., Fenton, L., Griepp, M., Ostroff, R.B. et al. (2017b), Cognitive behavior therapy may sustain antidepressant effects of intravenous ketamine in treatment-resistant depression, Psychother. Psychosom. 86: 162-167.

Wilkinson, S.T., Holtzheimer, P.E., Gao, S., Kirwin, D.S., Price, R.B. (2019), Leveraging neuroplasticity to enhance adaptive learning: The potential for synergistic somatic-behavioral treatment combinations to improve clinical outcomes in depression, Biol. Psychiatry 85: 454-465.

Wilkinson, S.T., Rhee, T.G., Joormann, J., Webler, R., Ortiz Lopez, M., Kitay, B. et al. (2021). Cognitive behavioral therapy to sustain the antidepressant effects of ketamine in treatment-resistant depression: A randomized clinical trial, Psychother. Psychosom. 90: 318-327. doi: 10.1159/000517074

Wilson, R.A. (1983), Prometheus Rising, Tempe: New Falcon Publications.

Wilson, R.A. (2003), Der neue Prometheus: die Evolution unserer Intelligenz, München: Kailash Verlag.

Winters, W.D. (1972), Epilepsy or anesthesia with ketamine, Anesthesiology 36(4): 309.

Wolfson, P.E. (2014), Psychedelic experiential pharmacology: Pioneering clinical explorations with Salvador Roquet (How I came to all of this: Ketamine, admixtures and adjuvants, Don Juan and Carlos Castaneda too): An interview with Richard Yensen. International Journal of Transpersonal Studies 33(2): 160-174.

Wolfson, P.E. (2016a), Opportunities and Strategies for a Ketamine Psychotherapeutics (KAP), in: Wolfson und Hartelius (Hg.), 2016, Seiten 339-359.

Wolfson, P.E. (2016b), Ketamine-Assisted Psychotherapy (KAP), Sublingual and IM: A Potential Model for Informed Consent, in: Wolfson und Hartelius (Hg.), 2016, Seiten 361-371. lfson, P., Hartelius, G. (Hg.) (2016), The Ketamine Papers - Science, Therapy, and Transformation, Santa Cruz: MAPS.

Wong, S.W., Lee, K.F.,Wong, J., Ng, W.W., Cheung, Y.S., Lai, P.B. (2009), Dilated common bile ducts mimicking choledochal cysts in ketamine abusers, Hong Kong Med J 15: 53-56.

Worrell, S.D., Gould, T.J. (2021), Therapeutic Potential of Ketamine for Alcohol Use Disorder, Neurosci. Biobehav. Rev. 126: 573-589.

Wright, M. (1982), Pharmacologic effects of ketamine and its use in veterinary medicine, J Am Vet Med Assoc. 180(12):1462-1471.

Xiang, P., Shen, M., Zhuo, X. (2006), Hair analysis for ketamine and its metabolites, Forensic Sci Int. 162(1-3): 131-134.

Yang, C., Shirayama, Y., Zhang, J.-.C., Ren, Q., Yao, W., Ma, M., Dong, C., Hashimoto, K. (2015), R-ketamine: a rapid-onset and sustained antidepressant without psychotomimetic side effects, Transl. Psychiatry 5: e632.

Yang, C., Kobayashi, S., Nakao, K., Dong, C., Han, M., Qu, Y., Ren, Q., Zhang, J.C., Ma, M., Toki, H., Yamaguchi, J.I., Chaki, S., Shirayama, Y., Nakazawa, K., Manabe, T., Hashimoto, K. (2018), AMPA receptor activation-independent antidepressant actions of ketamine metabolite (S)-norketamine, Biol. Psychiatry 84(8): 591-600.

Yensen, R. (1973), Group Psychotherapy with a Variety of Hallucinogens, Conference: Association for Humanistic Psychology Annual Meeting, Montreal, Quebec.

Yeung, A., Sapirstein, G., Crain, L., et al. (2023), Pharmacotherapy and ketamine assisted psychotherapy for treatment-resistant depression: a patient with lifelong self-doubt and self-criticism, J Clin Psychiatry 84(3): 23ct14798.

Yew, D.T. (Hg.) (2015), Ketamine – Use and Abuse, Boca Raton/London/New York: CRC Press.

Yip, K.W., Mao, X., Au, P.Y., Hedley, D.W., Chow, S., Dalili, S., Mocanu, J.D., Bastianutto, C., Schimmer, A., Liu, F.F. (2006), Benzethonium chloride: a novel anticancer agent identified by using a cell-based small-molecule screen, Clin Cancer Res 12: 5557-5569.

Young, C., Jevtovic-Todorovic, V., Qin, Y.Q., Tenkova, T., Wang, H., Labruyere, J., Olney, J.W. (2005), Potential of ketamine and midazolam, individually or in combination, to induce apoptotic neurodegeneration in the infant mouse brain, Br J Pharmacol 146: 189-97.

Zanicotti, C.G., Perez, D., Glue, P. (2012), Mood and pain responses to repeat dose intramuscular ketamine in a depressed patient with advanced cancer, J Palliat Med. 15(4): 400-403.

Zanos, P., Gould, T.D. (2018), Mechanisms of ketamine action as an antidepressant, Mol Psychiatry 23: 801-811.

Zanos, P., Moaddel, R., Morris, P.J. et al. (2018a), Ketamine and ketamine metabolite pharmacology: insights into therapeutic mechanisms, Pharmacol Rev 70: 621-660.

Zanos, P., Moaddel, R., Morris, P.J., Riggs, L.M., Highland, J.N., Georgiou, P., Pereira, E.F.R., Albuquerque, E.X., Thomas, C.J., Zarate Jr., C.A., Gould, T.D. (2018b), Ketamine and ketamine metabolite pharmacology: insights into therapeutic mechanisms, Pharmacol. Rev. 70 (3): 621-660.

Zanos, P., Highland, J.N., Liu, X., Troppoli, T.A., Georgiou, P., Lovett, J., Morris, P.J., Stewart, B.W., Thomas, C.J., Thompson, S.M., Moaddel, R., Gould, T.D. (2019), (R)-ketamine exerts antidepressant actions partly via conversion to (2R,6R)-hydroxynorketamine, while causing adverse effects at sub-anaesthetic doses, Br. J. Pharmacol. 176 (14): 2573-2592.

Zarate, C.A., Singh, J.B., Carlson, P.J., Brutsche, N.E., Ameli, R., Luckenbaugh, D.A. et al. (2006), A randomized trial of an N-methyl-D-aspartate antagonist in treatment-resistant major depression, Arch. Gen. Psychiatry 63: 856-864.

Zarate, C.A. Jr., Mathews, D., Ibrahim, L., Chaves, J.F., Marquardt, C., Ukoh, I., Jolkovsky, L., Brutsche, N.E., Smith, M.A., Luckenbaugh, D.A. (2013), A randomized trial of a low-trapping nonselective N-methyl-D-aspartate channel blocker in major depression, Biol Psychiatry 74(4): 257-264.

Zawilska, J.B. (2014), Methoxetamine--a novel recreational drug with potent hallucinogenic properties. Toxicol Lett. 230(3): 402-407.

Zhang, M.W., Ho, R.C. (2016), Controversies of the effect of ketamine on cognition, Front. Psychiatry 7: 47.

Zhang, K., Hashimoto, K. (2019), An update on ketamine and its two enantiomers as rapid-acting antidepressants, Expert Rev Neurother. 19(1): 83-92.

Zhao, X., Venkata, S.L., Moaddel, R., Luckenbaugh, D.A., Brutsche, N.E., Ibrahim, L., Zarate, C.A. Jr., Mager, D.E., Wainer, I.W. (2012), Simultaneous population pharmacokinetic modelling of ketamine and three major metabolites in patients with treatment-resistant bipolar depression, Br J Clin Pharmacol. 74(2): 304-314.

Zimmermann, F., Fimm, B. (1989), Neuropsychologische Testbatterie zur Erfassung von Aufmerksamkeitsdefiziten, Freiburg: Psychologisches Institut der Universität Freiburg.

Zimmermann, V., Eggenberger, A. (2006), Ketamin Traum oder Albtraum? – Die Verwendung am Universitätsspital Basel Ende 2006, Universitätsspital Basel: Abschlussarbeit im Rahmen der Anästhesiepflegeweiterbildung.

Zukin, S.R., Zukin, R.S. (1979), Specific [3H] phencyclidine binding in rat central nervous system, Proc Natl Acad Sci USA 76: 5372-5376.

Zukin, S.R., Zukin, R.S., Vale, W., Rivier, J., Nichtenhauser, R, Snell, L.D., Johnson, K.M. (1987), An endogenous ligand of the brain sigma/PCP receptor antagonizes NMDA-induced neurotransmitter release, Brain Res. 416(1): 84-89.

Zukin, Stephen R., Javitt, Daniel C. (1993), Phencyclidine Receptor Binding as a Probe of NMDA Receptor Functioning: Implications for Drug Abuse Research, in: De Souza et al. (Hg.), Seiten 1-12

Zweifel, S. (2006), John C. Lilly. Rausch der Tiefe, in: Der Spiegel 25.6.2006, www.spiegel.de/wissenschaft/mensch/john-c-lilly-rausch-der-tiefe-a-422301.html, 09.11.2023.

Internetressourcen

ketamineinstitute.com
www.ketamin-kongress.de
ketamin.de
ketamorphose.com
www.ketamine.co.uk

Bildnachweis

S. 14: Nerdking 2015 • S. 27: Elaine Ward et al. • S. 29: Alamy • S. 44: René Gorig • S. 46: Adobe Stock • S. 55: Dreamstime • S. 60: Adobe Stock • S. 80: Adobe Stock • S.136: Dreamstime • S. 151: ZVG • S. 160: Tod Seelie / House of YES • S. 164: Unicorn on Ketamine • S. 191: Wikimedia • S. 201: concordlibrary.org • S. 204: scotto.org • S. 231: PD • S. 269: Elfriede Liebenow

Zum Autor

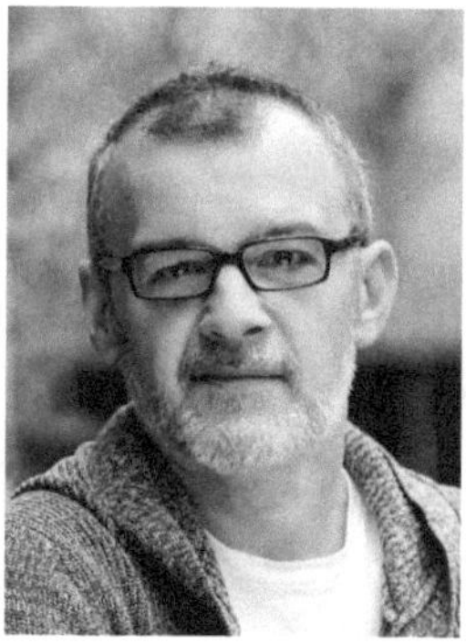

Markus Berger ist Kulturschaffender innerhalb der psychedelischen Bewegung, Ethnopharmakologe und privater Drogenforscher. Berger entdeckte zum Beispiel die psychotropen Eigenschaften der heute in der Psychonautik beliebten Orchideengattung *Dendrobium*.

Berger ist Schriftsteller und Autor von knapp 40 Büchern zur Ethnobotanik und Drogen- und Rauschkunde, zahlreichen Buchbeiträgen, einem Doppel-DVD-Album sowie von mehr als 3500 Fachartikeln zur Thematik der psychotropen Substanzen, die in Fachmagazinen auf der ganzen Welt erschienen sind. Markus Bergers Buchwerke wurden und werden in verschiedene Sprachen übersetzt, der Autor und Referent hielt und hält Vorträge auf zahlreichen internationalen Tagungen sowie online.

Er ist außerdem Chefredakteur des Magazins *Lucys Rausch* und Co-Verleger des Nachtschatten Verlags sowie Initiator und Veranstalter der Kongressreihe Entheovision in Berlin (seit 2014 unter anderer Federführung) und weiterer Symposien, Produzent und Moderator der Videocasts *Drug Education Agency (DEA)*, *Nachtschatten Television* (auf demselben Kanal) und anderer Formate.

www.markusberger.info

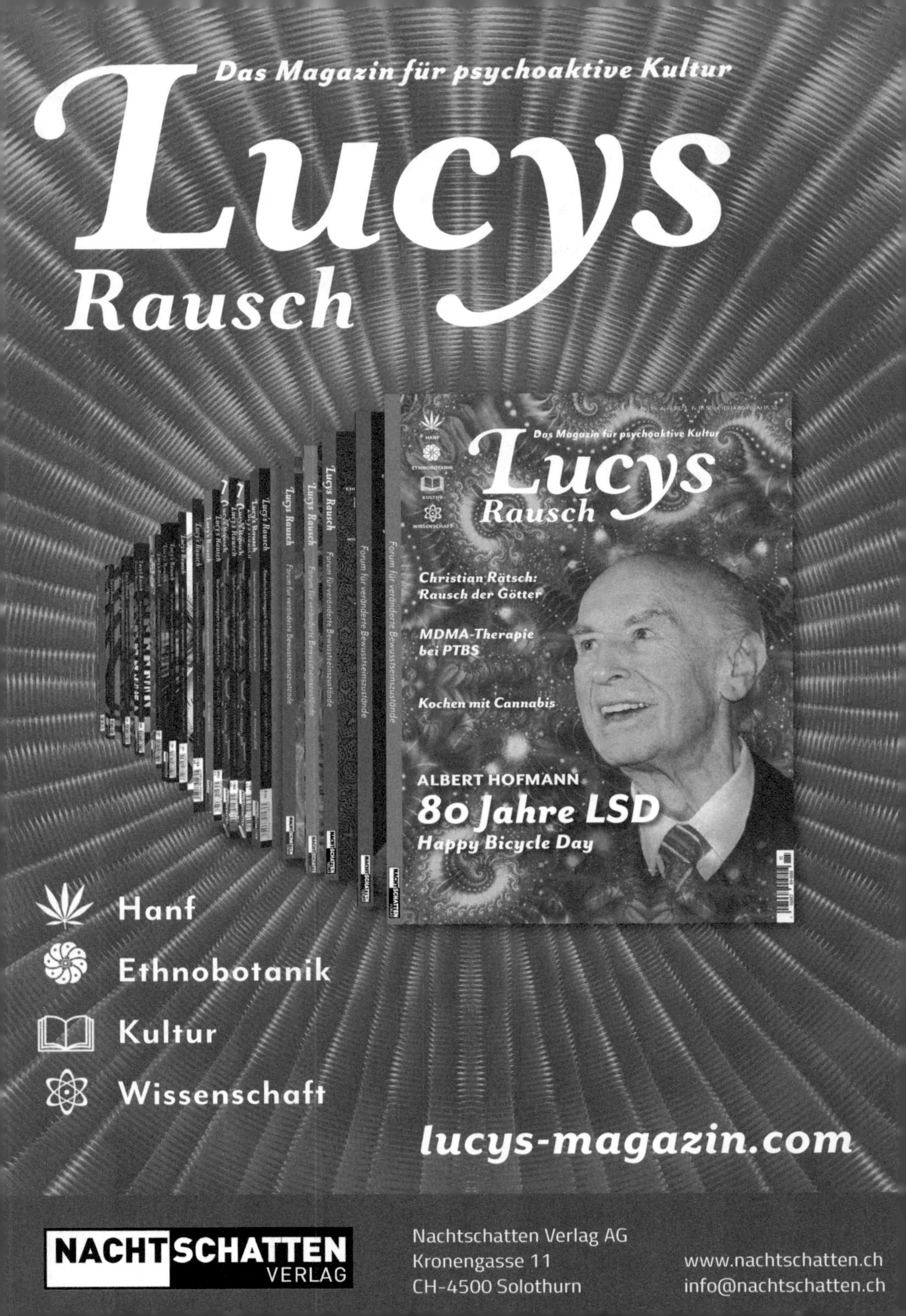
Das Magazin für psychoaktive Kultur
Lucys
Rausch
Lucys Rausch
Forum für veränderte Bewusstseinszustände
Das Magazin für psychoaktive Kultur
Lucys
Rausch
Christian Rätsch:
Rausch der Götter
MDMA-Therapie
bei PTBS
Kochen mit Cannabis
ALBERT HOFMANN
80 Jahre LSD
Happy Bicycle Day
Hanf
Ethnobotanik
Kultur
Wissenschaft
lucys-magazin.com
NACHTSCHATTEN
VERLAG
Nachtschatten Verlag AG
Kronengasse 11
CH-4500 Solothurn
www.nachtschatten.ch
info@nachtschatten.ch